コスタリカの保健医療政策形成

コスタリカの
保健医療政策形成

公共部門における人的資源管理の市場主義的改革

丸岡 泰 著

専修大学出版局

〈目　　次〉

はじめに　本書の目的と方法 ………………………………………… 1

第Ⅰ章　保健医療政策の普遍化過程 ………………………………… 11
　第 1 節　20世紀初頭までの保健医療政策／11
　第 2 節　1940-60年代の保健医療政策／16
　第 3 節　黄金の十年—1970年代／27
　第 4 節　「壁のない病院」の政策形成／41
　第Ⅰ章まとめ／46

第Ⅱ章　医療専門職員育成の仕組みと職場の構造 ………………… 55
　第 1 節　医療専門職の正統化運動／55
　第 2 節　医師育成体制の形成／59
　第 3 節　医師の就職先／69
　第 4 節　1980年代以降の医師の需給／79
　第 5 節　治療と予防における職場の構造／89
　第Ⅱ章要約／95

第Ⅲ章　労働運動の政策への影響 …………………………………… 101
　第 1 節　保健医療部門の労働運動／101
　第 2 節　1982年のストライキ／116
　第 3 節　1982年のストの背景調査／128
　第 4 節　労働運動による診察数制限／136
　第Ⅲ章要約／148

第Ⅳ章　保健医療部門改革 …………………………………………… 153
　第 1 節　経済危機の影響／154

第 2 節　保健省と CCSS のサービス統合／166
　第 3 節　代替モデルの検討／174
　第 4 節　医師の不正の実態／181
　第 5 節　市場主義思想の改革への影響／187
　第Ⅳ章要約／199

第Ⅴ章　経営契約 …………………………………205
　第 1 節　経営契約モデル／205
　第 2 節　経営契約運用の実態／217
　第 3 節　経営契約の管理者への影響／229
　第 4 節　経営契約の医師への影響／240
　第Ⅴ章要約／255

結論　公的保健医療部門における人的資源管理転換の意義 ……259
　保健医療政策形成の諸要因／259
　経営契約導入の意義／264

付属図表／273
参考文献・情報提供／280
表・図・付属表図一覧／297
あとがき／301

はじめに
本書の目的と方法

　コスタリカは優れた保健医療指標を示す発展途上国として，多くの研究により取り上げられてきた。たとえば，1985年の子供の健康についてのレポートにおいて，国連児童基金（UNICEF）は，もっとも乳児死亡率が低く出生時平均余命の長い30カ国のリストにコスタリカを入れた[1]。84年までにコスタリカの出生時平均余命は73.4年，一般死亡率は3.9（／住民数／年），乳児死亡率は18.6（1,000出生当たり）に達していた[2]。

　経済開発の研究者ドレーズとセン[3]の著作が触れたことにより，その分野の研究者の間でコスタリカの高い保健医療指標は広く知られた（Drèze and Sen 1989）。彼らによれば，開発の類型からするとコスタリカは直接支援策により高い生活保障を達成した「支援主導保障（support-led security）」のグループに属する。このグループに属するのは，コスタリカの他，チリ，キューバ，中国，ジャマイカである。これは経済成長を優先した香港，韓国，シンガポールなどの「成長媒介保障（growth-mediated security）」グループと対照的な位置づけを有する。

　さらに，1990年代以降，国連開発計画（UNDP）により世界的に普及した「人間開発（human development）」という概念の普及にあわせ，コスタリカの開発の過程は検討に値するテーマとなった[4]。UNDP の人間開発指数の特徴は，経済学における伝統的な所得の指標に加え，従来さほど重視されなかった出生時平均余命と識字率を加えた人間開発の概念により諸国の開発度を順位付けたことだが，これは，コスタリカの開発度の評価を高めるものだった。コスタリカの開発過程を成功例とみなすならば，その政策形成過程を調査し，同様の過程の他の発展途上国での実現可能性を検討することが開発の研究者にとって重要な作業であると考えられる。

　人間開発の観点から高い評価の与えられたコスタリカの主な指標を確認して

おく。1992年において1人当たりGDP（購買力平価表示）で世界174カ国中60位にすぎないコスタリカは，人間開発指数では28位となる。コスタリカの両指標の順位差はラテンアメリカ諸国の中で大きい。保健医療サービスの普及は，高い出生時平均余命を通じてこの人間開発指数の高さに貢献している。総人口に占める利用可能な人口の割合は，保健医療サービス（1985-93年）が80％，安全な水（1988-93年）が93％，下水などの衛生設備（1988-93年）が97％と，いずれも高い（今井 1996）。これは特筆すべき開発実績である。

　このような実績を前にすると，それを可能にした保健医療政策そのものと，それが作られた過程への関心の生じることは自然である。本書が本文において政策の紹介と政策形成の過程の記述という作業を行うのは，筆者がこのような関心を共有しており，それが不可欠の作業と考えるためである。ただし，優れた保健医療指標達成の原因を社会科学的方法論のみで明らかにすることは困難なため，それは本書の直接の目的ではない。

　本書の第1の目的は，コスタリカの保健医療政策の形成要因の明確化である。本書で筆者が用いる「保健医療政策」という語は，保健医療サービスの供給方針であると同時に，保健医療部門の「人的資源」の管理策を示している。保健医療サービスは人的資源の存在を前提に成立するため，両者は表裏一体の関係にある。また，サービスの生産と消費が同時に行われるため，人的資源管理のあり方は直接保健医療の質に影響するという意味においても，両者の関係は深く重要である。よって，両者を同時に取り扱うことは有益である。

　人的資源への注目について補足を加えると，筆者の関心は，人々の働き方についての先進国と異なる印象から派生している。すなわち，日本人やその他の先進国での人々の働き方に比べ，コスタリカの人々は勤勉に見えない，のんびりしている，というのが訪問者の一般的な感想である。しかし，労働時間の単純な比較を超えて，人間の働き方や勤勉度の測定は困難である。仮に勤勉でないとする測定結果を得たとしても，その理由の解明は難しい。したがって，直接人間の働き方を捉える作業に代えて，筆者は人的資源管理の制度面に注目する。これは，本書の研究戦略でもある。

　また，保健医療政策の「形成」とは，方針の決定から実施までの過程を指す

ことを意図した表現である。ある政策が実行された原因を追求するという関心に応えるには，その過程を一通り示すことが有効と考えたためである。人的資源管理の面では，人材育成の仕組みづくりや就職その他の構造の形成もこれに含まれる。コスタリカの研究がまだ少ない現状にあっては，これらの情報提供に重きを置く記述的方法の採用を必然と考えた。

　この記述的方法の採用により政策形成過程の全体像が見えにくくなることが避けられないため，あらかじめ因果関係の概略を示しておく。本書は，主な独立変数を国内要因と国外要因に便宜上分類し，従属変数として人的資源管理を置いている。まず，国内要因とされる主な変数としては，主要政党における保健医療政策の位置づけ，政治的意思決定者の考え，保健医療部門専門家の考え，職場の社会構造，保健医療部門の人的資源による労働運動，人的資源の需給，がある。次に，国外要因とされる変数は，市場主義思想である。

　保健医療政策とその形成要因との間には，次のような因果関係が示される。コスタリカの高い保健医療指標は，主に，国土の隅々にまで保健医療サービスが提供される仕組みが作られたことによる。その政策形成においては，政治的意思決定者の主導と保健医療部門専門家の役割が大きかった。受益者たる住民は大きな役割を果たさなかった。これら意思決定者により福祉国家的国づくりが進められ，保健医療部門では，財源と供給体制の両面で公共部門が中心的な役割を担う体制が作られた。

　ただし，この政策は，人的資源の面に次の結果をもたらした。保健医療部門への公的支出の増加とともに，保健医療専門職員の公共部門への集中をもたらした。したがって，比較的大きな保健医療部門は公共部門に属し，職員への誘因の不在から非効率性が生じた。職員の不正も稀ではない。医師とその組織化された集団の意向とその政治力は，とくに人的資源管理において政策形成に重要な影響を持ち，非効率性をもたらす規制を生んだ。この規制の影響は，保健医療部門においては患者当たりコストの上昇と長い待機リストという現象として表れている。国内要因により形成された保健医療部門には，改革の必要性があった。以上が本書の想定する因果関係である。

　本書の第2の目的は，「経営契約」導入の意義を明らかにすることである。

意義の本格的検討は本文と結論部において行うが，ここでは上述の国内構造に加え，国外要因としての市場主義経済思想が経営契約の導入に大きな影響を与えたことを指摘しておく。国外要因が政策形成に影響する過程の論点は次のようなものである。

改革の必要性を前に，国外要因に分類される市場主義経済思想は，その代弁者たる国際開発金融機関の手を経て，保健医療部門に「経営契約」を導入するに至った。主に国内要因により形成された政策の結果としての高い保健医療指標と，その中で生まれた構造的要因が存在したにもかかわらず，改革が進められた理由を問うとすれば，開発に携わる研究者であれば，80年代以降の市場主義的思想の影響を考えるのが自然である。これは「ワシントン・コンセンサス」，「ネオリベラリズム」，「新古典派経済学」と称される。

これを1990年代以降広く用いられ始めた表現により「グローバリゼーション」と呼ぶこともできるが，本書ではこのような思想を，概念として広く中立的な語感のある市場主義思想5)，この思想に基づき導入された改革を市場主義的改革と呼ぶ。近代経済学をその母体とするこの思想は，発展途上国ではなく欧米育ちである。したがって，これらをコスタリカにとっての国外要因とみなすことには無理がないと思われる。

経済思想が途上国の政策に影響を及ぼすことは疑いないが，その影響の大きさについては，必ずしも明らかでない。その結果，とくに1980年代以降，市場主義的思想と体現者たる国際機関をめぐる議論には，経済危機の責の一端を思想や，その体現者に帰す主張もあった。しかし，筆者には，政策の形成にもっとも強い影響力を持つのは途上国の政府自身というのがより妥当な見解だと思われる。市場主義的思想の影響が強かったとしても，それが実際の政策となるまでに，政府・行政官による選択が行われているのではないか，というのが，本書の掲げる仮説である。よって，市場主義思想が政策となるまでの過程を，国内での政策形成の過程も含めて検討することが本書の課題である。

コスタリカにおいて市場主義思想が強い影響力を持ったことは疑いない。本書の関心の範囲では，少なくとも次の3つの側面において影響を持った。第1に，開発戦略への影響である。1970年代までコスタリカは輸入代替工業化戦略に基づく経済開発，および教育と保健医療を重視する福祉国家的国づくりを進

め，金融や国有企業を始め国家が経済において果たす役割は大きかった。が，82年の経済危機以降経済安定化政策と構造調整が進められ，一部の国営企業の民営化が進められた。これをきっかけに，外向き開発戦略と政府規模の抑制方針が採用された。

　第2に，保健医療部門における経済学の影響力の強化である。言うまでもなく，伝統的に保健医療部門に影響してきた学術思想は医学とその関連学問だったが，80年代の経済危機を経て，90年代からは経済思想の影響を受けた経営手法が導入された。これは米州開発銀行や世界銀行など，経済学の影響の強い国際機関とその推薦を受けたコンサルティング会社の手によるものだった。

　市場主義思想の影響の第3の側面は，市場主義的思想の保健医療部門人的資源管理への影響である。やや誇張した表現によれば，グローバリズムがコスタリカの保健医療部門の人々の働き方を変えつつある。その「働き方」には職員の意識も含まれ，そこにも市場主義思想の影響が及んでいる。周知のように，市場主義経済思想の基本的考えは，「経済人」と呼ばれる効用の最大化を追求する主体であるが，政府の人的資源管理は，政府の想定する職員像の反映である，というのが本書の拠って立つ前提である。すなわち，本書は，市場主義思想が新しい人間観に基づく人的資源管理をもたらした，と主張する。

　本書の第2の目的である「経営契約の意義付け」には，経営契約導入をめぐる政策形成過程における市場主義思想の影響を明らかにすることが含まれる。

　以上の通り，本書は，保健医療政策形成要因の明確化と経営契約導入の意義付けという2つの目的を有する。1970年代までは保健医療政策の普遍化，80年代以降は市場主義思想の影響に注目しながら，人的資源管理のあり方に影響した諸要因を明確にし，経営契約の意義について検討する，というのが本書のあらましである。

　先行研究の動向を押さえておく。まず，日本にはコスタリカの開発に関する研究はまだ少なく[6]，保健医療政策に関する研究はほとんど存在しない。少数の概説書，研究，報告書はあるが[7]，開発および政策形成の視点により著されてはおらず，この分野の日本語情報はまだゼロに近い。日本で研究が進まなかった原因は，主に，同国が小国であり社会科学による研究意義が乏しかったこと

と，日本との経済的・政治的関係が少ないためと思われる。しかし，開発専門家の間で同国の保健医療指標への注目度が高まったことは，研究対象としての意義付けを強めた。さらに，日本が世界最大級のODA供与国であることと日本自身の高い保健医療指標から，多くの発展途上国がこの点で日本の助言に期待する。よって，日本には他国への適用の可能性を探るため，成功例の政策とその形成過程を研究する責任がある。今日，日本における，開発の視点からのコスタリカ研究の空白を埋める作業が必要である。

次に，ラテンアメリカ研究の層が厚い米国では，コスタリカの保健医療政策の社会科学的研究も行われてきた。社会保障研究を蓄積しているメサ-ラゴがほかの国との比較研究の一部としてコスタリカを頻繁に引用・参照してきた（Mesa-Lago 1991）。さらに，ローゼンバーグの社会保険公庫の意思決定をめぐる政治学的研究（Rosenberg 1991），保健省のプライマリケア活動に焦点を当てたモーガンの研究（Morgan 1993）が代表的と考えられる。さらに，世界銀行（IBRD），米州開発銀行（IDB），汎米保健機構（PAHO）／世界保健機構（WHO），国連などの国際機関の報告書も重要な情報源となっている。[8] また，世界銀行の資金供与を受け，経済学的観点から記されている研究として，サンギネティ（Sanguinetty 1988）がある。

コスタリカの保健医療部門の研究は，開発の世界での関心とは別に，現地の医師と政府機関により担われてきた。これらは情報の量・質ともに外国の研究をはるかにしのぐ。社会保険公庫（CCSS）と保健省自身の出版物のほか，保健大臣，CCSSの医療関係者の多くが保健医療行政にかかわる書籍を出版してきた。代表的と考えられるのはモス（Mohs 1980），ハラミージョ（Jaramillo 1984），ミランダ（Miranda 2003）である。制度面も含め保健医療事情の説明に詳しいのはマタとロセロ（Mata and Rosero 1988）およびミランダ（Miranda 2003）である。これら医療関係者による出版物は，基礎情報の提供，政策的な関心，問題提起，世論形成を目的としており，開発の世界での関心を必ずしも共有していない。また，政策形成，人的資源管理への関心を有するものでないため，筆者による再構成の余地がある。

さらに，本書の視点から直接主要先行研究とみなせるのは，次の研究である。まず，保健医療部門の職場の社会構造についてトレホスとバルベルデ

(Trejos y Valverde 1999），人的資源管理計画についてサエンス他（Sáenz et al. 1981），労働運動についてラミレスとロハス（Ramírez y Rojas 1981），1982年スト後の職員の動機付けについてCCSS人的資源局（DRH 1984），部門改革の過程はグエンデルとトレホス（Güendell y Trejos 1994），経済学的研究はイッキス他（Ickis et al. 1997），経営契約についてCCSS近代化プロジェクト（CCSS Proyecto de Modernización 1997），医師の不正についてセルコネ他（Cercone et al. 2000），サン・フアン・デ・ディオス病院の経営契約についてアスセンシオ他（Ascencio et al. 2002）がある。これらの研究には本文随所に言及がある。

これらの先行研究と比較した場合の本書の特徴は次の通りである。まず，関心の所在の特徴は次の2点である。第1に，先行研究の多くが政策的関心により部門の細部の分析を行っているのに対し，本書は保健医療政策形成の過程を国内要因と国際要因の相互作用という文脈の中で捉える。国内要因と国外要因との対峙を軸に政策形成を説明する研究は，これらの先行研究には見られない。つまり，国外要因として市場主義思想を明示化することが，本書の特徴と言える。

第2に，職場の構造，労働組合とCCSSとの関係など，医療関係者がほとんど先行研究に記していない要素を保健医療の人的資源管理のあり方を決める国内構造として重視している。とくに，保健医療部門の長い待機期間とコスト上昇の原因として，時間当たり診察数制限の存在とその形成過程に注目する。ミランダ（Miranda 1990）を唯一の例外として，先行研究には時間当たり診察件数制限の生産性への影響を記したものはない。また，労働運動のスト，給料，勤務時間，仕事量，職員への動機付け，職場の不正など人的資源管理の問題を研究対象とする研究は少ない。以上が本書の特徴である。

さらに，本書の方法論上の特徴は，情報収集のためCCSSの元総裁4人，CCSS職員，保健省職員，医師会長，保健医療施設医師・職員，民間医師，大学医学部関係者，労働組合幹部等への面談を行ったことと，保健医療施設において経営契約のアンケートを2度実施したことである。コスタリカの保健医療部門において，幅広い面談を実施し明示した先行研究は見当たらない。アンケート調査はいくつか先行研究において行われているが，経営契約について

は，医師の不正を調査対象としたセルコネ他（Cercone *et al.* 2000）以外には見られない。また，管見の限り，市場主義の広まりの公共部門職員の意識への影響という関心を有する調査はない。よって，この点を本書の特徴とすることができる。

　本書の構成と概要は，次のようなものである。第Ⅰ章「保健医療政策の普遍化過程」では，高い保健医療指標の達成を可能とした政策形成を歴史的方法で記述する。第Ⅱ章「医療専門職員育成の仕組みと職場の構造」では，医師集団の形成の経緯と選好（preference）の方向性，医師の就職や需給状況，職場の人間関係など，人的資源にかかわる構造的要因を指摘する。第Ⅲ章「労働運動の政策への影響」では，公共部門の医師の労働運動の争点を示し，その運動が職員の働き方を制約する規制を生み出したことを指摘する。第Ⅳ章「保健医療部門改革」では，1980年代前半の経済危機後，コスタリカの開発戦略が市場指向に転換するとともに，保健医療部門にも市場主義思想が浸透したことを示す。第Ⅴ章「経営契約」においては，市場主義思想の具体化である経営契約の導入過程と，その職員による受け止め方を筆者自身の調査に基づいて記す。結論部においては，第Ⅰ～Ⅴ章を踏まえ，保健医療政策の形成に影響した要因と経営契約導入の意義付け，の2点について考察する。

　つまり，本書の構成は，次のように示すこともできる。第Ⅰ章，第Ⅱ章，第Ⅲ章が国内構造要因の分析に充てられているのに対し，第Ⅳ章が市場主義的思想の導入による人的資源管理方法の変革の過程を記述している。また，第Ⅴ章は市場主義的な改革により公共部門で働く人々の意識に生じた変化を検討している。結論は第Ⅰ章から第Ⅳ章を整理するとともに，第Ⅳ章から第Ⅴ章の意義付けを行っている。

注
1）　Jaramillo 1987: 136. 著者ハラミージョはコスタリカの元保健大臣。
2）　死亡率のデータの信頼性については，医学・統計の代表的研究者であるマタとロセロがその研究において，多くの場合1910年，1926年まで遡れるため信頼できる，としている。Mata and Rosero 1988: 21 ドレーズとセンはコスタリカの区（distrito）レベルの統計を用いており，この点もその信頼性の根拠となりうる。Drèze and Sen 1989: 245.
3）　センは1998年にノーベル経済学賞を受賞した。

4）「人間開発」については，次を参照。UNDP 1990; Haq 1997.
5）「市場主義」という用語は次を参考にした。伊藤 2000。
6）　開発および経済を扱った研究として，次がある。加茂・細野・原田 1990; 細野・遅野井・田中 1987; 武部 1996。国際政治を含む地域政治経済情勢および中米紛争の研究は少なくない。たとえば，石井編 1996。
7）　国際協力事業団医療協力部 1993; 2000。丸岡 1997; 2000; 2004。池田 2001は医師による中米を対象とした医療人類学の研究。寿里 1984，国本編 2004はコスタリカの包括的概説書，尾尻 1995，竹村 2001は政治学の研究，澤野 1992は法学，小澤 1998は歴史学的見地からの研究。
8）　たとえば，PAHO 1999。

第Ⅰ章
保健医療政策の普遍化過程

　第Ⅰ章においては，保健医療政策の普遍化過程をその政策形成に注意しながら整理する。この作業を通じて，普遍化期における優れた保健医療政策形成に寄与した要因を明らかにすることが本章の目的である。

　政策普遍化期と言える1980年までの保健医療政策を，さらに3期に細分化し，その概要を紹介する。各時期の政策の紹介に当たっては重要な政策形成の機会とともに，関連のある政治・経済・社会状況の紹介にも意を払った。

　第1節「20世紀初頭までの保健医療政策」において黎明期より20世紀初頭まで，まだ保健医療への国の関与の小さい時期の健康事情を中心に紹介する。

　第2節「1940-60年代の保健医療政策」においては40年代以降60年代まで，福祉国家作りが始まり政策のゆっくりした普遍化の進む時期を取り扱う。

　第3節「黄金の十年—1970年代」において「黄金の十年」と呼ばれ，社会保障政策，保健医療政策の普遍化が完成に近づいた70年代の政策形成の概略を紹介する。

　さらに，上記の普遍化過程の要約から，保健医療政策普遍化成功の背景として，政治的意思決定者と保健医療技術者の高い動機付けの存在が示される。その典型的な地域保健活動として，第4節「『壁のない病院』の政策形成」では，国際的に知名度の高い「壁のない病院」を取り上げる。

　また，本章の最後に第Ⅰ章のまとめを行い，結論として，政策形成における意思決定者の役割の重要性を指摘する。

第1節　20世紀初頭までの保健医療政策

　今日，コスタリカの保健医療政策の大きな特徴は，保健医療サービスが社会的弱者のアクセスを確保するまでに幅広く普及していることである。首都から遠く離れた少人数からなる町でも，ほとんどの場合，年に数回は医師その他保

健医療専門家の訪問が行われる。また，都市部周辺と呼ばれる貧困地域へも積極的な保健医療サービスの提供が行われている。このような社会的弱者を含む幅広い保健医療サービス提供は発展途上国では稀なことであり，コスタリカの高い保健医療指標を支える重要な要素と考えられる[9]。

　第Ⅰ章の課題は，このような社会的弱者への保健医療サービスを提供する政策形成の経緯を検討することである。まず，コスタリカの保健政策，社会保障政策の展開を国民の健康状況とともに概括する。その際に，保健医療政策の普遍化を進めた政治的意思決定に注意を払う。その理由は，ラテンアメリカの社会保障制度の比較研究を重ねているメサ-ラゴによれば，社会保障制度の普及度を決定する要素として，賃金労働者の多さと並び，政治的な意思が重要な役割を果たすからである (Mesa-Lago 1989)。

　歴史的経緯を検討する上で重要な論点は，このような政策が一方的に政策決定者からの恩恵として与えられるという父権主義的（paternalistic）な方法で形成されたのか，それとも受益者からの保健医療サービスへの政治的要求の結果形成されたのかである。多くの発展途上国において保健医療サービスの社会的弱者への普及度が停滞していることを考えると，これは保健医療政策形成において注目すべき論点である。先に結論を記しておくと，歴史的経緯を見る限り，保健医療サービスの拡大は政府から弱者への恩恵として父権主義的に形成された。民衆からの強い保健医療サービスへの要求が表面化したことはない。

　基礎的条件としてのコスタリカ社会の特徴と保健医療政策の社会的位置づけを整理することが必要である。市民は高い水準の連帯精神を有しており，すべての政権は教育と健康に重点を置いてきた[10]，というのは多くの観察者の共通した見解である。他のラテンアメリカ諸国と比べ先住民系やアフリカ系人口の比率の小さい，ヨーロッパからの移民を中心とすることがその社会的特徴である。また，建国の初期においてこそ人々の健康に国家が責任を負うという考え方はなかったが，1930年代から20世紀を通じて，健康はコスタリカにおける政治的シンボルとして用いられてきた (Morgan 1993)。古くから今日まで，健康は政治において重要な位置づけを占めている。さらに，政治家たちは反対者を健康の問題を政治化しているという理由により攻撃することもあった[11]。つまり，政界には，健康を政争の具にすべきでないという暗黙の合意が存在する。

このような健康の政治上の位置づけにより，保健医療政策における国家の役割は急速に拡大した。本稿では保健医療政策形成の歴史を 4 期に時期区分する。すなわち，1850年から1940年の国家が保健医療政策への関与を開始し公衆衛生活動を普及させた時期，1940-70年の予防医療と医療保険制度化の時期，1970年代の黄金の十年，1980年代以降の市場主義的改革の時期，である。80年代までに形成された国内構造とその市場主義的改革については第Ⅱ章以下に記すこととし，本章では，1970年代までの保健医療政策普遍化期におけるコスタリカの人々の健康の概況と政策形成の経緯を整理する[12]。

まず，19世紀半ばの健康状況は次のようなものだった。この頃コスタリカを訪れた旅行者は人々の大部分がはだしで歩いていたと記しており，このことから，当時の衛生状態はあまり良いものではなかったと推測できる。表Ⅰ-1に見られるとおり，1866年の出生時平均余命は28.6年であり，これは当時のラテンアメリカ平均より上だったが，先進工業諸国を約15年下回っていた。1900年ごろよく見られた病気は，熱帯の低開発地域に典型的な風土病，感染症，栄養不良，怪我などだった。当時，コスタリカの粗死亡率は1,000人当たり41であり，首都の下痢による死亡率は世界でも高水準にあった。死因の多くは熱帯特有の病気であり，乳児死亡率は1,000人当たり約250だった（Mata 1995: 11-12）。

熱帯低地はマラリアを媒介するハマダラカの生息地でもあり[13]，20世紀初め，バナナ園や鉄道経営のため企業がジャマイカやカリブから連れてきた黒人労働者も，マラリアにより多くが死んだ。マタは当時の全国での死亡のうち10%が

表Ⅰ-1　出生時平均余命

年	コスタリカ	ラテンアメリカ	工業諸国
1870	28.6*	25.0	43.5
1900	34.7	27.2	50.5
1930	42.2	33.6	61.7
1960	62.6	55.6	72.0
1990	74.9	69.7	76.0

*1866年
出所：Céspedes y Jiménez 1995: 9.

マラリアによるものだったと推測している[14] (Mata 1995: 15)。バナナ園では，ユナイテッド・フルーツ社が「熱帯職業健康 (tropical occupational health)」プログラムにより医療サービスを提供した (Morgan 1993: 83)。バナナ企業にとってマラリア対策は経済的動機と一致していたためである。

　一方，国家が公衆衛生活動に携わる直接のきっかけは，コーヒー栽培を行う高地で問題となった鉤虫症[15]だった。19世紀末，サンホセの南部の農民の貧血は患者の「疲れ」の原因となり，多くの患者を死に至らせていた。ドゥラン (Carlos Durán)，ヒメネス (Geraldo Jiménez Nuñez) 医師らは何年もの調査の末，1890年，その原因が鉤虫 (anquilostoma) であると突き止めた。これを受けて，1907年に国家予算に鉤虫対策活動の特別項目が設けられた。14年，ロックフェラー研究所の国際衛生委員会が人道的な観点からコスタリカ側の負担なしで鉤虫の研究と治療の提案を行い，警察庁と協定を結んだ。さらに，15年の政令により，警察省の一部に鉤虫症部 (Departamento de Anquilostomiasis) が作られた (Salas et al. 1977: 8, 10; Mohs 1980: 4)。

　治療の設備も19世紀から整えられた。1845年，政令によりサン・フアン・デ・ディオス病院 (Hospital San Juan de Dios) とこれを運営する「慈善協会 (Junta de Caridad)」が設立された[16]。これは，当時の支配的社会イデオロギー「慈善 (チャリティー)」に基づき，治療費を払えない者のための人道主義的手当てを目指す病院だった。同病院は，カトリック教会の要請と市民の寄付により建設された。同病院は資金難により一時閉鎖されたこともあったが，73年には350床を備えた。1909年に国有化され，全国宝くじの利益を資金源とした。宝くじ運営も慈善協会により行われた。この協会はのちに，サンホセ社会保護協会 (Junta de Protección Social de San José) と名称を変え，サン・フアン・デ・ディオス病院とともに今日まで存続する (Mohs 1980: 4; Morgan 1993: 84; Hospital SJD HP)[17]。

　国家の公衆衛生活動が進んだのは1920年代である[18]。このころまで，健康のためのサービスは国家よりも民間の活動が主であり，ほとんどの人々へのサービスは少数の医師と多くの伝統的な治療師により提供されていた。国家は国民の健康への責任を負っておらず，それは権利ともみなされていなかった。まず，22年に警察省付属の衛生公衆健康副事務局 (Subsecretaría de Higiene y

Salud Pública) が設立され，これは27年に健康保護省（Ministerio de Salubridad y Protección) となった．これは今日の保健省の前身である．また，23年に公布された「社会保護公衆健康法（Ley sobre Protección Social y Salubridad Pública)」は，最初の衛生法である（Salas *et al.* 1977; Mohs 1980: 7)．さらに，24年，労働災害時の保険サービス提供のため保険銀行（Banco de Seguros) が作られた。[19]

今日の保健省に相当する省の仕事には治療活動と予防活動の実行と監視が含まれた．病院，隔離病院 (lazaretos)，救護所（カトリック），産院，幼児保護組織など，当時存在した保健医療施設はその指導下に入った．また，19世紀から地方公共団体が契約していた「村医 (médicos de pueblo)」の代わりに「衛生班 (Unidadeds Sanitarias)」が設立された．予防分野では，当初の活動は学校衛生，鉤虫・天然痘対策などだった．環境衛生や薬剤，食事，飲料コントロールという概念も導入された（Güendell y Trejos 1994: 11）。

一方，水道の歴史は，次の通りである．植民地時代初期のサンホセは貧しい小さな村で，水道建設には水源からの距離，地形，隣接した深い森，住民の貧困などの問題があった．当初は井戸が掘られ，のちには8キロメートルの溝が作られた．1820年にこの主要水路からの支線工事が完成した．水源は川の水であり，人々は多孔性の石で水を濾して用いた．最初の水道建設は58年に始まり68年に完成した（Mohs 1980: 12-13）．その後，地方公共団体と公衆衛生省により水道が建設された．一方，1940年代以降水質管理が試みられた．61年に国立上下水道サービス（Servicio Nacional de Acueductos y Alcantarillados: A y A) が設立され，76年にコスタリカ上下水道機構（Instituto Costarricense de Acueductos y Alcantarillados: ICAA) となった．50年から70年の間に水道を持つ人口は53％から75％に，便所・トイレを持つ人口は48％から86％に増えた（Garnier *et al.* 1997: 54）。

1930年代まで，政策が民衆や住民の参加によって形成された形跡は見当たらない．もとは民間部門の手によって担われていた保健医療サービスのうち政府がより効率的に実施することのできる公衆衛生活動が，知識を持つ専門家により政府の担うべき仕事とされた．モーガンによると，20年代および30年代に確立されたヘルスケア組織はほとんどまたはまったく住民や民衆による参加とい

う要素を持っていない。この時期の保健医療サービスは，国家により，父権主義的に提供された（Morgan 1993: 91）。これは，保健医療政策全般にわたり，その後も続く傾向である。

第2節　1940-60年代の保健医療政策

　1940年代に数多くの重要な改革が進められたが，それは社会経済情勢の悪化を背景にしていた。30年代の世界大不況によりコスタリカの主要産品の輸出は低迷した。労働者の間には失業と飢えも広がり，労働運動が活発化した。ユナイテッド・フルーツ社のバナナ農園では34年に労働者のストライキが発生した（Ramírez y Rojas 1981: 22）。さらに第2次世界大戦が起きると41年12月にコスタリカは日独伊への宣戦布告を行い，戦時体制の色彩が強まる。ドイツへの宣戦布告によりコーヒーの輸出市場が失われ，外貨不足から輸入規制が必要となり，輸出入の下落は諸産業の制約になるとともに，関税収入への依存度の高い財政への悪影響をもたらした。

　このような経済的苦境を背景に，1940年代，コスタリカの歴史上の転換が訪れた。時期区分にはさまざまな方法があるが，この時期が福祉国家的国づくりへの画期であったことは立場を問わず研究者の共通見解である。この時期から今日まで，「コスタリカの諸政府は経済成長よりもむしろ社会開発に関心を持ってきたといって差し支えない」とマタは言う（Mata 1995: 17）。バラオナも社会政策の制度化が40年代から始まったという見解を示している（Barahona 1999: 269）。とくに，コスタリカ大学の設立，社会保障制度の発足，社会権の確立，労働法典の作成は複数の研究者から共通に評価されている。

　社会保険公庫（CCSS: Caja Costarricense de Seguro Social）の設立には，カルデロン・グアルディア大統領（Rafael Angel Calderón Guardia）の貢献が大きい。[20] カルデロンは1900年サンホセで医師の子として生まれ，ベルギーへ留学し医学を学んだ。帰国して慈善的な医師という名声を得た後，30年から政界に入り，40年，大統領選挙に圧勝し，40歳にして大統領の地位に就いた。幼少時からカトリック信者であったこと，医師の家庭に生まれ医師としての教育を受けたこと，留学経験，開業医としての経験などが彼のキリスト教社会主義的な思想を形成し，社会保険制度導入の主な動機となった。[21]

カルデロンは寡頭支配層の支持を得て大統領選挙に当選したのであり，大統領就任以前には資本家や寡頭支配層の不利益となる改革を行なうとは考えられていなかった。しかし，彼は就任するとさまざまな改革を打ち出した。その結果，寡頭支配層からの支持は弱まったが，彼は当時勢力を伸張しつつあった共産党や社会改革志向のサナブリア大司教（Victor Manuel Sanabria Martínez）が指導する教会勢力の支持を得て改革を進める政治基盤としたのであった。大不況以降の経済苦境が，労働者の救済につながる制度を必要としていたことも確かである。

　一般的社会保険制度は1940年から設立の準備が進められた[22]。40年頃でもコスタリカで生涯に医療手当てを受けるのは人口の1％未満だったとされる（De la Cruz de Lemos 1987: vol. IV, 390）。つまり，医療の受益者を拡大することがこの時期の大きな課題だった。制度の原型はチリに求められ，同年にカストロが制度研究のためチリに送られた。チリが選ばれた理由は，その制度に歴史があったこと，チリとコスタリカとの文化的な親近性があったこと，カストロがチリと個人的なつながりを持っていたことであった。CCSS設立の法案は41年に国会を通過し，43年には新法により同公庫の独立性が高められた。CCSSの設立に当たっては企業家とその労働者，医療専門職団体，政府内からの反発が見られた（Güendell y Trejos 1994: 12）。

　1942年9月1日から，首都圏と主要県都における疾病母性保険（Seguro de Enfermedad y Maternidad）の実施が決められた。当初は人口密度の高い首都圏都市部と県都の人々のみを対象とした。加入義務を負うのは年間180日超の労働を行なう賃金労働者であった。月給の定額を基準として労働者の加入が義務付けられることとなり，その基準は当初300コロン未満，すぐ後に月給400コロン未満とされた。50年の調査では，政府・民間企業の職員の給料の平均月額は145コロン，政府職員のみの平均は281コロンだったため[23]，この給料上限は社会保険が所得階層の中・下層に属する労働者の多くを受益者とする水準に設定されたと言える。44年と47年の間に対象は中央台地から農村人口を含むまでに拡大され，さらに家族保険が含まれるまでに拡大した[24]（Rosenberg 1991: 70-71; Mohs 1980: 11; Güendell y Trejos 1994: 12）。

　その他に，1940年代には次のように保健医療行政が整備された。41年5月20

日，財団（Patronatos）と社会保護協会（Junta de Protección Social）の一般規則が公布された。この文書ではこれらの団体に常設協会という性格が与えられ，病院経営，ホーム経営，墓地，その他の施設の経営が委託されその技術面，財政面の監督は社会医療支援総合局（Dirección General de Asistencia Médico Social）の責任とした。保健施設の運営はこれら協会の役割となり，その財源の大きな部分が政府の補助金と福祉税（Impuesto de Beneficiencia）そして全国宝くじに依存した（Mohs 1980: 9-10）。

　この時期に，学校を中心とした公衆衛生活動も行われた。1941年6月30日の法律第107号は，公立および私立学校に通う子供たちの靴着用を義務付けた。政府は靴工場，製造業者と公共事業省のトラックを使い，多くの子供に安価もしくは無料で靴を行き渡らせた（Rodríguez: 169, Mata 1995: 17）。この措置が幅広く行われたとすれば，鉤虫病等の抑制に効果があったと考えられる。

　公衆衛生に関する制度の整備も進んだ。1923年の第52号「公衆衛生の保護について」に替わり，43年，法律第33号で最初の「衛生法典（Código Sanitario）」が公布された。40年代の最後に衛生事務局（Secretaría de Salubridad）はその名称を衛生省（Ministerio de Salubridad）に変え，衛生局（Dirección de Salubridad）を持った。50年発布の社会医療支援一般法（Ley General de Asistencia Médico Social）により社会医療支援総合局が医療施設間の調整，技術面の監視，財源の提供，民間機関の技術監視などの役割を負った（Mohs 1980: 9-10）。

　さらに，カルデロンにより実施されたもうひとつの重要な改革は労働者の権利の確立であった。それは二つの立法手続きによった。第1に，1943年，憲法に「社会権（garantía social）」という章を加えたことであり，第2に，43年の「労働法典（Código de trabajo）」公布である。これらの立法により労働者の団結権，スト権，労働時間などの原則や手続き，罰則などが定められ，労働者の権利が確立された。このような文脈は，その後まもなく起きるCCSSと医師団体との間での政治的緊張の伏線になったと考えられる。

　1940年代末の政治は，主にカルデロン派とフィゲーレス派の対立を中心に展開した。両派の対立は，カルデロン派による大統領選挙の不正をきっかけに48年の内戦に至った。[25] 内戦はフィゲーレス派の勝利に終わり，カルデロンは亡命

を余儀なくされた。内戦後形成されたフィゲーレスを首班とする第2共和国設立評議会（Junta Fundadora de la Segunda República）は49年の新憲法により常備軍の廃止を定めた。政治的観点からは、常備軍廃止は軍事政権登場への歯止めと民主主義維持に貢献した可能性がある。開発の観点からすると常備軍の廃止は、その後の軍事支出への歯止めとなり、教育や保健、経済開発への支出が維持されるという意味を持ち、その後の福祉国家的国づくりに貢献した。また、同時に、民間銀行の国有化が決められた。これは金融を国家の監督下に置くという政府主導の開発体制の発足を意味した。

内戦後、コスタリカはフィゲーレスの率いる国民解放党（PLN: Partido Liberación Nacional）の下で政府介入の範囲の広い経済体制が確立し、保健医療および教育を重視する福祉国家への国づくりが進んだ。国民問題研究会、社会民主党を起源とするPLNは、フィゲーレスを中心に51年に結党し、その後、大統領・国会議員選挙の有力政党となった。モーガンは、今日、PLNは生活のため国有企業に依存する公共部門職員の支持を受けている、とする（Morgan 1993: 95-96）。公共部門には反PLN勢力も少なくないが、福祉国家作りが雇用を通じPLNの支持拡大に結びついたことは間違いない。

その後の政治はきわめて安定していた。軍事政権の発足や法を犯しての政権交代はなく、4年ごとの大統領、国会議員選挙による政権交代が続いた。その後、1980年代までに、コスタリカは定期的に選出された行政府と現存政党を代表する57人の議員からなる国会による安定的2大政党制形成に向かった。40年代に政治的に対立したカルデロンとフィゲーレスだったが、福祉国家建設志向という経済政策の方向性は近かった。カルデロンにより導入された社会保障制度は新憲法の下でも確かな独立的位置づけを与えられた。また、社会民主主義と呼ばれるフィゲーレスの政治姿勢がこの国づくりを支えた（Miranda 2003: 89）。このような政治環境の中で社会保障制度は全国民的な支持を集め定着した。

反PLN勢力は、主に連続政権による政府の腐敗を嫌う国民の投票行動により政権を獲得したが、社会民主主義的な国づくりの方向性を大きく変更することはなかった。反PLNを掲げた集団は、ウラテ（Otirio Ulate Blanco）を中心とした国民連合党（Partido Unión Nacional）、1966年選挙においてウラテと

カルデロンがトレホスを大統領候補に立て勝利した国民統合党（Partido Unificación Nacional），PLNを離れたカラソ（Rodrigo Carazo Odio）が74年選挙でPLNに挑戦した際に基盤とした民主革新党（Partido Renovación Democrática），同じくカラソを候補に立て78年選挙に臨み勝利した際の統合党（Partido Unidad），カルデロンの子カルデロン・フルニエル（Rafael Angel Calderón Fournier）が反PLN勢力を結集した際のキリスト教社会連合党（PUSC）が主なものである。これらは，今日の2大政党の一翼を担うに至ったPUSCを唯一の例外として，長期的にPLNの対立勢力とはならなかった（Creedman 1991）。

　1948年の内戦は政治的には明らかな画期だったが，先行研究はこの時期における政策の断絶を記していないため，40年代以降の社会改革路線は継続されたと見るべきである。まず，保健医療政策について，モスは40-70年を一くくりにしており内戦による断絶を認めていない（Mohs 1980）。次に，同じく保健医療政策について，モーガンも内戦による断絶について指摘していない（Morgan 1991）。また，グエンデルとトレホスは「1948年の革命でカルデロン・グアルディアの反対者ホセ・フィゲーレスのグループが勝つと，社会改革を廃止するどころか，次の10年に強く推進した」とする（Güendell y Trejos 1994: 13）。

　ただし，社会保険は内戦に敗れたカルデロン派の産物であったため，一時その扱いは微妙だった。内戦以降の諸政権は社会保険に高い優先順位を置かず，債務を規則的には履行しなかった。ローゼンバーグは要約次のように記している。内戦後，CCSSは再組織化を行ない，一部の共産党所属職員の解雇と新採用職員の訓練を行ったため，官僚組織が不安定化した。さらに，第2共和国設立評議会は「社会改革」を掲げたが，社会保険拡大という方針を持たなかった。48年に評議会はCCSSへの債務を支払ったが，CCSSはカルデロン派の象徴だったため，フィゲーレスの後継者だったウラテは社会保険の問題を事実上無視した（Rosenberg 1991: 123-124）。この無関心は53年からのフィゲーレス政権まで続いた。

　その後，経済開発を戦略的に進める動きが起こったが，これは消極的とも取れる動きであり，その一方で長期的な福祉国家づくりも継続された。1960年代

にグアテマラ,エルサルバドル,ホンジュラス,ニカラグアの主導により中米共同市場が形成され,コスタリカも遅れてこれに加わった。当時の開発戦略の主流は輸入代替工業化戦略と地域経済統合との組み合わせであり,ラテンアメリカでは国連ラテンアメリカ・カリブ経済委員会(CEPAL)がその戦略の普及に大きな影響力を持っていた。この開発戦略の社会保障への主な含意は,農業人口の減少と工業化の進展による賃金労働者の増加だった。一方,政治的安定と順調な経済を背景に,福祉国家的な国づくりが継続された。統計によれば,50年から70年までに公的社会支出は公的支出総額の増加を上回る比率で上昇した(表I-2参照)。公的社会支出のうち保健支出の割合は50年代には減少したが,60年代以降の同割合は公共支出の増加にあわせて増加した(Garnier *et al.* 1997: 58)。

表I-2 公的社会支出の動向

指標	1950年	1960年	1970年	1980年	1990年
公的支出総額					
対GDP比(%)	25.8	28.9	37.6	54.3	43.4
公的社会支出					
対GDP比(%)	8.6	8.7	16.4	23.6	20.7
対公的支出総額(%)	33.3	30.2	43.5	43.5	47.6
保健医療への支出					
対GDP比(%)	6.5	4.9	6.1	8.7	8.4
対公的支出総額(%)	25.3	16.9	16.1	16.1	17.7
対公的社会支出総額(%)	76.2	55.7	37.0	36.9	37.2
1人当たり保健医療支出					
(1970年米ドル)	7.7	14.2	36.7	65.3	56.5
教育への支出					
対GDP比(%)	1.5	2.6	5.2	6.2	4.9
対公的支出総額(%)	5.9	8.9	13.9	11.4	11.4
対公的社会支出総額(%)	17.7	29.5	32.0	26.3	23.9
1人当たり教育支出					
(1970年米ドル)	6.3	19.3	35.1	73.4	57.3

出所:1人当たり保健支出,1人当たり教育支出 Garnier *et al.* 1997: 75, 76. その他 Barahona *et al.* 1999: 77.

内戦後の保健医療政策形成にかかわる特徴の一つは，医師の政治と行政への参加が活発だったことである。1960年代までは医師になるには外国の大学で学位を取得する必要があり，それは裕福で有力な家庭の子弟の特権だった。したがって，彼らのうち後に政治家を志す者が少なくなかったことは自然である。大統領のうち，モンテアレグレ，ヒメネス，ドゥラン，社会保障制度を導入したカルデロン・グアルディアが医師であり，2002年以降その任にあるパチェコ大統領も精神科医である（付属表2参照）。また，1949年以降8人の医師が副大統領を務めた。[26] 公衆衛生（保健）大臣，副大臣，CCSS総裁，CCSSの医療支配人は大統領による政治任命であるが，ほとんどの場合医師が任命されてきた。名声ある医師を行政官に迎えることは国民からの人気を得ることにつながるため，政治家にとってもこのような人事には利点がある。

　職業政治家，法律家や経済学者と並び，医師は政治にもっとも近い職業のひとつと言える。[27] 1949年の常備軍廃止以降は，軍人の政治活動が行われていないことも医師の政治参加が相対的に活発な理由である。国会議員を務める医師も少なくない。57名の議員により構成されるコスタリカ国会では，38年から77年の間，48人の医師が国会議員に選ばれた。つまり1期当たり平均4人である（Ramírez y Rojas 1981: 29）。さらに，78年以降今日まで，毎期少なくとも3名の医師が常に議員となっている。[28] ミランダによると，国会は医療政策の決定において重要な意思決定の先導役とはなっておらず，国会における医療行政の代弁者にすぎないが，[29] 医師出身議員の存在は，医療行政にかかわる法整備や保健省予算の作成に大きな影響を発揮したと考えられる。

　このような医師と行政および政治との距離の近さが，CCSSの疾病母性保険の普遍化や，保健医療支出を長期的に高く維持する要因として働いたものと考えられる。再び表I-2に示されているように，内戦後，保健医療への支出は教育への支出と並び公的社会支出の中で高い位置を占めてきた。また，国民1人当たりの実質保健医療支出も1980年代初めの経済危機までは趨勢的に上昇を続けたのである。

　上述のような政治状況を背景として，1950年代に保健医療政策は着実に整備された。51年法改正により保健省が強化され，サンホセ社会保護協会の管理する病院の管轄と予防活動が強化された。この時期に国の最初の病院施設である

中央病院（Hospital Central＝現 Calderón Guardia 病院）が設立され，社会保険の受益者は農村地帯トゥリアルバ（Turrialba）とエレディア（Heredia）市域に拡大された。56年，疾病母性保険制度の規則が修正され，家族保険が作られ，妻または同居人，12歳未満の子供，直接加入者に扶養される両親が対象とされた。59年，サービス拡大により生じた財政危機への対応として，給料の上限が月1,000コロン（約 US$150）に引き上げられた（Güendell y Trejos 1994: 13）。

社会保障についての PLN の方針が当初不明確だったことを反映して，1946年から58年まで，CCSS の社会保険は大幅には普及しなかった。44-60年に人口の4％を占める2万7,710人から50年には人口のわずか8％，経済活動人口の23％（6万4千人）が疾病母性保険の受益者とされたにすぎなかった。50年代末でさえ，疾病母性保険制度は経済活動人口の27％，全人口の18％に達したにすぎない[30]（Mohs 1980: 11; Miranda y Asís 1989: 22; 図Ⅰ-1，図Ⅰ-2 参照）。この頃，医療の普及度はまだ低かった[31]。

その一方，この時期，CCSS の社会における位置づけは，受益者数増加に見える以上に強められた。50，60年代に疾病母性保険による普遍主義的医療の発足・強化を指して，「社会医療（medicina social）」の確立と呼ぶ場合もある。この時期 CCSS は社会保護協会が提供するサービスへの財源提供という役割が強かったが，このころから急速に独自の医療サービス提供主体の創設と必要な人的資源形成に向かった（Güendell y Trejos 1994: 13）。

1940年代と50年代の20年間で，平均寿命の大きな伸びと死亡率の大幅低下が見られた。これは低コストで高い効果の新技術輸入と関係があったとされる（Güendell y Trejos 1994: 13）。マラリア対策のプログラムが57年に始まり，67年には国立マラリア撲滅サービス（SNEM）も設立された。ヘルスワーカーたちは殺虫剤を手に，国土の54％にも上る，雨季の洪水や毒蛇など障害の多い熱帯地域を歩いた。DDT の使用，汎米保健機構（PAHO），米国国際開発庁（USAID）の国際協力，当時の経済と政治の安定，などの要因によりこのプログラムは成果を挙げた。ヘルスワーカーたちが，死者も出るほどの危険を冒しながら農村地域を歩いたことはのちの農村保健プログラムの基礎となった（Mata 1995: 46-47）。

表 I-3 主要社会指標

	1950	1960	1970	1980	1990
経済社会					
1人当たりGDP（1970年米ドル）	347	474	656	876	809
農業従事男性人口比率（%）	63	59	49	35	33
保健					
出生時平均余命（%）	57.3	63.0	68.1	73.5	75.2
乳児死亡率（1,000人当たり）	90.1	67.8	61.5	19.1	14.8
医療専門家に支援された出生比率（%）	37.1	56.1	73.6	91.5	95.2
CCSS疾病母性保険の受益者比率（%）	7.3	15.4	47.1	75.7	82.0
栄養					
低体重出産（%）[1]	—	—	—	6.4	6.3
栄養不良児（%）[2]	—	—	13.7	9.0	—
教育					
非識字率[3]	21.2	14.3	10.2[6]	6.9[7]	—
都市部	8.1	5.2	4.4[6]	3.1[7]	—
農村部	28.5	19.7	14.7[6]	10.2[7]	—
平均教育年数（年）[4]	3.1	3.6	5.3[6]	5.9[7]	6.4
教育を受けた人の経済活動人口に占める割合（%）					
初等教育卒業	—	—	27.4[6]	31.7[7]	33.4
中等教育卒業	—	—	4.8[6]	12.2[7]	13.5
大学教育	—	3.7	6.7[6]	11.2[7]	11.8
粗就学率					
就学前予備教育	—	12.0	13.1	39.3	62.2
初等教育	—	93.0	111.2	104.5	102.6
中等教育	—	15.0	33.8	60.9	50.8
社会保障					
CCSS障害老齢死亡年金の加入者比率（%）	4.6	14.6	33.2	51.4	46.9
貧困[5]	—	50.3	39.0	30.4	27.2

1）CCSSの施設において出生時の体重が2,500グラム未満の新生児の比率。
2）栄養不良の6歳未満児の比率。 3）10歳以上人口。 4）25歳以上人口。
5）貧困線手法による貧困家庭の比率。 6）1975年。 7）1985年。
出所：経済社会 Garnier et al. 1997: 70. その他 Barahona et al. 1999: 298, 299.

図 I-1　疾病母性保険加入労働者数　1942-2000年

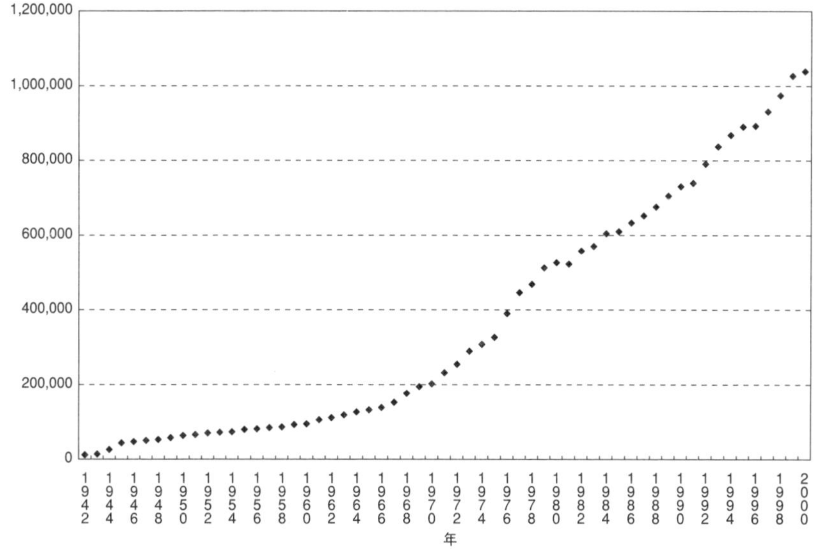

出所：CCSS *Anuario Estadístico* 各年版より作成。

　首都から離れた農村共同体の保健サービスについては，数十の「衛生部隊 (Unidad Sanitaria)」がこれを行なった。各部隊には医師1名，看護婦，助手，検査士，運転手がおり，アメリカの平和部隊のボランティアもこれに協力した[32]。このような部隊が後に農村診療所となった。各地にヘルスポストも作られ，この部隊が数週間もしくは数カ月に1度訪れて診療，予防接種，教育を行なった。これに続いて，1960年代初めにはUSAIDの支援により，「農村地域移動部隊プログラム (PUMAR)」が実施され，保健サービスのない地方公共団体に自動車や医療器具が配置された。このプログラムによりポリオなどの予防接種が実施され，薬が配られた (Mata 1995: 49-50)。

　1960年代，簡単な死亡率低下の段階の終了により保健医療指標向上の程度は小さくなった。しかし，64年の子供病院 (Hospital de Niños) の開設，種痘，破傷風に対するワクチン，家族計画の始まりが，70年代に記録された乳児死亡率大幅低下の基礎条件となった。周辺病院の設立により受益者が増加し続けた他，69年には当時国内でもっとも専門性の高い医療施設メキシコ病院 (Hospi-

図 I-2　疾病母性保険の経済活動人口に対する加入者比率と全人口に対する受益者比率　1944-2000年

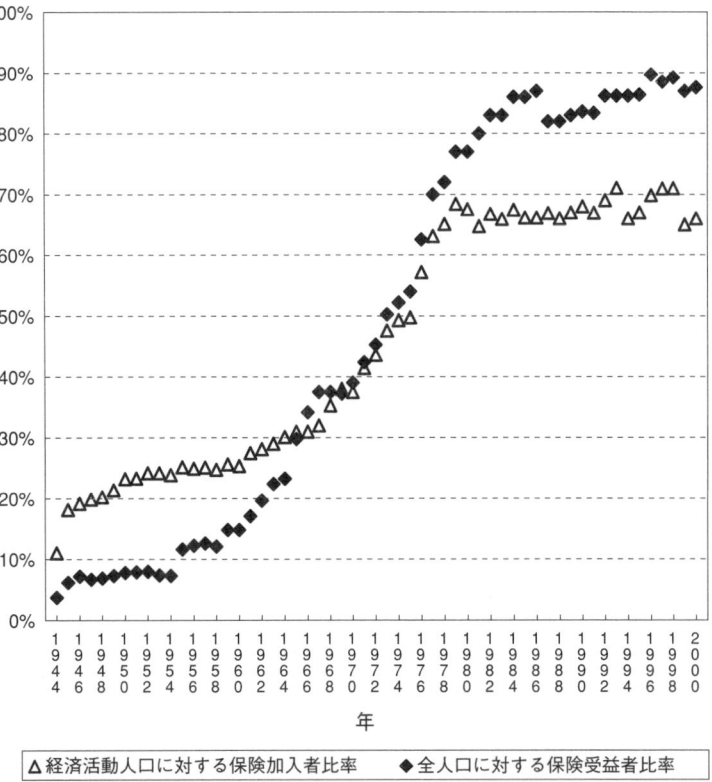

△経済活動人口に対する保険加入者比率　◆全人口に対する保険受益者比率

*不整合な統計を含む。
出所：CCSS *Memoria* 1983; 1985, 1991; CCSS *Memoria Institucional* 1988; CCSS *Anuario Estadístico* 1999; Miranda 2003: 95, 98より作成。1998年のみ CCSS *Memoria Institucional* 2000等より計算。

tal México) が発足した (Güendell y Trejos 1994: 13-14)。

　住民や民衆の参加ではなく，為政者の父権主義的同意により，社会保険の拡大が決められた。PLN のカロ (Alfonso Carro Obregón) とオブレゴン (Enrique Obregón) の2議員による法案の国会提出により，1961年，憲法177条への暫定規定が定められ，CCSS が社会保険の普遍化の責任を負うことになった。同年5月12日の法律第2738号は，CCSS に10年間での疾病母性保険の家族

保護を含む，保険普遍化の義務を負わせた。議案提出は両議員の働きによったが，国会承認はほぼ満場一致であり，医師団体や新聞などのメディアからもこれに対する批判はなかった。この憲法改正により人口の約25%と推定される自営業者とその家族，および同約10%と推定される貧困者が将来の受益者となった。同時にタバコ税が社会保険財源に加えられた（Miranda y Asís 1989: 23; Rosenberg 1991: 165 ; Miranda 2003: 97）。

　しかし，すぐには社会保険の普遍化には至らなかった。法律第2738号は普遍化の達成期限として10年間を設定したが，1970年になっても，人口の47%，80万5,000人がこの保険の受益者とされたにすぎなかった。首都圏の家族保護は65年に実現されたばかりだった（Mohs 1980: 11; Miranda y Asís 1989: 23）。社会保険普遍化の進まない理由の一つは，サービス供給面の制約だった。当時国内の諸病院の過半数は社会保護協会により慈善的に運営されており，CCSSには十分なインフラがなかったのである（Miranda y Asís 1989: 23; Güendell y Trejos 1994: 13-14）。

　また，給料上限の存在がCCSSの財源確保の面で普遍化の障害となった。それは上限を超える所得者の拠出額を低く抑える働きをしたため，不公平と考えられた。普遍化の決定に先立ち，1950年代には国際労働機構（ILO）の保険計理士ビンダス（Alvaro Vindas）が公平性の観点からその撤廃を勧告し，57年にはその問題が理事会で取り上げられていた（Rosenberg 1991: 125-126）。が，その最終的な撤廃は71年まで待たねばならなかった。このことから，技術的には妥当と考えられるこの専門家の勧告がCCSSにおいて重要な役割を果たしたとはみなせない。給料上限の問題の決定はもっぱら高額所得者と医師の利害等，国内要因によっており，専門家からの助言の果たす役割は小さかったと考えるべきである。

第3節　黄金の十年—1970年代

　1970年代は多くの研究者が共通して認める保健医療政策もしくはより広い社会政策の画期である。この時期には今日のコスタリカの特徴となる政策が数多く形成された。まずモスは，70年を全国保健医療システムの開始，全人口へのサービス提供，よく見られる感染病と乳児の栄養失調のコントロールの画期と

する (Mohs 1980: 14)。一方, 社会政策の研究者サウマとトレホスは, 多くの貧困対策の資源動員とその制度化が進んだことから, この時期を「黄金の十年」と呼ぶ (Sauma y Trejos 1998: 37)。本書においては, 彼らにならい, この時期を「黄金の十年」とみなすことにする。

　この時期, 政治的側面から特筆すべきは, 1970年代のフィゲーレス, オドゥベルと2期連続したPLNの政権である (Mohs 1980: 20; Güendell y Trejos 1994: 14)。当時, 経済面では第1次石油危機のショックがあったが, 外国からの借り入れの増加とコーヒー価格高騰などによりプラスの成長率を維持することができた。トレホスらによれば, 経済成長の維持により71年に31％だった貧困家庭比率は77年には20％を下回った (Trejos *et al.* 1995: 18)。これには公的社会支出の貢献もあったと考えられる。75年から80年の間に, 公的社会支出は実質年率8％で伸び, 80年には史上最高を記録した。公的社会支出のGDPに対する比率も, 75年の18.3％から80年の23.4％に達した (Sauma y Trejos 1998:37)。

　1969年の選挙キャンペーンから, PLNのフィゲーレス候補は極貧撲滅を訴えた。当選し70年5月に共和国大統領に就任すると, 彼は社会経済開発加速を宣言し,「悲惨さとの戦い (Guerra a la Miseria)」を標語として掲げ, 初めて貧困者を対象とする政策を進めた (La Nación 3-2-1970)。フィゲーレスの貧困対策が, 当時の常識を打ち破るものであったことは疑いない。貧困者への対策や保健医療への高い優先順位設定はフィゲーレス自身の発想によっており[33], それは共同作業者の多くに強い動機付けと協力の精神を与え, 貧しい人々に希望を与えた。保守派の野党と共産党は新大統領の方針に懐疑的だったが, 彼は社会民主主義を思想基盤としていた (Mohs 1980: 18)。

　彼の政権の下で, 公衆衛生省およびそれを改称した保健省の活動が活発化した。1970年代の初め, 公衆衛生省は健康状況, 現存する人的・物的資源の利用可能性と生産性, 諸サービスの統合と協調に関する掘り下げた調査を行った。保健医療サービス提供のための前提を定め, 71年に初めて, 71-80年を対象とした「全国保健医療計画 (Plan Nacional de Salud)」が策定された。同計画で保健医療部門の問題とされたのは, 諸機関の不十分な組織化だった。当時, 保健省, CCSS, INS, 社会保護協会, 上下水道機構 (A y A) など, 同部門に

は根拠法の異なる18種もの機関が存在し，役割分担の調整がなされていなかった。その結果人々へのサービス提供は完全ではなく，受けるサービスの量と質は公平ではなかった。また，予防よりも治療に重きが置かれていた（Salas et al. 1977: 71; Mohs 1980: 14-15）。

　1971-80年の全国保健医療計画が基本前提としたのは，次の点である。第1に，健康のケアは人々の権利である。第2に，国家は人々の健康に責任を負う。第3に，健康の総合ケアを目指す。第4に，予防サービスと治療サービスを統合する。第5に，サービス供給と受益者数増加のためサービスの地域化を進める。第6に，通院手当てを優先する。さらに，保健医療部門の機能は次のように定められた。第1に，保健医療政策の指導，第2に，予防，第3に，手当ての対応とリハビリテーション，第4に，人材育成，第5に，調査，第6に，投資，第7に，財政支援，第8に，薬剤などの財生産，である（Salas et al. 1977: 80-81）。

　全国保健医療計画の作成には健康にかかわるすべての機関が参加したものの，最大の責任を負ったのは公衆衛生省とCCSSだった。目標は，保健医療部門の再編成と全国保健医療システムの確立による全人口への保健医療サービス提供であり，その方法は感染病の撲滅・制御と栄養失調の低下だった。次のような具体的数値目標が設定された。8年間での出生時平均余命伸長，乳児死亡率の80％低下，狂犬病撲滅，慢性的甲状線腫の削減，都市人口の100％・農村人口の70％への飲料水供給，等である（Mohs 1980: 15）。

　組織の上では，公衆衛生省の機能が再定義され同省は予防を，CCSSは治療を担当することとなった。1973年には，法律第5395号「健康一般法（Ley General de Salud）」が公布された。これは49年の健康法典に替わるもので，個人と集団の健康にかかわる一連の義務原則を集めた。また同じく73年の法律第5412号「省組織法（Ley Orgánica del Ministerio）」は公衆衛生省を「保健省（Miniterio de Salud）」と改称した（Mohs 1980: 15-16; Güendell y Trejos 1994: 14）。

　平行して，貧困対策の財源確保のための制度作りが進められた。まず，1971年の法律第4760号によって貧困対策プログラムの実施機関IMAS（Instituto Mixto de Ayuda Social 社会支援混合機構）が設立された。IMASの主要財源

は，雇用主となっている企業が労働者に支払う毎月の通常および特別の給料の1％の課金である（Mohs 1980: 18-19)。

　もうひとつの貧困対策機関は，1974年の法律第5662号「社会開発家族給付法（Ley de Desarrollo Social y Asignaciones Familiares)」に基づく社会開発家族給付基金（FODESAF）である。FODESAF は IMAS を始めとする各種の実施機関が進める貧困対策プログラムへの資金を提供し，保健省の農村・地域保健のプログラムのファイナンスを可能にした。また農村の水道の建設と栄養プログラムの強化，就学前教育の強化をも可能にした（Centros CEN-CI-NAI)。その資金は学校食堂（comedores escolares）にも用いられる[34]。主な財源は，労働者の給料に対する課金5％と販売税（Impuesto de Venta）の収入である。FODESAF の年間予算は GDP の1.5％から2％にものぼり，75年から94年の間に約10億ドルのプログラムに資金を提供した（DESAF 1989; Garnier *et al.* 1997: 54)。

　FODESAF 設立により，貧困対策の資金が安定的に供給されることとなった。貧困層に対し社会支出の焦点を合わせる政策は，社会支出の焦点化（focalización）と呼ばれている（Garnier *et al.* 1997: 54; Trejos *et al.* 1995: 3)。その後 FODESAF の資金が幅広く貧困者対策に用いられていることを考慮すると，その設立はきわめて重要である。フィゲーレス政権の間に議論されたこの基金は，同じ PLN のオドゥベル大統領により設立された。オドゥベル大統領は政治・財源面での支援によりこの時期に始められたプログラムを強く推進した。そのプログラムとサービスは保健省，社会支援混合機構（IMAS)，全国児童協会（PANI)，国立職業訓練所（INA）等の機関により運営される（Mohs 1980: 19-20)。

　保健分野では FODESAF の資金により農村保健プログラムと呼ばれるプライマリケア[35]の実施と普及，および就学前後の児童に対する栄養プログラムの強化が可能となった。続いて都市地域でも，1976年，農村保健プログラムと同様の地域保健プログラム（PSC: Programa de Salud Comunitaria）が副都心地やスラムの住民を対象に始まった。農村保健プログラム，地域保健プログラムの作業者たちの主要な機能は，農村部の拡散した人口のセンサスと位置確認，ポリオ・ジフテリア・百日咳・破傷風・はしか・結核の予防活動，腸内寄生虫の

手当て，1次診断とヘルスセンターとクリニックへの紹介，家族計画，母乳の推進と子供の栄養，共同体の組織化だった（Mata and Rosero 1988: 86）。これらのプログラムにより医師や看護婦の仕事の一部を農村のヘルスワーカーたちが代行できることが示された。その結果，予防や医療サービスを比較的安価に遠隔地の農村に普及させることが可能になった（Mata 1995: 54）。

農村部での保健活動は1970年代後半に急速に普及した。表Ⅰ-4に示されているように，73年以降80年までに，FODESAFの巨額の資金によりヘルスポスト数が50から280を超えるまでに増加し，受益者数も11万5,000人から71万7,500人へと急増した。プログラムはカラソ政権期の79年にピークをつけた（Mata and Rosero 1988: 86; Miranda 2003）。

プライマリケア活動の上での技術的な課題は，人口のうち約100万人は都市から離れて住んでおり，人口に比して広大な国土のあちこちに，人口数百名程度の小規模集落が拡散していたことだった。保健医療サービスの提供を受けるには長距離の移動が必要だった。1970年代には道路網はまだ発達しておらず，雨季に交通が分断される地域では，首都からの移動は困難だった。しかも，感染症の発生率が高いのはこのような地域であった。が，この困難は十分な財源とさまざまな移動手段により解消された。75年の保健省の年次報告には，「農村保健で利用された二つの輸送手段」という説明文とともに，馬とボートに乗り農村保健活動に向かう職員の写真が掲載されている（Ministerio de Salud 1975: 54）。73年から始められた農村保健プログラム（PSR: Programa de Salud Rural）の保健スタッフはこのような住民を年平均約2回訪問した。その農村部の受益者比率は73年の11%から，83年の60%へと上昇した。このような活動により，農村の健康状況が改善された。

さらに，FODESAFの資金を用いて，CEN-CINAIと呼ばれる栄養プログラムの普及が図られた。全国のCEN事務所には居間や台所，貯蔵室，冷蔵庫があり，スタッフとして教員や料理人，用務員，ボランティアが働いた。CINAIは幼児教育等を目的とする機関であり，給料名簿には7,000人以上が名を連ねた（Mata 1995: 58-60）。その後今日まで乳幼児と母親への支持は続けられている。CEN-CINAIの施設は1997年において国内に570を数え，就学前児童と妊婦，授乳期の女性に朝食，昼食などを提供している。その受益者数は97年に

表 I-4　保健省の農村保健プログラムの受益者数　1973-88年

年	農村部人口	受益者数	受益者比率	手当てを受けた地域数	手当てを受けた住宅数	ヘルスポスト数
1973	955,065	115,000	11%	800	30,000	50
1974	971,920	200,000	19%	1,250	46,800	78
1975	992,557	360,000	34%	2,240	84,000	140
1976	1,015,487	490,000	45%	3,104	116,400	194
1977	1,039,943	650,000	58%	3,750	144,000	251
1978	1,065,442	690,000	60%	3,880	152,500	268
1979	1,091,517	717,500	61%	4,018	160,970	287
1980	1,117,710	717,500	60%	4,018	160,976	293
1981	1,144,213	640,934	52%	3,050	156,758	294
1982	—	—	—	—	—	—
1983	1,198,667	777,099	60%	4,008	185,423	301
1984	1,224,876	812,328	61%	4,065	194,755	305
1985	1,252,935	834,463	62%	4,163	201,176	318
1986	1,279,749	836,901	61%	4,174	201,676	322
1987	1,520,895	859,140	61%	4,272	206,028	344
1988	1,520,895	982,886	65%	4,966	236,840	393

出所：Miranda 2003: 185
原出所：保健省部門計画事務局。

表 I-5　保健省の地域保健プログラムの受益者数　1976-87年

年	都市部人口	受益者数	受益者比率	手当てされた住宅数	作業区数
1976	843,730	84,018	10%	15,030	18
1977	876,568	195,000	22%	35,100	78
1978	911,044	317,500	35%	98,600	205
1979	946,802	600,000	63%	124,245	240
1980	983,475	538,542	55%	104,854	216
1981	1,021,258	527,651	52%	129,245	224
1982	1,060,428	462,012	44%	111,091	219
1983	1,100,729	439,313	40%	106,629	217
1984	1,143,178	486,751	43%	115,439	225
1985	1,183,649	550,651	47%	136,971	267
1986	1,226,198	605,963	49%	147,971	289
1987	1,269,739	602,289	47%	146,094	281

1976年にプログラム開発。
出所：Miranda 2003: 187.
原出所：保健省部門計画事務局。

図 I-3　乳児死亡率　1920-2001年

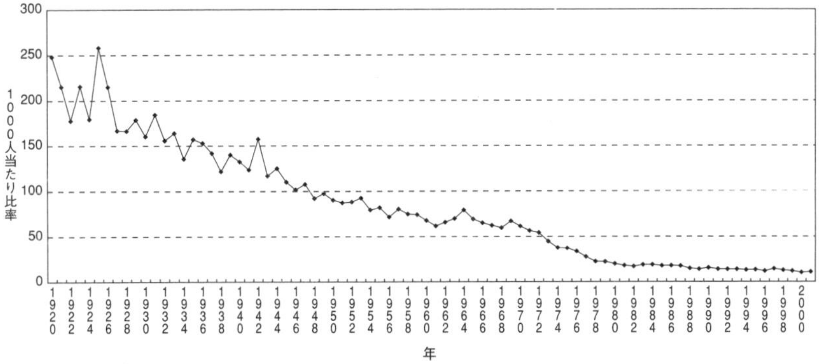

出所：Ministerio de Salud 2002: 28.

は 2 万人あまりである（Ministerio de Planificación 1998: 71）。

　多くのプログラム実施にあわせ，この時期，保健指標は大幅な伸びを示した。図 I-3 に見られるとおり，乳児死亡率は1,000出生当たり1970年の61.5から80年の19.7へ大幅に減少した。この死亡率の大幅な低下は，もともとの率がさほど高かったわけでもないことを考慮すると，より印象的である，とドレーズとセンは記している（Drèze and Sen 1989: 244）。保健プログラムによるプライマリケア活動や医療の普及，水道の普及，衛生環境の向上，出産年齢の女性の教育水準向上，出生率の低下などが乳児死亡率の低下に貢献したと考えられる（Garnier et al. 1997: 52 ; Rosero 1985）。ロセロの重回帰モデルの分析によると，72年から80年までの乳児死亡率の低下と相関を持つ説明変数は，プライマリケアが41%[37]，2 次ケアが32%[38]，社会経済的進歩が22%[39]，出生率の低下が 5 %である（Rosero 1985）。一方，この時期の栄養状況の改善は大きくはなく，乳児死亡率下落に大きな貢献はなかったと考えられる。郡（cantón）別の分析では，乳児死亡率の高い郡にプログラムの重点が置かれており，効果は大きかったと考えられている（Drèze and Sen 1989: 244-246）。

　こうして，1980年代前半の保健医療事情は今日のそれに近いものとなった。まず WHO によるスローガン「2000年までにすべての人に健康を」の下に掲げられた発展途上国の最低限の目標は，コスタリカではすでにクリアされていた。出生時平均余命の目標70年に対し，82年にすでに73.4年だった。乳児死亡

率の目標1,000生出生当たり30に対し，81年にすでに19.1だった。保健医療サービスのアクセスはほぼ全国民に確保されており，主な予防接種は行われていた。水供給は81年に都市部で100％，農村部でも64％に達していた（Jaramillo 1984: 5-6）。

1974年以降，オドゥベル大統領，カスティージョ第1副大統領，保健省はFODESAFを発展させただけではなく，組織された共同体の積極的で熱心な参加を得て保健医療部門の改革を推進した。とくに農村圏ではそれが明らかになった。当時はまだ健康の向上に成果が現れるには長い時間が必要という考えが支配的だったため，70年代の短期間に達成された保健医療分野の目覚しい結果は驚くべきことであった。それは，当時の保健医療政策のために必要な政治的意思を連続8年間維持することに貢献した（Mohs 1980: 21-22）。

この時期，コスタリカの政策形成に海外の思想潮流は影響力を持ったのだろうか。1970年代の初め，保健医療政策において住民参加が世界的に重視されたことは間違いない。USAIDとPAHOがこれを強く推進した。国際的な文脈においてラテンアメリカ諸国のプライマリケア活動を活発化させる画期となったのは，72年の米州保健大臣会議である。米州の保健大臣がチリのサンチアゴでPAHOの後援の下で会合し，健康はすべての市民の権利であり，国家はこの権利確保の責任を負うと宣言した。この時期にほとんどのラテンアメリカ諸国は，国内の追加的政治支援と国際資金に促されて，同様のプログラムを開始していた。それらのほとんどはWHO／PAHO，USAID，カナダ国際開発センター（IDRC），UNICEF，FAO，ミルバンク財団（Milbank Foundation），ロックフェラー財団（Rockefeller Foundation），ケロッグ財団（Kellogg Foundation）など外国と国際機関の小さな複合体によって援助され監視されていた（Morgan 1993: 94）。

しかし，コスタリカにおけるプライマリケア政策の開始に弾みをつけたのは，サンチアゴ会議や米州保健大臣会議や外国・国際機関よりも，2大政党間の小競り合いだった，とモーガンは主張する（Morgan 1993: 98）。PLNと反PLNの間では農村部・都市部貧困層への保健プログラム作成による票の確保という動機が古くからあった。ただし，この政党間の争いは保健政策とその成果を自政党の人気獲得のために用いたいという希望を持っているという意味で

あり，両党の競争は国民の健康状況の改善につながるものだった。両党の立場は，国民の健康重視という点で一致していた。

この時期，保健省の職員が高い動機付けを持ってプライマリケア活動に励んだことは間違いないが，本当の意味での住民参加が行われたわけではないと考えるべきである。まず，モーガンは，共同体をプライマリケア政策に関与させる努力はおざなりで，功利主義的で，制度化されていなかったとする（Morgan 1993: 97）。次に，ハラミージョも，住民参加はその完全な成熟には至っていない，という見解を示している（Jaramillo 1984: 37）。大きな成功を収めたプライマリケア戦略は，住民主導ではなく，十分な財源を与え主導したフィゲーレスと，それを推進した保健省の功績と考えるべきである。

一方，この時期に治療を担当する社会保険制度の受益者数も増加した。メサ-ラゴはラテンアメリカの社会保険制度を開拓国群，中進国群，後発国群に分類し，コスタリカは社会保険制度の発足時期とその若い人口構成から中進国群の性格を有するが，制度発足後の普及度の高さは開拓国群に近いと位置づける（Mesa-Lago 1991: 182）。普及速度の速さがその特徴であるといえる。ただし，法律第2738号の定めた1961年から10年間以内の社会保険普遍化規定は，非給与所得者人口への普遍化ではなく給与所得者を対象とする強制保険普遍化と解釈されていたため，当初からサービスの普遍化と供給体制のCCSSへの一元化が予定されていたわけではない（Miranda y Asís 1989: 23）。

この時期，急速な制度の普及が進んだのは，プライマリケアの場合と同様，住民からの要求ではなく為政者の意思が作用した結果である。その具体化は1973年の法律第5349号「病院移転法」であり，同法により，77年までに社会保護協会等に所属する国公私立のすべての病院が，それぞれの財源ともどもCCSSの傘下に移管され，一元的な全国病院システムを形成することとなった。移管の動機は重複と保健医療の手当てを行う多数の機関と組織の存在から来る協調不足をなくすことだった（Miranda y Asís 1989: 23; Miranda 2003: 184）。これらの組織のメンバーも報道も貧困者のケアの消滅を心配してこの決定に反対した。一方，CCSSの高官は同機関の破産を心配した。が，議論と交渉の末，保健省とCCSSとの間に合意がなされた（Mohs 1980: 22）。

この法律によりCCSSの物的，人的，財政的資源が拡大された。それは単

一の統合的医療システムの下で全人口へサービスを普遍化することを目的としていた。1973-81年の間に，施設上の能力は向上した。クリニックの数は74から108へと増加し，病院の数は4から30へ，病床の数は1,510から6,997へと増加した。つまり，クリニックは46％，病院650％，病床363％の増加だった（DRH 1984: 7）。74年4月から77年9月の3年半の間に25の医療施設が移管された（表Ⅰ-6）。また，統合とサービスの普遍化により，CCSSは医療施設の建設，改築，機械，器具，維持費の支出を必要とした（表Ⅰ-7）。この移管プロセスには米州開発銀行からの融資が用いられた（DRH 1984: 7）。

　病院の移管はCCSSの職員数にも反映し，1974年から77年まで7,072人の労働者が増加し，同機関の職員は81年12月に合計22,093人になった。これは74年に比べ189.4％の増加だった。移籍した職員はCCSSで職階に応じて給料を調整されたため，74-77年の移管によりCCSSの支出は増加した。さらに，移籍した職員は，CCSS職員の特権として疾病母性保険への労働者拠出を免除されたため，サンホセ社会保護協会からCCSSへの拠出が消失した（DRH 1984: 8）。ミランダによると，この病院移管と職員移籍への抵抗がなかった理由は，財源の確保されたCCSSへの移管により，全病院で薬剤が増え，移動用の自動車が配備され，職員の給料が引き上げられたことである（Miranda 2003: 166-167）。

　施設面において，病院移管によりCCSSは今日に近いものになった。1984年12月，後述するカルロス・ルイス・バルベルデ医師病院の移管により，病院とその人材および財源の，社会保護協会からCCSSへの移管が完了した。表Ⅰ-8に示されている通り，CCSSの管轄する病院の病床数は80年以降増加していない。すなわち，この時期において今日と同様の医療施設がCCSSの傘下に置かれたのである。

　また，同じ法律第5349号は，同時に生活困窮者への手当てという方向でも，社会保険の普遍化を定めた。その第2条には医療サービス費用を負担できない国民へのCCSSのサービス提供が義務付けられている（República de Costa Rica 1973: 723-724）[42]。さらに，平行して，独立業者と年金生活者とその家族等への強制による疾病母性保険の拡大が決定された（Miranda y Asís 1989:23）。ほぼ同時に進められた活発化した貧困者への恩恵の大きい保健省の活動に加え

表 I-6　病院移管時期

病院名	移管年月
トニー・ファシオ医師病院（Hospital Dr. Tony Facio, de Limón）	1974. 4
サン・ラファエル病院（Hospital San Rafael, de Puntarenas）	1974. 6
母性カリ病院（Hospital Maternidad Carit, de San José）	1974.12
マクス・テラン・バルス医師病院（Hospital Dr. Max Terán Valls, de Quepos）	1974.12
エンリケ・バルトダノ医師病院（Hospital Dr. Enrique Baltodano, de Liberia）	1975. 5
ケサダ市病院（Hospital Ciudad Quesada, de San Carlos）	1975. 6
サン・イシドロ病院（Hospital de San Ishidro, de El General）	1975. 9
プリスカル病院（Hospital de Puriscal, de Puriscal）	1975.11
ラウル・ブランコ・セルバンテス医師病院（Hospital Dr. Raúl Blanco Cervantes, de San José）	1976. 1
サン・ラファエル病院（Hospital San Rafael, de Alajuela）	1976. 1
サン・ビセンテ・デ・パウル病院（Hospital San Vicente de Paúl, de Heredia）	1976. 1
マクス・ペラルタ病院（Hospital Dr. Max Peralta, de Cartago）	1976. 2
カルロス・サエンス・エレーラ病院（Hospital Dr. Carlos Sáenz Herrera, de San José）	1976. 5
ネイリ市病院（Hospital Ciudad Neilly, de Corredores）	1976. 9
トマス・カサス医師病院（Hospital Dr. Tomás Casas, de Ciudad Cortés）	1976. 9
パルマル・スル病院（Hospital de Palmar Sur, de Palmar）	1976. 9
サン・ビト病院（Hospital San Vito, de San Vito）	1976. 9
サン・フランシスコ・デ・アシス病院（Hospital San Francisco de Asís, de Grecia）	1976.10
コト47病院（Hospital Coto 47, de Corredores）	1976.12
ゴルフィート病院（Hospital de Golfito, de Corredores）	1976.12
バナナ会社住宅（Viviendas de la Compañía Bananera, en Golfito）	1976.12
国立リハビリテーション病院（Hospital Nacional de Rehabilitación Dr. Humberto Araya Rojas, de San José）	1977. 3
サン・フアン・デ・ディオス病院（Hospital San Juan de Dios, de San José）	1977. 9
神経精神病院（Hospital Neurosiquiátrico, de San José）	1977. 9
ウンベルト・チャコン・パウト医師病院（Hospital Dr. Humberto Chacón Paut, de San José）	1977. 9
カルロス・ルイス・バルベルデ医師病院（Hospital Dr. Carlos Luis Valverde, de San Ramón）	1986. 2

出所：Miranda 2003: 168.

表 I-7　普遍化実現のために建設された施設

名称	場所	年
クリニック		
マルシアル・ファジャス医師クリニック（Clínica Dr. Marcial Fallas）	デサンパラドス	1973
カリアリ・クリニック（Clínica de Cariari）	カリアリ	1973
サンタ・マリア・クリニック（Clínica Santa María）	ドタ	1974
リオ・フリオ・クリニック（Clínica de Río Frío）	ヒメネス	1974
サン・ラファエル・クリニック（Clínica San Rafael）	プンタレナス	1975
マルシアル・ロドリゲス医師クリニック（Clínica Dr. Marcial Rodríguez）	アラフエラ	1975
ソロン・ヌニェス医師クリニック（Clínica Dr. Solon Nuñez）	サンホセ・アティージョ	1975
コロニア・カルモナ・クリニック（Clínica Colonia Carmona）	グアナカステ	1976
4月27日クリニック（Clínica 27 de Abril）	グアナカステ	1976
オハンチャ・クリニック（Clínica de Hojancha）	グアナカステ	1976
ラ・クルス・クリニック（Clínica de La Cruz）	グアナカステ	1976
ナンダユレ・クリニック（Clínica de Nandayure）	グアナカステ	1976
チョメス・クリニック（Clínica de Chomes）	プンタレナス	1976
ブエノス・アイレス・クリニック（Clínica de Buenos Aires）	プンタレナス	1976
ヒカラル・クリニック（Clínica de Jicaral）	プンタレナス	1977
ラ・クエスタ・クリニック（Clínica de la Cuesta）	プンタレナス	1977
ホルヘ・ボリオ・クリニック（Clínica Jorge Volio）	サン・ホアキン・デ・フローレス	1978
サン・ラファエル・クリニック（Clínica San Rafael）	エレディア	1978
母子病院		
ロス・チレス病院（Hospital de Los Chiles）	アラフエラ，ロス・チレス	1977
ウパラ病院（Hospital de Upala）	アラフエラ，ウパラ	1977
サン・ビト病院（Hospital San Vito）	サン・ビト	1978
地域病院		
モンセニョール・サナブリア病院（Hospital Monseñor Sanabria）	プンタレナス	1974
フェルナンド・エスカランテ医師病院（Hospital Dr. Fernando Escalante）	サン・イシドロ・デ・エル・ヘネラル	1976
サン・カルロス病院（Hospital San Carlos）	サン・カルロス	1978
トニー・ファシオ医師病院（Hospital Dr. Tony Facio）	リモン	1980
支援病院		
グアピレス病院（Hospital de Guápiles）	リモン，ヒメネス	1975
ラ・アネクシオン病院（Hospital La Anexión）	グアナカステ，ニコヤ	1975
メキシコ病院救急科（Hospital México, Servicio de Emergencia）	サン・ホセ	1973
サン・ビセンテ・デ・パウル病院（改築）（Hospital San Vicente de Paúl）	エレディア	1975
マクス・テラン医師病院（改築）（Hospital Dr. Max Terán）	プンタレナス，ケポス	1975
ネイリ市病院（Hospital Ciudad Neilly）	プンタレナス，コレドーレス	1977

出所：Miranda 2003: 183.

て，CCSS にも貧困者その他へのサービス提供の原則が作られたのである。このように，法律の制定によって医療保険は普遍化を進めた。

一方，高所得者の社会保険加入の妨げとなっていた給料上限の撤廃も行われた。1971年の法律第4750号は公庫設立法第3条を修正し，疾病母性保険の給料上限を廃止した。[43)] この改革は社会保険普遍化という意味で非常に重要だった。これを進めたのはCCSSの官僚と国会議員であり，この場合も，普遍化への民衆からの関心も支持もほとんどない一方的な意思決定だった（Rosenberg 1991: 196-197）。75年から，非給与所得者の疾病母性保険への自主加入が進められた。さらに，病院が移転されると，疾病母性保険は貧しい人々を無料で国のコストでケアする役割を負った。70年代の終わりに，人口の78%を占める180万人が疾病母性保険の受益者とされた（Güendell y Trejos 1994: 14）。

この拡大により，疾病母性保険は1980年には全国民的な制度になったということができる。1970年代の急速な保険加入者・受益者数の増加は，図Ⅰ-1，図Ⅰ-2に示されている。71年には疾病母性保険の受益者比率は人口の51%だったが，[44)] 70年代の終わり，同比率は人口の84.3%（住民2,162,080人）となった（Mohs 1980: 11）。経済活動人口に対する加入率を見ると，70年の38%から80年の68%に急増した。70年代の疾病母性保険の拡大が急速だったことがわかる。さらに，図Ⅰ-4に示されている通り，この保健医療システムの統合過程に伴い，疾病母性保険の実質支出・収入の大きさは70年代に急増した。

さらに，全人口に対する保険受益者比率は，制度発足直後には，経済活動人口に対する保険加入者比率を下回っていたが，1980年代前半に逆転し近年ではこれを上回っている。貧困者等へのサービス提供拡大がこれに貢献したと考えられる。80年代初め，一時的に両比率の減少と低迷が見られたが，それは経済危機による。経済危機は賃金労働者の一部を失業せしめたり，インフォーマルな労働者としたりした。こうして，87年末には受益者比率は人口の89.3%に達成し，保険非加入者と貧困者の保護を考慮すると，これはすでに受益者比率100%と解釈できるほどのものだった（Miranda y Asís 1989: 24）。

この時期，社会的弱者や首都からの遠隔地住民など，政治的に無力な集団に手厚い支援策が講じられたことはプログラムの支出の所得分配別の配分状況からもうかがうことができる。保健医療公的支出は所得分配に対し格差縮小の方

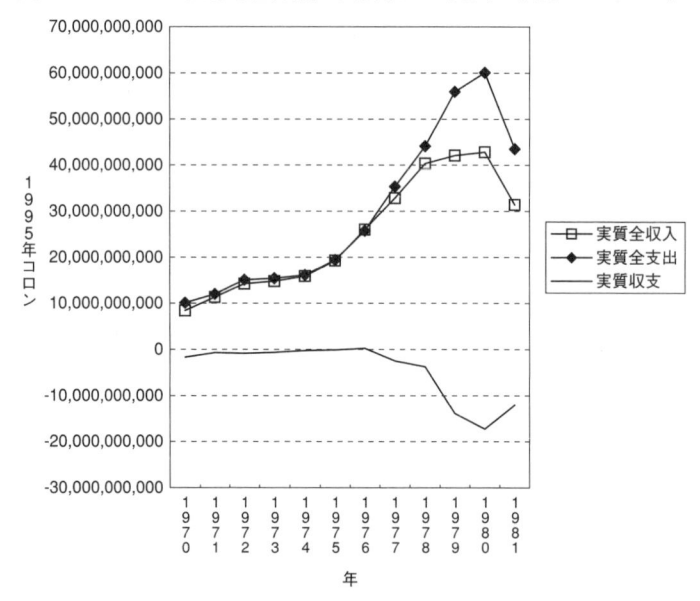

図 I-4　CCSS 疾病母性保険の実質収入・支出・収支　1970-81年

*デフレータは1995年を基準とする消費者物価指数。
出所：Brenes 1982より作成。

向で行われ，もっとも貧しい家庭の実質所得を大幅に増加させた。すなわち，一人当たりにすると，国内の家庭のうちもっとも貧しい十分位の人々の平均的恩恵はもっとも豊かな十分位にある家庭のメンバーが受け取る恩恵の2倍だった（Güendell y Trejos 1994: 15）。このような保健医療政策の展開からして，発展途上国の中では例外的な福祉国家指向の開発が進められていたと言える。

以上に見たように，「黄金の十年」と呼ばれる1970年代においては，予防活動の面でも，治療の面でも発展途上国では稀な保健医療政策の形成が見られたが，その意思決定は住民からの働きかけによるものではなく，大統領による財源の提供，2大政党間の人気獲得競争，保健医療政策担当者の意思決定による部分が大きかった。住民参加は，標榜されたものの，これらの政策の形成に直接の影響を持ったとは考えることができない。

表 I-8　CCSS 病院の基礎指標　1980-2000年

年	病床数	占有率 (%)	退院総数*	病床回転数	平均滞在 日数	大外科** 比率 (%)
1980	6,926	77.9	245,048	35.38	7.91	42.16
1981	6,924	76.5	250,332	36.15	7.27	43.35
1982	7,085	74.4	253,179	35.73	7.10	42.23
1983	6,952	77.2	263,244	37.87	6.78	42.23
1984	6,841	78.9	278,392	40.69	7.21	41.49
1985	6,832	81.0	301,592	44.14	6.24	41.44
1986	6,790	79.5	298,632	43.98	6.73	40.67
1987	6,774	79.1	302,230	44.62	6.13	41.89
1988	6,741	78.4	300,729	44.61	6.31	41.78
1989	6,602	78.8	303,742	46.01	5.87	43.11
1990	6,534	76.7	290,988	44.52	6.05	42.69
1991	6,379	78.2	289,634	45.33	6.15	44.69
1992	6,245	80.7	298,013	46.12	6.46	45.78
1993	6,131	79.2	298,091	48.47	6.11	45.51
1994	5,860	81.1	297,942	50.44	5.67	45.94
1995	5,947	80.3	302,911	50.94	5.76	45.80
1996	5,953	81.1	307,864	49.93	5.94	47.32
1997	5,924	81.2	316,453	51.31	5.73	47.43
1998	5,924	75.2	318,812	53.46	5.31	48.06
1999	5,910	80.6	331,856	55.77	5.54	48.75
2000	5,861	81.6	327,675	55.91	5.42	48.49

*退院総数のうち1990年以降の数字にはCCSS以外の施設の数が含まれる。
**全身麻酔による手術。
出所：Miranda 2003: 181.
原出所：CCSS 保健医療サービス局統計部

第4節　「壁のない病院」の政策形成

　1970年代のプライマリケア活動の背後にある政治的な動機については，「1970年代末の住民参加プログラムは，農村地域よりもときの政権に恩恵をもたらすよう構想された」（Morgan 1993: 98）という見解がある。このことは，国内外で知られたプロジェクト「壁のない病院（Hospital sin Paredes）」のカ

ラソ政権の前後での取り扱いに典型的に見られる。70年代まで10万人にも満たなかったカルロス・ルイス・バルベルデ・ベガ病院保健区で行われたプロジェクトは，住民の命名とされるその印象的で雄弁な名称とともに，世界的に知られた。これは，コスタリカの高い保健医療指標を支える活動の一典型であると同時に，保健医療政策の政治的性格を示す一典型ともみなすことができる。

　サンホセからやや北に位置するサン・ラモン（付属図・コスタリカ略図参照）には，保健省の衛生施設とCCSSのクリニック，社会保護協会の病院という3者の保健医療施設が集中するという特徴があった。[45] 社会保護協会のカルロス・ルイス・バルベルデ・ベガ病院のオルティス（Juan Guillermo Ortiz Guier）[46] 院長は，イスラエルで共同体・農村保健コースを履修した後，1971年から84年まで高い自律性を与えられ「壁のない病院」を実践した（Sanguinetty 1988: 147）。彼は外科医，看護婦，その他の保健医療専門家を病院の外，農村共同体に連れて行き，病気を手当てし，同時に病気の原因を研究した。数年たつと共同体は草の根保健活動を開始した（Morgan 1993: 98）。サン・ラモンはコーヒー農家が多く所得の高い地域であり，多くの保健センターを設立することができた。活動は近郊のパルマレス郡，ナランホ郡にも広まった（Miranda 2003: 178）。

　オルティス自身によると，一般的に第3世界においては，病院は地域の出来事に強い関心を有することなく，医師は閉ざされた扉の中で患者の診察を行っている。病院には非常に優れた人的資源があるが，それが健康のために十分生かされていない（Ortiz 1995: 77）。これに対し，このプロジェクトの保健医療活動の原則は，（1）手当てを病院の中から外に出す，（2）共同体が保健活動における役割を担う，（3）保健活動の範囲には住宅，土地所有，水道，電気，雇用，その他の問題を含む，（4）人々のニーズに合わせた資源とサービスの配分，（5）保健医療の地域化，（6）病院と地域との結びつきによる自主的・活発・完全な健康と発展への参加，だった（Ortiz 1995: 62-63）。ミランダによると「壁のない病院」は高コストだったが，結果は優れていた（Miranda 2003: 179）。

　就学前児童の死亡率は，1970年の1,000人当たり6.3から83年にゼロに低下した。参考までに，83年の全国平均は1だった。妊婦検診の受益者比率は40％か

ら99%へと上昇した。新生児は小児科医の診察を受け、出生後15日以内に准看護婦の訪問を受けることができるようになった（Sanguinetty 1988: 147-148）。このようなプログラムの保健医療政策上の成果とは別に、リーダーたちにも政治的な動機があったとされており[47]、政治的な位置づけが複雑なプロジェクトであったため、後のその評価は論争的なものとなった。

　このプロジェクトは国内のプライマリケア活動に強い影響を与えた。すでに記したとおり、1974年、保健省は農村保健プログラムを発足させ、コスタリカの全国土の農村地域にヘルスポストが配置されたが、その基礎となったのはサン・ラモンの経験であり、指揮官として任命されたのは74-78年の間保健省の補佐官を務めたオルティスだった（Ortiz 1995: 77-78）。さらに、78-82年のカラソ政権期、オルティスは保健省の補佐官を務め、全国の保健共同体組織の形成に尽力した。

　また、世界もこれに注目した。ラテンアメリカ諸国の大学関係者が「壁のない病院」の経験に関心を示しコスタリカを訪問した。このプログラムの関係者が海外に招かれ会議や意見交換を行う機会も増えた。オルティスは1978年、アルマ・アタでのプライマリ・ヘルスケア世界会議の準備会合であるアメリカ公衆衛生専門家協会（Asociación Americana de Especialistas en Salud Pública）主催のハリファクス（カナダ）の会議へ招待された。このほかにも多数の国際会合にオルティスが参加することにより、「壁のない病院」は世界的に有名となった（Ortiz 1995: 74-76）。プライマリケアを重視する国際的な潮流の中で、このプロジェクトとコスタリカの乳児死亡率の低下は象徴的な役割を果たしたのである。

　1978年、カラソが大統領に就任し、サン・ラモンのヘルス・モデルを全国土に広げることを決定した。彼の大統領就任演説において、社会面でのキーワードは「人間促進（Promoción del hombre）」と「民衆参加（participación social）」である（Carazo 9-5-1978）。彼によれば、これらの概念の指すところは人間が現実修正の可能性に気づくこと、自身の意思決定を行うこと、自分の行動に責任を負うこと、であり、その方法は教育である。また、同じ演説において彼は父権主義（paternalismo）への批判を行った。父権主義とは人間を支援の対象と見ることによる人間の尊厳の否定である。父権主義は人間を信頼せ

ず，人間促進は人間を信頼する。父権主義は責任を負う能力のない人間の存在を前提としている。そして，彼の唱える人間促進は，自己超克のみにとどまるのではなく，民衆参加に向かわねばならない。この演説内容からうかがう限り，これは貧困者への支援を中心としたフィゲーレス，オドゥベル2政権の政策との決別を意味していた[48]。

さらに，大統領就任演説としては異例なほど，カラソは健康の問題を取り上げた。「人間促進の浸透の中心は地域医療（medicina comunitaria）であり，そこにおいては健康への権利は地域が国の支援を得て努力する。（中略）私の政権は郡（カントン）の英雄的努力を全国モデルに転換する用意ができている」（Carazo 9-5-1978）。その後の展開からして，ここで「英雄的努力」として紹介されたのはサン・ラモンの「壁のない病院」である。人間促進，民衆参加，地域保健を看板として，カラソ政権は発足したのである[49]。1978年9月，WHOとUNICEFがアルマ・アタ会議を後援し，そこで住民参加がプライマリケアの根本原理として登場したが，カラソの方針はちょうどこれと符合していた。加えて，その前の8年間に建設されたヘルスポストは国中に渡る，草の根のインフラを提供しており，保健省の職員がそこを作業基盤としていた（Morgan 1993: 103）。

この政策形成に強い影響を持ったと考えられるカラソの政治的な立場は複雑だった。ミランダによれば，カラソ政権は社会保障を擁護するキリスト教社会主義とCCSSの弱体化を目指すネオリベラルとの共存だった（Miranda 2003: 188）。モーガンによると，カラソ自身とカラソの支援者の多くが元PLNであり，カラソの連合は元PLNの改革者たちと1940年代のカルデロン派と右派ビジネス界の人々の不思議な連合だった。カラソのアドバイザーたちが中道右派でも，本人は社会民主主義の穏健左派だった。カラソの積極的な社会政策は党左派を，彼の保守的な経済政策は右派を満足させたが，一般的には，党は政府の意思決定への共同体参加には反対していた。民衆参加プログラムは2, 3の政府高官が積極的に考えを提案しただけで推進された歴史的な異常事だった[50]。また，カラソは健康への住民参加と民主主義を結びつけ，政府の人気取りのイデオロギーにこれを育てようとした（Morgan 1993: 98, 105-108）。

同政権の成立した1978年以降毎年，保健省の『年次報告（Memoria）』にサ

ン・ラモンが登場した。他の地域は年次報告には登場しないため，これは破格の扱いである。この年次報告によると，政権の交代期に当たる77年から78年にサン・ラモンの予算は50％の伸びを示しており，同地域の位置づけが大きく変化したことを物語っている。行政による取り扱いも特殊なものとなった。医療サービス統合プロセスの一環としてかつて社会保護協会等に所属していた病院はCCSSへの移管が決定していたにもかかわらず，カラソ政権ではサン・ラモンの病院は例外的に従来と同じ取り扱いをすることが決定されたのである[51]（Ministerio de Salud 1978: 177-178）。

　カラソ政権の下でこのような特殊な位置づけを得た「壁のない病院」だったが，1982年にカラソ政権が退きPLNのモンヘ政権が成立すると政治的支持は弱まった。84年12月16日付『ラ・レプブリカ』は，CCSSとオルティス医師との間の摩擦について報じている。これによると，CCSSと保健省はオルティスを院長職からはずし，当該地域の地域保健の長とする決定を行った[52]。これに対し，オルティス医師は，病院の院長職と地域保健の活動が「正当でない理由により」切り離されたと主張した。一方，CCSS側は，オルティスがCCSSに対し「伝統的に敵対してきた」と述べた，とされる。『ラ・レプブリカ』紙は，これをオルティス医師をCCSSから外す人事と解釈している（La República 16-12-1984）。84年12月21日になりようやく，カルロス・ルイス・バルベルデ・ベガ病院は社会保護協会から国民病院システム（Sistema Nacinal）に統合された（Miranda y Asís 1989: 23）。

　以上のようなPLN-反PLN-PLNという政権交代期における「壁のない病院」の扱いから，1970年代の保健医療政策の決定要因としての政治について次のことを指摘できる。明らかに，知名度の高い優れた保健医療プロジェクトは政治家にとって価値のあるものであり，サン・ラモンの保健活動も政治的得点につながると考えられていた。PLNも，反PLN政党も，新聞報道も，このような保健活動に興味を持っており，保健活動の功績と名声を自身に帰するための競争が起きた。カラソはPLNの父権主義との決別を唱えたが，実質的な民衆参加が進まなかったことから，保健医療政策の質的転換は起きなかったと考えられる。唱えられた民衆参加よりも，主要政党間の競争の結果としての政治的リーダーシップによりプライマリケア活動が進んだ。

「壁のない病院」はコスタリカのみならず国際的に有名になったが，保健省の活動とCCSSの活動を総合したプロジェクトはこれが唯一ではない。1973年，「壁のない病院」の活動に刺激を受けた小児科医2名は，首都から遠く離れたニコヤ半島で類似の総合保健医療プロジェクト（salud integral）を進めた。プロジェクトの目的は「壁のない病院」と同じく，家庭から病院までの予防と治療の総合だった。医師の活動も類似しており，治療活動もヘルスポストを頻繁に訪問する形態だった。患者への助言や学校での講話という形をとる住民への教育活動も行われた。ニコヤでの予防接種普及率は高まった。住民の栄養状態は改善され，女性の細胞検査数が増加し，衛生状況も改善した（Sanguinetty 1988: 148）。

ニコヤのプロジェクトで際立っていたのは保健省とCCSS職員との協力だった。それは効果的な機能の総合だった。また，このプロジェクトでは住民から拠出を徴収し，それを健康増進活動の資金として用いた。ただし，さまざまの課題はあった。つまり，住民は，十分なサービスの提供されているヘルスポストよりも病院での診察を望んだ。医師の訪問の組織運営にまずさがあった。そして，ここでも，プログラムへの共同体の参加がまだ十分ではなかった（Sanguinetty 1988: 148-149）。住民が積極的に健康を求めたのではなく医師のリーダーシップで活動が進められたことは，この場合も同様だった。

このように，典型的で良く知られたプロジェクトの様子を見ても，住民主導で保健医療政策が形成されたという形跡は見られない。1970年代に普遍化の進んだ保健医療政策の形成は，もっぱら大統領を始めとする政治家，保健医療政策を人気獲得のために用いたい二大政党，プロジェクトを進める保健医療専門家の手によるものだったと考えてよいと思われる。

第I章まとめ

整理のため本章本文を要約すると，次のようになる。政治・経済の安定を背景に保健医療指標の改善につながる制度の建設が進められた。保健政策は1920年代から保健省の前身機関がその中心的な役割を担った。これ以降，国家主導による保健医療サービスが展開されてきた。鉤虫症の防止やマラリアの予防等において，保健省の活動が成果を収めた。普遍的なサービスが保健省により提

供された結果，保健医療指標は改善された。

　社会保険制度は1940年代，カルデロン・グアルディア政権により設立された。労働者の権利が確立される文脈においてであったが，同政権において父権主義的な形での意思決定が行われた。CCSSの設立に当たって，社会保障という考え自体への強い反対は見られなかった。当初，対象は首都近辺の住民に限定され家族加入もなかったが，これは徐々に拡大された。裕福な層は制度の例外であることを望み，月給の上限が残された。

　1970年代は「黄金の十年」と呼ばれる。PLNのフィゲーレス政権とオドゥベル政権は社会民主主義思想に基づく父権主義的保健政策の普及を目指した。フィゲーレスの設けたFODESAFによりこの時期，農村保健プログラム，地域保健プログラムが国民の多くを受益者とした。FODESAF資金は学校食堂の運営にも用いられた。高い動機を持ったヘルスワーカーによる活発なプライマリケア活動に伴い乳児死亡率等の各種保健医療指標は短期間に劇的に改善された。病院のCCSSへの一元化，月給の上限廃止，貧困者への医療サービス提供義務化により，社会保障の普遍化も進んだ。

　1970年代末のカラソ政権期に，PLNと反PLN政権との間で保健政策をめぐる競争が見られた。ただし，それは国民の健康を守るための政策を行った功績をどちらの政党に帰するかという問題をめぐってであり，健康を地方と貧困者にも届けるという点では両派の間に幅広い合意があった。70年代には保健医療政策の成果が乳児死亡率などの形で顕著に現れたため，政府の保健活動に弾みがついた。

　オルティス医師の下で国際的な名声を得たサン・ラモンの「壁のない病院」はカラソ政権の人気を高めるために用いられた。これも医師と政治の結びつきによるプロジェクトで，「参加」のキャッチフレーズが実質的に民衆の参加だったとはいえない。カラソは父権主義を批判し民衆参加を訴えたが，積極的な参加が起こったわけではない。経済危機の発生した1980年代以降も，民衆による実質的な参加は表面化してはいない。ニコヤでの活動も同様だった。

　すなわち，指導者のイニシアティブにより公共部門が主要な役割を果たす保健医療部門が作られた。高い保健指標は1980年代には先進国並みに達していた。主な疾病や死因などはかつての感染症など発展途上国によく見られるもの

から，慢性的疾病へと転換した。医療技術水準は先進諸国に近いものが備えられている。保健医療体制については，80年代の保健医療部門は公的部門が財源の上でも医療供給体制の上でも主となる体制をほぼ完成していた。以上が本章本文の要約である。

　次に，本章本文から言える政策形成の特徴をまとめておく。保健医療の専門家の観点からすれば，人々の健康を守るには人々自身が自分の健康に関心を持ち，保健医療政策に参加することが重要である。しかし，高い保健医療指標を達成したコスタリカでそのための民衆による意思決定は見られなかった。重要な意思決定は政治家もしくは医療専門家による一方的なものだった。1970年代の短期間に達成された高い保健医療指標は，疾病構造のタイミングと適切な保健医療政策，貧困対策を看板にする政権による財源の確保，社会保険の普及時期，社会的弱者に集中した社会支出などの要因が一致して生まれたものと考えられる。

　保健医療政策の受益者である住民が政策形成に強い働きかけを行ってこなかったのは，無理もないことと考えられる。保健医療に携わる人々以外のほとんどの人にとって，しばしば言われるように，健康は失われて初めてその価値を思い出すものである。カラソは試みたが，保健医療政策が政治の争点となる機会は少ない。専門家以外で，自身の健康に直接かかわりのない政策に関心を払う人はごく少数と考えてよいであろう。

　コスタリカの歴史を踏まえると，保健医療政策の形成において重要な役割を果たしたのは次の3要素である。第1に，政治リーダーの意思決定である。ただし，一人の指導者ではなく，複数の政治家と医師の意思決定による。保健医療政策は主にエリートの善意により全国民への恩恵として普及したのであり，民衆の要求や運動が意思決定において中心的な役割を果たしたことはない。とくに際立っていたのは1940年代のカルデロンと70年代のフィゲーレスである。前者は医師の職業倫理とキリスト教的善意，後者は社会民主主義思想に基づき，保健医療サービス普遍化への意思を共有していた。

　第2に，保健医療政策重視という主要政党間の合意である。比較的長期にわたり社会民主主義の影響が強く，保健医療サービス提供への貢献を政党の人気に結びつけようとする好ましい競争が生まれた。「壁のない病院」のような成

功したプログラムを政権が利用することもあったが，国民の健康を政争の対象とすべきでないという政界での合意は昔から存在した。2期続いた PLN からカラソ政権への政権交代期においても，視点の違いはあったものの，国民の健康重視という点で主要政党は一致していた。

　第3に，有力な医師の政治や行政への積極的参加である。大統領，副大統領，国会議員，公衆衛生（保健）大臣，CCSS 総裁，CCSS 医療支配人，CCSS 医療副支配人など，医師が政治的ポストに就任して意思決定における役割を果たしてきた。このことは保健医療支出を長期的に高い水準に維持する間接的要素として働いたものと考えられる。

　以上の特徴を踏まえ，保健医療政策の全国的な普及について，国内要因と国外要因の役割を次のように結論付けることができる。まず，政策形成の国内要因は，政府もしくは保健医療行政と医師などの専門家，国会議員である。公衆衛生省の設立，CCSS の設立，疾病母性保険の全国民への普及，FODESAF の設立，農村部や貧困者へのプライマリケア，「壁のない病院」の活動などが，保健医療政策普及において重要な役割を果たしたと考えられる。別の国内要因である住民など受益者からの要求がこれらに先行した形跡はない。

　一方，国外要因の働きを次の機会に見ることができる。まず，外国から持ち込まれた思想・制度の影響である。カルデロンが留学して得た社会保障制度の知識が国内の政治経済状況とともにそのコスタリカへの導入に影響した。より直接的にはカストロがチリへ社会保障制度の研究に赴くという形でその導入が図られた。米国政府やロックフェラー財団，ILO の専門家や PAHO の専門家を始めとする外国からの援助と助言は繰り返し行われてきた。また，「壁のない病院」はオルティス医師がイスラエルで得た経験を生かした活動である。

　注意すべきは，これらのうち社会保障制度の導入，オルティス医師の活動には国内の専門家の存在が不可欠だったという事実である。また，国外からの援助活動においても，国内専門家の協力は不可欠だったはずである。為政者による財源の確保と専門家による地方や貧困地区での保健医療活動が特徴だったこととあわせて考えると，本章の範囲での結論は，高い保健医療指標の達成において，為政者と専門家が国外から得た思想を国内で政策に転換する役割が重要だったということになる。

したがって，国外での政策が国内要因と相互作用した結果，政策形成につながる過程とその結果を生むメカニズムを調査することが重要な課題となる。政策形成への医療専門家の影響力の大きさから，医療専門家の育成の仕組みと職場での人間関係の構造が重要な役割を果たしていると言える。次章以降では，このような視点を持ちながら，人的資源の育成と公共部門におけるその管理の特徴について述べる。

注

9) また一般に保健医療サービスは所得分配の均等化の効果を持つと言われているため，このようなサービスの提供が政治的安定に寄与する部分もあると考えられる。
10) Mohs 1980: 1.
11) 健康は政治的考慮に従うべきでないという主張は1930年代からコスタリカの政治の場では繰り返されてきた。例えば，次を参照。Morgan 1993: 86-87.
12) モスの保健医療部門の歴史区分を参考にした。Mohs 1980。彼によると，保健医療部門の歴史は，第1に，1850-1900年の「基本的支援医療」期，第2に，1900-40年の「公衆衛生と恩恵」期，第3に，40-70年の「制度化された予防医療」期，そして，70年代以降の「全国健康計画と部門改革」期である。本書は政策普遍化期と市場主義的改革期を主な分析対象とするため，19世紀から20世紀前半は細分化せず簡略化された時期区分にとどめた。また，モスが記していない80年代以降を一つの時期として独立させた。
13) マラリアはハマダラカ属の蚊に吸血されることによって感染する。治療が遅れると意識障害，腎不全などを起こし，死亡することも稀ではない。
14) 1925年のロックフェラー財団の調査では，当時の人口（約40万人）の12.5％がマラリアに感染していた。
15) 鉤虫症は鉤虫が経口または経皮的にヒトに感染し，幼虫の体内移行に伴う症状および成虫の腸内寄生による症状である。予防には個人の衛生管理，虫卵で汚染された糞便の土壌汚染の防止，下水処理の適正化など地域の環境整備，皮膚からの侵入を防ぐためはだしで畑仕事や土いじりをしないことなど。かつては十二指腸虫症とも呼ばれた。
16) アセンシオらの研究では病院の主な設立理由はハンセン氏病患者の隔離施設建設である。一方，モーガンは，次のような政治経済学的説明をする。コーヒー収穫のため生産者たちは病気の労働者を仕事に復帰させる医療を必要とした。また，コーヒー加工と輸出の生んだ裕福な家庭の子弟のうち留学し医学を学んだ医師は，帰国すると，近代的設備の病院への勤務を望んだ。Ascencio *et al.* 2002: 28; Morgan 1993: 84.
17) サン・フアン・デ・ディオス病院での医療の状況は先進国とは格差があり，1874年にまだ麻酔も無菌法も知られていなかった。医師が男性の足を切断するとき，患者は大量

の蒸留酒を飲み痛みをこらえていた。そこはトイレに隣接する廊下で床は土だった。術後の患者は痛みや感染で亡くなることが多かった。Salas *et al.* 1977: 6-7.

18) モーガンの見解では，コスタリカの中央台地における保健医療の管理の主役が1920年代にコーヒーの利害関係者から国家により取って代わられたのは，コーヒー寡頭層の政治力の下落と平行していた。1900年代の初期，コーヒー農園主たちは社会福祉プログラムへの財源提供をやめ，そのかわりに，ロックフェラー財団のような，エリートに受け入れられる団体に社会開発を許可した。コーヒー寡頭層は国によって雇用された登場しつつある専門職とホワイトカラーの中間層にその権限を譲った。Morgan 1993: 85-86.

19) 国立保険機構（Instituto Nacional de Seguros）の前身。

20) すでに社会保障は先進諸国で採用されており，いわば当時の思想潮流となっていた。1930年代までにラテンアメリカ諸国の中にはドイツのビスマルクの影響を受けた社会保障制度の発足に乗り出した国があった。コスタリカでも社会保障制度の検討は1920年代から進められていたが，制度の発足には至らなかった。Mohs 1980: 10; Rosenberg, 1980.

21) カルデロンの全体像については以下を参照。Salazar 1985.

22) CCSSの設立過程については次を参照。Rosenberg 1991; Cerdas 1994.

23) 出所：Rosenberg 1991: 71。原出所：Stacy May *et al.*（1952）*Costa Rica: A Study in Economic Development*（Baltimor: The Twentieth Century Fund）: 31。

24) 一方，IVM制度は1947年1月1日に発効した。

25) 内戦については以下を参照。Aguilar 1993.

26) Rafael Calderón Muños（1940-44 第1副大統領），Alberto Oreamuno Flores（1949-53 第1副大統領），Raúl Blanco Cervantes（1953-58; 1962-66 第1副大統領），Carlos Sáenz Herrera（1962-66 第2副大統領），José Vega Rodríguez（1966-70 第1副大統領），Manuel Aguilar Bonilla（1970-74 第1副大統領），Fernando Guzmán Mata（1974-78 第1副大統領），Rodrigo Altmann Ortiz（1978-82 第1副大統領）の8名。

27) モス，ミランダ，ヒメネスの事例からすると，大病院の院長を務めたり政治家の主治医を務めることで政治との接点が生まれ，行政への参加につながるようである。モスは国立子供病院の院長を務めていた際に，1970年のフィゲーレス政権において保健副大臣のポストのオファーを受けた。ミランダはフィゲーレスの主治医であり，彼の政権のCCSSの医療支配人に招かれた。小児科医ヒメネスはカルデロン・フルニエルの子供の担当医であり，彼の政権でCCSS総裁に招かれた。

28) 歯科医，看護婦出身の議員を加えると医療職出身議員は若干増加する。

29) Miranda 19-7-2004.

30) 50年代の終わりに，IVM制度の受益者比率はそれぞれ8％，7％だった。

31) 1961年の研究では，まだ，コスタリカ人の高い比率がなんらの医療手当ても受けることなく死んでいた。Rosenberg 1991: 152. 原出所：Dr. Fernando Trejos Escalante

(1961) *Presente y futuro de la asistencia médica en Costa Rica* (San José), p. 10.
32) 女性がほとんどを占め，スペイン語では女性名詞 enfermera (s) が使われることが多い。
33) 彼に請われ同政権で公衆衛生副大臣を務めたモスが筆者に述べたもの。Mohs 24-6-2004.
34) 栄養改善と修学インセンティブという面で，学校食堂は教育の普及度の高さとの相乗効果を生んでいる。FODESAF と中央政府予算からの資金により，学校食堂とその受益者は1975年以降急増した。90年代になるとその受益は公的初等教育機関の95%，中等教育機関の31%に及び，受益者数は約50万人に及んでいる。
35) 1978年のアルマアタ会議により WHO とユニセフは，プライマリヘルスケア (PHC) を次のように定義した。「PHC は，基本的ヘルスケアであり，地域で実践可能であり，科学的に正しく，社会的に受け入れられる方法論を用い，地域のすべてのヒトが利用でき，自立，自決の精神で参加することによって，開発のそれぞれの段階に応じて，その地域および国で維持できる技術に基づくケアである。PHC は，国家保健システムの中で重要な位置を占めるとともに，地域の全体の社会経済開発にも，中心的役割を果たす。また，PHC は，個人，家族，地域が国家保健システムと最初に触れるレベルであり，人が生活をし，働く場にできるだけ近くに提供されるものであり，継続的ヘルスケアの最初の要素である。」国際協力事業団海外医療協力委員会 PHC 専門部会1998: 38.
36) CEN＝Centro de Educación y Nutrición.教育栄養センター。CINAI＝Centro Infantil de Atención Integral.幼児総合ケアセンター。
37) 農村・共同体保健，ワクチンの指数，住民参加，水供給。
38) CCSS の医療時間，外来の増加。
39) 電気，建設，教育，保険加入者の増加。
40) モスは，住民に健康を届けるという理想が，職員の高い動機付けにつながった，とする。Mohs 24-6-2004.
41) この合意には PLN 所属国会議員と第2副大統領マヌエル・アギラ・ボニージャ (Dr. Manuel Aguila Bonilla) が参加した。
42) より具体的には，後の行政令17898-S において，このような生活困窮者（「国家勘定被保険者 Asegurados por cuenta del Estado」）へのサービス提供の仕組みが記されている。それによると，医療サービスを求める人は身分証明書の提示だけでそれを受けることができる。その際に3カ月有効の暫定証明書の発行を受け，その間に国家勘定被保険者としての手続きが行われる。CCSS は最低賃金を参照して，家庭の中心人物が食料，衣服，住宅，健康の基礎的必要を満たせる状態かどうかを調査する。家庭の中心人物の収入が最低賃金を上回った所得を得ていても，家族数や彼の年齢，社会経済状況，一般的生活水準を考慮して国家勘定被保険者と認定される。República de Costa Rica 1990: D16-D19.

43) 同じ第3条は同時に自営労働者と貧困者へのサービス提供も定めた。Miranda 2003: 109.
44) Miranda y Asís: 1989: 23.
45) これについて，先行研究においては，利点と不利点の両面が指摘されている。モーガンによると，1970年，一般には3者の機能が分断されていたのと対照的に，ここでは統合され，総合的保健医療サービスが展開された。Morgan 1993: 98. 次に，ミランダによると，サン・ラモン郡は街の1角に3者の保健医療施設が集中・重複しており非効率だった。Miranda 2003: 178-179.
46) メキシコ自治大学卒。米国シカゴのアメリカン・ホスピタル，イリノイ大学で外科の研究。コロンビア大学で病院経営を専攻した。
47) Sanguinetty 1988: 147.
48) 1978年から82年の新聞記事と1985年インタビューにおいてカラソ派はしばしば，彼らの参加戦略を，おそらくはPLNによって行われた「介入主義および父権主義」と対照した。Morgan 1993: 108.
49) カラソ政権の保健副大臣は「壁のない病院」プログラムの指導者の娘と結婚した男性だった。Morgan 1993: 105.
50) また，PLNによって進められていた共同体開発（DINADECO）プログラムに代わる，政治的に動機付けられた試みだったという見方も示されている。Morgan 1993: 114.
51) 病院勤務と院外勤務を行っていたことによる病院の技師の給料のあり方の複雑さが病院の移管を長期化したという説明もある。Miranda 2003: 179.
52) ミランダによれば，オルティスが壁のない病院プロジェクトの長とカルロス・ルイス・バルベルデ・ベガ病院院長の2ポスト分の給料を受け取っていたため，ひとつを返上するよう求めただけ，である。Miranda 16-6-2004.

第Ⅱ章
医療専門職員育成の仕組みと職場の構造

　第Ⅱ章では政策普遍化の過程で形成された，保健医療部門の人的資源の育成と職場にかかわる構造的要因を整理する。

　第1節「医療専門職の正統化運動」では，古くから見られる医療専門職の正統化運動を取り上げ，これが今日にまで医療職の根底にある運動であることを示す。

　第2節「医師育成体制の形成」では医師育成体制を紹介する。医師は当初外国で育成されたが，その後少数ながら国内での育成体制が整い，医師の人間関係の階層化が進む環境が整えられたことを指摘する。

　第3節「医師の就職先」では医師の就職先のパタンを紹介する。公的施設が唯一に近い就職先であるため，限られた教育機関での育成により人間関係が固定化されやすく維持されやすい環境であることを指摘する。

　第4節「1980年代以降の医師の需給」で80年代以降の医師需給状況の鳥瞰図をまとめておく。私立大学の急増が今後の医師需給バランスを大きく変える可能性を指摘する。

　さらに，第5節「治療と予防における職場の構造」では保健医療施設の現場における職業間の関係が階層的特徴を有することを明らかにしておく。

　最後に，本章の要約を記すことにより，普遍化期に形成された保健医療部門の人的資源の特徴の確認を行う。

第1節　医療専門職の正統化運動

　本節では，保健医療部門における職業の正統性追求運動という社会的側面を明らかにする。保健医療においてはサービスの提供者と利用者の間に情報の非対称性が存在するため，利用者がサービス提供者の技量を評価することは難しく，何らかの権威によって正統性を与えられたサービス提供者かどうかが利用

者の唯一の目安となる。したがって，職業上の正統性は，その職業の市場における生死を分けるほどの重要性を有する。

まず，保健医療部門における人的資源の特徴は専門性の高さである。今日では世界的に欧米の医学の有効性が広く認められており，コスタリカでもそうである。生命を扱う職業であることから専門性の高さは当然視される場合が多く，非専門家のこの分野への影響力を排除する要素として働いている。ただし，このような医療専門職員の地位については，医療専門職員の正統化のための運動の結果と言える部分もある。ここでは，医療専門職員の運動のうち際立ったものの特徴を記しておく。

第1の例は，医師が競合する職業である伝統的治療師（curandero）との競争の中で正統化を達成する過程である。18世紀までは医療に関する秩序は混沌としていた。伝統的な治療活動を行なっていた妖術師・治療師とヨーロッパで医学を修めた医師の医療との区別は明確ではなかったが，時間とともに欧米の医学を修めた医師が支配的となった。16世紀から18世紀にはヨーロッパからの征服者とともにコスタリカを訪れた医師が何名か記録に残っている。また，同時に治療師と呼ばれる土着的医療専門家も登場する。さらに，医療活動を行った者が妖術使いの疑いをかけられ，異端審問所の審判を受けたケースもある。[53]

スペインからの独立まで，高等教育を志す若者はしばしばニカラグアもしくはグアテマラの大学に進学していた。1814年にコスタリカに設立された初の高等教育機関サント・トマス学校は44年に初の大学となり，そこでは他の教科とともに医学も教えられた。しかし，同大学は87年に閉鎖された（De la Cruz 1995: 11-17）。

19世紀において，医療専門職員は，医療行為の排他的権利の保証を望んだ。その一部は治療師に対する法律の歴史に見られる。1818年，スペインからの独立前，グアテマラの統治者（中央アメリカ全体の権力者）ウルティア（Urrutia）は薬と毒物の販売を統制した。33年，エレディアで天然痘と戦うために作られたエレディア衛生協会（Junta de Sanidad de Heredia）は，その許可のない治療師の施療を禁止し，違反者への罰則を定めた（Morgan 1993: 84; De la Cruz 1995: 44）。

政府による任命により，医師の職業は正統性を強めていった。1846年，サン

ホセに村医（Médico del Pueblo）のポストが作られた。これをその後各地の地方公共団体に広めることが宣言されたが，それぞれの地方公共団体に医師と契約を結ぶための財源がなかったため，広まらなかった（De la Cruz1995: 45）。その後，1931年，村医に代わる政府医（médico oficial）のポストが作られ，政府の医療の性格は施しから社会的保護と福祉へと変化した。34年には衛生班（unidad sanitaria）の局長（directores）が衛生長，法医，校医，貧困者支援担当者，労働災害支援担当者として政府医と同じ役割を担うことになった（Mohs 1980: 7）。

医師団体の形成と発展も欧米起源の医学の正統性を強化した。1857年10月19日，モラ（Juan Rafael Mora Porras）政権（53-59）の下で「コスタリカ共和国医療議定会（Protomedicado de la República de Costa Rica）」が作られた。その理事は行政府により指名された。設立協定によると，同組織の目的は，専門職業遂行の承認を求める医師たちを検査することに加え，同国の医療専門家の機能を監視することだった。専門職申請の検査に当たっては，前もって議定会の規則によって要求される学位他の書類の提示が必要だった。95年になると，議定会は「コスタリカ内科外科薬学部会（Facultad de Medicina, Cirugía y Farmacia de Costa Rica）」に転換される。これは，医学教育の指導と振興と医学学位の授与，医療専門家の認可，監視のほか，議定会のすべての機能を果たした（De la Cruz 1995: 49, 61; Colegio HP）。

19世紀末に治療師に対する医師の優越が決定的になった。1887年に医療議定会はそれまで許されていた治療師の免許を廃止した。医師たちは病気を処置する専門家としての独占的地位を求め，非専門的な治療者を排除するように力を行使したのである。治療師の非正統化は同時に，19世紀末のコスタリカのリベラルな近代化イデオロギーとも共鳴するものだった。すなわち，治療師は古めかしく非科学的で，近代社会における居場所を持たない，と考えられていた（Morgan 1993: 84）。

以上のように欧米医療の教育を受けた医師集団は治療師から資格を剥奪し，正統な医療の地位を確保した。政府からの村医任命はその地位を強化した。今日の医師会につながる議定会の設立は医療行為の正統性を認可する役割を果たした。こうして，今日までに，医師の正統性が絶対的なものと認知されるに

至った。欧米の医療の有効性が歴然としていたことはこれが社会的認知を得る上で大きな要因だったと考えられるが，医師集団からの働きかけも大きかったと考えられる。

保健医療職業集団の正統化運動の第2の例は，1970年代のプライマリヘルス活動に際して生じた技術者との摩擦である。前章で見たように，70年代，補助職員（auxiliaries）とフィールド・ワーカーたちの手によって始められた農村保健プログラムの受益者比率がわずか8年の間に農村人口の50％を超えた。が，プライマリケア活動において医療職が簡単な訓練を受けたヘルスワーカーたちによって占められることになったことは，コスタリカ内科外科医師会と保健省の管理職からの強い反対を招いた（Mata and Rosero 1988: 19）。

農村保健プログラムへの反対者は，保健医療サービスの受益者比率増加のための補助職員の利用はこれらのサービスを受ける人々の安全を脅かす，と主張した。彼らは，人々へのケアは専門職員の手の中になければならないという原則を主張した。彼らは全国民のための保健医療システムについて経験も知識も持っておらず，そのシステムにおいて1次レベルのケアの展開とは専門職員の監視下で活動する非専門職職員の雇用のことである，という経験や知識を持っていなかったためである（Mohs 1980: 21）。

しかし，これらの考えを推進する保健省の職員の強い意思と会議や円卓会議，パンフレットにより行われたたび重なる説明が反対グループの立場を中立化させた。サン・ラモンにおいてオルティス医師の下で新しい活動が行われたように，マラリアとの戦いにおいても，職員たちは新しい機能を果たし活動するための訓練を受け始めた（Mohs 1980: 21-22）。

すなわち，努力の結果，医療専門職員の抵抗はプライマリケア活動を止めるまでには至らなかった。2004年に内科外科医師会会長が筆者に語ったところでは，当然ながら，これは保健活動そのものに反対したのではなく，医師たちが自分の立場を脅かされていると感じ，その保持を目指した運動だったためである（Robles 31-5-2004）。

その後のアリアス政権（1986-90年）においても「2000年までにすべての人に健康を」という目標の達成のために健康目標達成への努力を続けることが目指された（Mata and Rosero 1988: 19）。プライマリケア活動は医師が基盤と

するのと同じ医学の基礎を持っており，当時の国際潮流であったため，抵抗は経済面のみにとどまり，大きくならなかったものと考えられる。プライマリケア活動は，その起源からして健康への正統な活動とみなせるものであり，その存在が医師の大きな経済的利益を損ねるものではなかったため，医師集団は強い反対を起こさなかったものと考えられる。

医師のプライマリケア運動への反対は，かつて医学が治療師を駆逐したのと同じく，医療専門職員の職業の正統性を確保するための運動と解釈することができる。ヘルスワーカーに認められる権限の範囲次第では，医師の権限が脅かされ，経済的損失にもつながりうると恐れられたものと考えられる。また，健康にかかわる専門職員の縄張り意識が非常に強いことを示す例と受け取ることもできる。このような医師の行動様式は潜在的に常に存在し，競合する勢力に刺激されると表面化するものと考えておくべきである。

第2節　医師育成体制の形成

医師の職業的な正統性の最大の根拠となっているのは，外国もしくは国内で医学教育を受け取得した学位である。学位取得者数が医師供給数と直接の関係を持つため，外国での学位取得者数と国内での学位取得者数の和から死亡医師数を差し引いたものが，のちの医師供給の大きさを決めることとなった[54]。よって，学位取得者数と医師の育成体制の動向を押さえておくことが医師供給数の動向を知る上で重要である。

1940年，カルデロンが大統領に選出されると，彼はその就任演説において大学の設立を唱えた。こうしてコスタリカ大学が41年に正式に開学し，それまでに存在していた法律，薬学，美術，教育の学校が大学を構成することとなった。同年には歯学部が，43年には経済社会学部が設立された。しかし，医学部はまだなかった。貧しいコスタリカでは外国におけるコスタリカ人学生の医学習得に奨学金を与えるという当時の方法で十分という考え方もあり，技術的にも資金的にも難易度の高い医学部設立は，すぐにその実現には至らなかったのである（De la Cruz 1995: 34-37）。

大学設立により，コスタリカ内科外科薬学部会の薬学など，大学に再編成された学術部分を切り離すこととなり，その他は「コスタリカ内科外科医師会

(Colegio de Médicos y Cirujanos de Costa Rica)」に引き継がれた（Colegio HP）。こうして今日の内科外科医師会の形が出来上がった。同医師会は今日，国内での医療行為の許可権を持つ唯一の団体である。コスタリカ大学に医学部が設置されるまでは，主に外国で医学の学位を取得した医師の国内における医療行為の認可が重要な機能だったと言える。医師数は1940年に265名，57年に357名だったとされる（De la Cruz 1995: 60）。

　内科外科医師会により，学位を取得した医師の提供する医療の質が維持された。第2次世界大戦のころ，ラテンアメリカ諸国の大学で医学位を取得し帰国すると，内科外科医師会加入に二つの義務が課された。一つは1年間のインターン（実務研修）であり，もう一つは内科外科医師会の実施する学科試験と病院での実技試験に受かることであった。さらに，1949年にセルバンテス（Blanco Cervantes）保健大臣の発案により，農村部の医師不足を解消するため，内科外科医師会加入の前提条件として1年間の社会奉仕が義務付けられた。つまり，医学位取得者は帰国後開業まで2年間待つことになった（Miranda 2003: 223）。

　コスタリカ大学医学科の設立とその後の教育において，初代医学部長ペニャが得たルイジアナ大学からの協力が重要な役割を果たした。USAIDの支援も受け，コスタリカの教員がルイジアナ大学で教育を受けた[55]。同大学との協定は今日まで続いている（Calzada 20-7-2004）。当然ながら，初期には，外国で学位を取得した医師が学部長，学科長職を占めた（De la Cruz 1995: 107-111）。表Ⅱ-1，表Ⅱ-2に示されている通り，とくに近隣のスペイン語圏の大国であるメキシコやチリで学位を取得した医師が学部長，学科長には多い。外国で取得した学位は，国内医学教育がまだ形成されつつあった時代には唯一の正統性の拠り所だったと言える。

　医学部は1960年に開かれ，61年に最初の学生11名が受け入れられ，彼らは65年に卒業した。コスタリカ大学における医学の教育内容は，外国の医学教育の強い影響を受けながら形成された。まず，医学科設立前にカリキュラムを設けたのは，学科設立の指導を行ったニュー・オリンズのトゥレーン（Tulane）大学医学科の学科長フレイ（Frei）医師だった。その教育においては設立経緯と教育陣からして，ルイジアナ大学やメキシコ，チリの影響が強かったと考え

表Ⅱ-1 コスタリカ大学医学部長

年	氏名	学位取得地，専門など
1958-1961	Dr. Antonio Peña Chavarría	コロンビア国立大学。ジョンズ・ホプキンス大学。小児科医。
1961-1967	Dr. Mario Miranda Gutiérrez	チリ。外科医。
1967-1979	Dr. Rodrigo Gutiérrez Sáenz	コロンビア。外科医。
1979-1983	Dr. Sergio Guevara Fallas	ベルギー。外科医。
1983-1987	Dr. Carlos Arguedas Chaverri	メキシコ。外科医。
1987-1991	Dr. Orlando Jaramillo Antillón	メキシコ。皮膚科医。
1991-1995	Dr. Juan Hernández Bolaños	グアテマラ。外科医。

出所：De la Cruz 1995: 111, 114-120より作成。

表Ⅱ-2 コスタリカ大学医学科長

年	氏名	学位取得地，専門など
1974-1978	Dr. Victor Manuel Campos Montero	コスタリカ大学。外科医。
1978-1982	Dr. Guillermo Robles Arias	メキシコ。
1982-1986	Dr. Fernando Coto Chacón	チリ。外科医。
1986-1990	Dr. Rolando Cruz Gutiérrez	メキシコ。外科医。
1990-1992	Dr. Bernard Hempel Iglesias	メキシコ。外科医。
1992-1996	Dra. Hilda Sancho Ugalde	コスタリカ大学。メキシコ。

出所：De la Cruz 1995: 121-126, Facultad de Medicina HPより作成。

られる。70年代に健康に影響する社会面の教育を加える努力も進められ，医師は病院を出て彼らの職場となるフィールドの知識を得ることが求められることになったが，これはその後実現を見ていない（Miranda 2003: 105, 228, 238）[56]。

　医学部への入学許可を得るには，学生は他学部に比べ，中等教育での高い成績が要求されてきた。医学科開設当初の医学教育課程では，まず，教養的な性格の強い2年間の医学準備課程（Pre-medicina）の履修が要求され，その後5年間の教育プログラムが課された。すなわち全7年間の教育課程だった。その後，1970年代，医学準備課程は廃止され，全6年間の教育課程に再編成された（De la Cruz 1995: 166-170）。

　大学病院は作られていない。コスタリカ大学の最初の学生11名は基礎教育を大学キャンパスで終えると，大学との協定を結んだサンホセ社会保護協会のサ

ン・フアン・デ・ディオス病院で臨床教育を受けた。1966年からは中央病院 (Hospital Central)[57]で臨床教育が始められた。61年以降10年間でのCCSSの疾病母性保険普遍化計画が進められており，医師の不足が予想されたため，とくにグティエレス医学部長時代に医学生の増加が図られた（Güendell y Trejos 1994: 13; Miranda 2003: 227, 238)。

ラテンアメリカ諸国の大多数では社会的威信の獲得と経済状況改善の手段として，1970年代に，高等教育があらゆる分野で拡大した（Fuentes y Morice 1991: 30)。コスタリカでは，76年に医学部を備えた私立の中米自治大学（UACA）が設立された。この大学を含め私立大学の医学部の教員はCCSSの医師，コスタリカ大学，個人診療室（consultorio privado）を兼任する場合が少なくない。[58]他の私立大学が設立されてからは医師である教員が複数の大学での教鞭を取る場合も多い（Sancho 1999)。

1974-80年の間に，コスタリカ大学と外国の大学から年間平均126.5人のコスタリカ人医師の卒業生が生まれた。とくに70年代半ばには，コスタリカ大学の医学科の医学準備課程廃止により，医学部入学者数が急増した。75年には旧カリキュラムに基づく医学準備課程の出身者と，中等学校からの新カリキュラムに基づく出身者の2グループ各180人が入学した。76年には新カリキュラムの入学者180人に，入学者選抜に不満を持ちハンガーストライキに訴えた旧カリキュラムの入学者33人が加わった[59]（Sáenz et al. 1981: 1-2)。

現在国内9つの医学科で一般医が育成されている。国立はコスタリカ大学のみである。続いて，設立順に，中米自治大学として作られその後独立したアンドレス・ベサリオ・グスマン医師医学科（Escuela de Ciencias Médicas doctor Andrés Vesalio Guzmán)，アメリカ国際大学（Universidad Internacional de las Américas)，イベロアメリカ大学（Universidad Iberoamericana)，イスパノアメリカ大学（Universidad Hispanoamericana)，ラテン大学（Universidad Latina)，クロリト・ピカド医学校（Colegio Dr. Clorito Picado)，連邦大学（Universidad Federada)，中央大学（Universidad Central)がある（表Ⅱ-3参照)。

さらに，外国人の医師も，内科外科医師会の試験をパスし医師番号（コード）を受け取ることにより国内で医療活動を行うことができる。既述の通り，

表Ⅱ-3 大学の医師養成状況 2001年

大学名	専攻*	学位**	教育開始	課　程所要年数	2001年時の数 教員	2001年時の数 在籍学生
コスタリカ大学 Universidad de Costa Rica (UCR)	M	L 大学院	1961年	6年	510	学部823 レジデント医419
中米自治大学／アンドレス・ベサリオ・グスマン医学大学 Universidad Autónoma de Centroamérica (UACA) / Universidad de Ciencias Médicas (UCIMED) "Andrés Vesalio Guzmán"	M	L	UACA: 1978年。 99年改組改称。	5.5年	―	933
アメリカ国際大学 Universidad Internacional de Américas (UIA):	M	L D	1991年	5年	―	900
イベロアメリカ大学 Universidad Iberoamericana (UNIBE)	M	B L D	1995年	13四半期＋インターン1年。	450-500	450-500
イスパノアメリカ大学 Universidad Hispanoamericana (UH)	MC	B L	1997年	5年	―	400
ラテン大学 Universidad Latina (Ulatina)	M	L	1999年	5年	48	400
クロリト・ピカド医学校 Colegio de Medicina Clorito Picado (UACA)	M	B L D	1999年 (元UA-CA)	―	24	80
コスタリカ連邦大学／サン・フダス・タデオ大学校 Universidad Federada de Costa Rica / Colegio Universitario San Judas Tadeo (USJT)	MCG	B D	1999年	5年	20-25	40
中央大学 Universidad Central (UC)	MC	L	1999年	5年	18	53

*専攻　M＝Medicina（医学）; MC＝Medicina y Cirugía（内科・外科）; MCG＝Medicina y Cirugía General（内科・総合外科）
**学位　B＝Bachillerato（教養課程修了）; L＝Licenciatura（学士）; D＝Doctorado（医師）
出所：Miranda 2003: 239-241; CONESUP, Carreras.co.cr HP；各大学からの聞き取り。
2004年6-8月。

外国の医学位取得者の医療活動の前提は，内科外科医師会の試験への合格である。1991年から2001年の間にコスタリカで医療活動を行う外国籍医師の数は約500名に及んでいる。国籍別ではキューバ，パナマ，コロンビア，ニカラグア，ロシア，米国の順に多い（内科外科医師会資料）。

このようにして一般医育成の仕組みが出来上がった。以下，学生の進路に従って，1980年代以降を念頭においてその仕組みを概括する。まず，公的保健医療部門における職員の訓練レベルは次の通りである。国立大学では微生物検査士と薬剤師は大学で5年間，歯科医と医師は6年間の教育を受ける（Mata and Rosero 1988: 88）。私立大学である中米自治大学は国立大学のような長期休暇期間がなく，5年での課程修了が可能となっている（Vargas 1990: 46）[60]。表Ⅱ-3にある通り，私立大学の所要年数はそれぞれ異なる。

国立大学であれ私立大学であれ，所定の課程をこなし最終学年を迎えた医学科生は，CCSSの病院でインターン（internado）として1年間研修生活を送る[61]。研修生はとくに精神的・肉体的に厳しい立場に置かれる。法律上研修生は労働者ではなく学生であり，常に正規職員の監視の下で研修を行う（Vargas 1990: 47）。外国人の研修生も多く，1970年代末に70名を超えた（Sáenz et al. 1981: cuadro 2）。

彼らは仕事をしながら，さらに勉強して学期ごとの試験を受けなければならない。研修生は学業面でも職務面でも常に監視される。上司と教師を兼ねる医師に嫌われると，口答試験で難問を出され悪い成績をつけられ進路にかかわりうるため，きつい研修や仕事も我慢しなければならない。研修期間は月曜日から金曜日までの8時間労働と，土曜日の4時間労働に加え，4日に1度の夜勤がある。夜勤明けの通常勤務では36時間の連続勤務をこなさねばならない（Stern 10-5-1982）。

インターンの間，成績の上位200名の学生にはCCSSから奨学金が与えられるが[62]，研修を労働と見るならば，肉体的つらさに見合った金額ではない[63]。奨学金の額が通常の医師の給料よりも安いことには教育中であり一人前でないという合理性があるが，勤務時間体系の厳しさについてなんらかの合理的理由を見つけることは難しい。若い医学生には情熱があるためこの研修にも耐えられるが，これは健康に悪く医学上の根拠もない[64]。教育上の目的よりも医療現場の人

手不足を補い，医師業界の上下関係を体で覚えさせる新人への洗礼とでも呼ぶべき伝統である。上司たちも同様の経験を持つため，これを問題視せず，当然とみなす傾向がある。

この研修期間を終え学位を取ると，内科外科医師会から医師番号を受け取り，一般医（médico general）として国内で医療を行う資格を得る。資格を取得した医師の進路は主に次の3つに分かれる。社会奉仕（servicio social），大学院専門医課程，民間診療である。まず，社会奉仕は内科・外科医師会組織法において同会入会の条件となっている1年間の農村部勤務である[65]。勤務地の割り当ての作業は保健省が行う（Miranda 2003: 242-243）。地域によっては自分の健康を危険にさらす不健康地であることもあり，また人々の無知や迷信と戦わねばならない場合もある（Stern 10-5-1982）。その一方，学位を取得したばかりの医師が職場の全決定の責任を負うため非常に有益な教育機会でもある（医療機関幹部 9-5-2004；専門医 14-6-2004）。近年ではポストが限られているため，保健省で抽選を行い当選した学生のみがこの社会奉仕に参加する[66]。

次に，一般医としての資格を取得した医師には専門医育成の大学院課程（Postgrado）に進学する方法がある[67]。コスタリカ大学の大学院研究体系（Sistema de Estudios de Posgrado: SEP）は修士課程（maestría）と専門課程（especialidad profesional）を備えている。医学科は内科，外科，小児科，産婦人科，精神科という合計5つの基本分野およびその他の下位専門分野の専門医を卒業させている。また，家庭医療，地域医療を行っており，1989年からはまた新たな専門として公衆衛生学（Salud Pública）が導入された（Fuentes y Morice 1991: 37）。

専門医の育成体制は次のようにして整えられてきた。1958年から64年までは学術的に統制されないまま病院の技術評議会の推薦を受けた医師に内科外科医師会が専門医の資格を与えていた。認定に当たっては外国での勉強期間，当該分野での勤務年数などが考慮された。64年から75年には大学インターン・レジデンス委員会（Comisión Internado Residencia Universitaria: CIRU）が設立され，コスタリカ大学医学部の監視の下で勤務医が学術指導を受ける実践教育が行われた。68年にCIRUはインターンとレジデントの権利と義務，奨学金として受け取ることのできる報酬について定めた文書（現行）を作成した。専門

医の肩書きは医学科と内科外科医師会により授与された。74年にCCSS教育調査センター（Centro de Docencia e Investigación de la CCSS）が設立された。これは82年から健康社会保障戦略開発情報センター（Centro de Desarrollo Estratégico e Información en Salud y Seguridad Social: CENDEISSS）となる（Jaramilo et al. 1984: 21; Peña 1990: 38; Miranda 2003: 227-230）。

1976年が大学院教育の画期である。この年からコスタリカ大学とCCSSの間の協定に基づき，CCSS教育調査センターによる専門医のための大学プログラム（大学レシデンシア）が開始された。さらに，83年にCCSSとコスタリカ大学大学院との間で結ばれた協定により，CENDEISSSが医療専門大学院研究体系（Sistema de Estudios de Posgrado en Especialidades Médicas）の補助を得て大学院教育を行っている。89年において132名（うち外国人8名），90年には156名（うち外国人27名）が大学院教育を受けている。専門分野の数は急増の傾向があり，76年の専門分野数5から，88年に15，89年に30に達した。89年において132名（うち外国人8名），90年には156名（うち外国人27名）が大学院教育を受けている。多くの学生が学ぶのは内科，家庭・地域医療，総合外科，産婦人科，小児科などである（Peña 1990: 38; CCSS Memoria Anual 1989, 1990: 31）。

専門医を目指す学生は，CENDEISSSの選抜試験を経て入学する。専門医の社会的地位と給料の高さのために希望者は多い。通常，一般医課程修了者のうち成績上位者が専門医療の試験（紙・口頭）を受ける[68]。試験は一般知識と専門知識との2段階構成となっており，一般知識の試験に合格することが専門医教育の前提となるため，特定の専門課程の学生数をCCSSが意図的に操作することはできない（Guillén 8-7-2004）。近年の大学院専門医課程の専門別・国籍別在籍者数が表II-4に示されている。

大学院の学生は病院で専門医の指導の下に3から4年の課程を経る[69]。この間学生はレジデント医（Residente）と呼ばれる。CCSSのレジデント制度は1953年に夜間を含む入院患者への対応改善とインターンへの指導のために任命されたのが始まりである。当時，保険への家族加入が進み多様な専門医療の必要が生じると，インターンを終えた医師や医師会入会直後の傑出した医師がメキシコ社会保険機構（IMSS: Instituto Mexicano de Seguro Social）やチリ大

表Ⅱ-4 大学院専門医課程の在籍者 1982-89年と1998-2000年

専門	1982-89年			1998-2000年		
	国民	外国人	合計	国民	外国人	合計
病理解剖学	55	6	61	2	3	5
麻酔学	75	16	91	12	16	28
心臓学	19	7	26	4	0	4
総合外科学	183	22	205	16	17	33
再建外科学	16	13	29	2	6	8
小児外科学	35	25	60	5	5	10
胸部外科学	7	7	14	3	2	5
皮膚科学	21	6	27	6	3	9
内分泌学	13	2	15	2	0	2
胃腸病学	14	3	17	8	3	11
産婦人科学	151	42	193	23	26	49
血液学	16	4	20	2	1	3
感染症学	1	2	3	1	0	1
救急集中治療医学	4	0	4	3	3	6
内科学	244	15	259	15	9	24
家庭・地域医療学	50	0	50	4	0	4
理学・リハビリ医学	24	16	40	4	0	4
腎臓病学	3	0	3	0	0	0
新生児学	14	1	15	5	5	10
呼吸器病学	4	2	6	2	0	2
神経外科学	12	2	14	4	1	5
眼科学	8	0	8	12	0	12
整形外科学	57	17	74	9	6	15
耳鼻咽喉科学	43	7	50	8	9	17
内科腫瘍学	2	0	2	1	0	1
外科腫瘍学	10	2	12	3	1	4
小児科学	227	32	259	26	11	37
臨床心理学	16	0	16	4	1	5
精神医学	87	4	91	14	0	14
放射線医学	49	7	56	12	7	19
放射線療法学	8	0	8	1	0	1
リューマチ学	11	2	13	2	0	2
泌尿器科学	15	11	26	5	11	16
心臓血管外科学	9	10	19	5	0	5
母性―胎児内科学	―	―	―	5	0	5
小児神経内科学	―	―	―	3	0	3
臨床免疫学	―	―	―	1	0	1
合計	1,503	283	1,786	234	146	380

出所：Miranda 2003: 245. 筆者が合計数字の不整合を一部訂正。
原出所：CENDEISSS, *Informe anual*.

学（Universidad de Chile）等で専門課程を修めて帰国し，その後国内の専門医教育において指導的な位置を占めた。同時に，国内では，唯一の専門医育成機関コスタリカ大学大学院とCCSSの協定により，病院で行われる全研修コストをCCSSが負担し，専門医教育が行われた（Miranda 2003: 226, 244）。

今日のレジデントの勤務時間体系はインターンと同様の宿直を含んでおり，肉体的にはきつい（専門医14-6-2004）。ただし，レジデント医は大学院の学生であるにもかかわらず，同時に休暇や出産の際は原則として労働法典の対象となる一般医の資格を備えた職員である[70]（Vargas 1990: 49）。したがって，レジデント医はこの間，医師としての給料を受け取る。研修医とは異なり，レジデント医には通常の医療専門職員同様の手当てが与えられるため，所得は高い。1970年代にレジデント教育を受けた医師は一般医よりも低い給料を受け取るにすぎなかったが，80年代以降労働組合の圧力により通常の医師と同等の権利が認められた（Vargas 1990: 49）。時間外勤務とされる宿直を行うため，手取りの収入はそれを行わない上司の給料を上回ることが多い。レジデントは，「間違いなく，この機関〔＝CCSS〕でもっとも給料の高い医師」だとミランダは記している（Miranda 2003: 244）。レジデントの待遇が良すぎることがCCSSの人件費の圧迫要因となり，必要なポストの新設が遅れる一因となっている。多数のレジデント受け入れは高給職員の増員を意味するため，大学院の定員はCCSSの財政状況により制限される（Miranda 16-6-2004; Calzada 20-7-2004）。[71]

大学院生がレジデント医としての勤務をしている間は，同じ診療科の経験のある医師たちは直接大学に籍を置く教員でなくとも先輩であり，実質的には指導者に近い。レジデント医修了は各診療科長の認定による[72]。ただし，課程を早く終わることとCCSSへの就職の早さとは関係がない。就職はあくまでも空席の有無と公募の結果による。今のところ，まだ，一般医の場合のような専門医の就職難は起きていない（Guillén 8-7-2004）。専門医としての就職の際には同じ専門医の医師が強い影響力を発揮するため，先輩専門医の指導力は絶対的である（専門医14-6-2004）。

このように，医師の世界は，進学，成績，就職の面では常に公庫の職階が上位で教員の立場に当たる医師が下位の医師に強い影響力を発揮するという，上

下関係のはっきりした階層構造である。教育機関，就職先ともに公共部門が中心的な役割を占めるため，その構造は固定的である。国の規模が小さく教育機関の数が限られていることは，この上下関係をいっそう明確化していると考えられる。

　専門医は一般医に比べ給料の面で優位に立つが，その根拠は主に，困難な大学院の入学試験に合格したという事実と高い学歴に基づく専門知識にある。社会的にも，一般医よりも専門医が尊敬される傾向がある。レジデントの経済的待遇の良さと一般医の就職難からして，今日，一般医資格取得のみで自主的に進学をあきらめるインセンティブは乏しいと思われる。民間開業医となるにも専門課程を終えなければ高級な民間医療施設への就職は難しいため，CCSS以外でも経済的・社会的に専門医の地位は高いといえる。

　大学院生の数を意図的に調整することができない上，専門分野の数は急増していることが専門医の需給調整を困難にしている。これは，医学の進歩によるとともに，各専門医が他の専門医との競争の中でそれぞれの分野の正統性を主張するためでもある。

第3節　医師の就職先

　医学教育を受けた人々の就職先の状況を把握するため，まず，1980年代における保健医療部門の構造を記述する。公共部門は保健省管轄の予防・治療活動とCCSSの病院による治療活動とに分かれていた。治療活動においては，病院のCCSSへの移管が行われたことにより，公共部門に属する医療施設が主となる一元的体制が作られた。ロセロとマタによると，80年代において治療面での技術水準は先進国に近いほど進んでいた。コバルト療法，コンピュータを用いた軸断層X線写真の設備があり，心臓外科手術が日常的に行われ，腎臓移植もほとんどの場合問題がなかった（Mata and Rosero 1988: 90）。

　インフラについては，CCSSの病院と民間クリニックとの比較ではCCSSのほうが優れており，高度の医療はすべてCCSSの病院で行うというのが一般的な見解である。医師自身やその身内，政治家が患者となる場合なども，手術を行う場合には民間でなくCCSSの病院を利用することが多い。民間医療の利用は，中所得者以上の階層が簡単な治療を受ける場合，CCSSの医療機関の[73)]

待ち時間を避けたい場合，より時間をかけた丁寧な専門医療の治療を望む場合である（専門医 14-6-2004）。また，特定の機材が民間診療所にしかない場合にはそのサービスを CCSS が購入する場合がある。

公共部門の医療は普遍的な医療アクセスを確保しているものの，官僚主義，サービス提供の遅さ，非人間的な取り扱い，という問題がある。午前7：00～午後3：00（農村部では午後1：00まで）の開院時間が終わると，医師は個人開業する診療所での民間診療または他の仕事のために帰宅し，病院から外来の患者がいなくなる。遊休設備と時間があるにもかかわらず，この病院の空白が急ぎの手当てを必要とする患者の治療を遅らせ，手当ての質を悪化させる要因となっている（Mata and Rosero 1988: 90）。このような問題の原因は，何よりも，財源と供給ともに公共部門に属することにあると考えられる。

国内の医師，微生物検査士，看護婦の80％以上は公務員として勤務しており，民間部門は不活発ではないが，規模が小さい。[74] 民間診療を利用するのは公的サービスの混雑や非人間的な取り扱い，治療の遅れを避けたい経済的な余裕のある層である。多くの CCSS 勤務医が民間の診療所を有している。病院のそばに多くの民間診療所が設けられており，公式的には午後3：00から開院することになっている。サンホセにはクリニカ・ビブリカ，クリニカ・カトリカ，CIMA という3大民間クリニックとその他の小クリニックがある。著名な医師や大学教員が CCSS の仕事とこれを兼務する場合が多い。民間の診療から得られる収入は CCSS の仕事で得られる収入よりも多いことが一般的である[75]（Mata and Rosero 1988: 90-91）。以上が保健医療部門の概観である。

一般医としての資格を取得し，抽選により必要な場合に社会奉仕を務めた医師は，その後 CCSS 等，公的機関を中心に雇用機関への就職活動を行う。公共部門の採用の手順は次のようなものである。ポストの空席がある場合には新聞広告が出され，それに基づいて学位取得者が履歴書などの書類をそろえ，面接などの審査に臨む。CCSS では，医師，歯科医，薬剤師，微生物検査士と幹部職を除く一般職員の採用，選抜などの人事はかつての人事部（Departamento de Personal）もしくは現在の人的資源部（Dirección de Recursos Humanos）の管轄である。[76] 採用は，ポストの空席への応募者からの選抜（concurso）による。より良い報酬を得られるポストへの昇進も同様に，空席もしくは

新しいポストへの応募と選抜という手続きで行われる。[77]

　教育課程は直接，職場での役割を決める要因となる。保健，医療にかかわる職のうちもっとも専門性が高いとされるのは医学専門職員であり，それは医師，歯科医，薬剤師，微生物検査士などによって構成される。さらに医師は一般医の資格のみを有する医師と，一般医の資格に加え専門医の資格を有する医師により構成される。続いて看護婦，療法士，X線技師，プライマリケアスタッフなどの職員が含まれる。これらの職員のうち一部は病院の短期間の特殊教育によって育成されるものもあるが，ほとんどの場合，大学で専門教育を受けたことがその職業遂行の前提条件となっている。看護婦も大卒の看護婦と1年未満の教育課程で育成される准看護婦に分けられる。

　さらに，公共部門の保健医療施設は非常に多くの幅広い職種の職員の雇用を生んでいる。1988年のCCSSの『採用・選抜マニュアル』には医学専門職員以外にも，各種職（清掃，洗濯，警備），特定職（保守・維持，印刷，情報，療法士，X線技師），技術職（歯科助手，検査助手），技術専門職（財政，ソーシャル・ワーク，心理学，監査，管理，栄養），専門職（法律，ソーシャル・ワーク，コンピュータ，健康教育，保険経理）など，多彩な職種が掲載されている。それぞれの職種ごとに必要とされる学歴や学位の程度が異なるが，学歴により役割が明確に定められる点は医療専門職員と同様である。これらの職員の学歴は中等教育修了でよいものや大学で社会科学を専攻したものも含まれ，直接医療と関係のない各種職まで含まれる。

　次に，医師総数の全体像を確認しておく。まず，図II-1において1990年前後の医療施設と人的資源の状況を他のラテンアメリカ・カリブ諸国と比較すると，コスタリカの人口当たりの保健・医療職員の数と人口当たりの病床数はいずれもラテンアメリカの中では突出しておらず，中位である。また，83年における保健医療人的資源が表II-5に，90年代における医療人的資源の推移が表II-6に示されている。人口1,000人当たり医師数は90年代初めの約1.1から90年代末にかけて1.3へ接近したことがわかる。

　しかし，これはあくまでも全体的傾向であり，実際に生産されている医療サービスと医師人口や病床数が比例するとは限らない。医師の仕事にも多様性があり，医師が必ず患者の手当てに従事しているわけではない。統計の制約が

図Ⅱ-1　ラテンアメリカ・カリブ諸国の対人口医師数比率と病床数比率
　　　　1982-92年

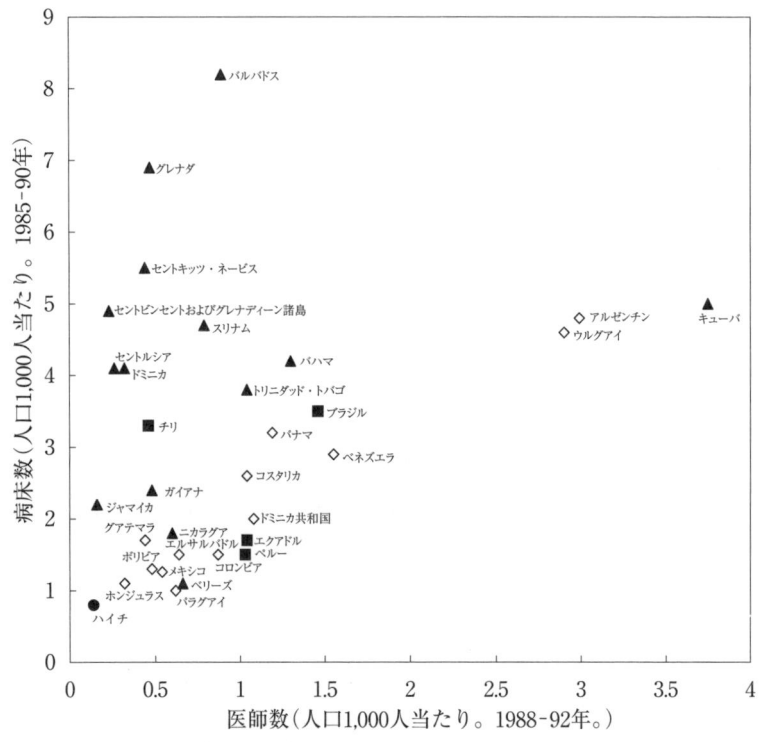

■先行諸国　　◇40-50年代に立法を進めた諸国
▲国民保健医療システム（NHS）諸国　　●その他
出所：Lee and Bobadilla 1994; Mesa-Lago 1991より筆者作成。

あるが，本来は医師の人口よりも実質的な医師の労働時間総数を医療サービス生産の指標とみなすべきである。さらに，地域的な医師の偏りによる局所的な医師不足はどの国でも共通の課題である。一般医か専門医か行政担当かという医師の別によっても臨床に当たる医師の過不足は影響を受ける。

　多くの医師の従事する主な仕事は患者の手当だが，それ以外にも医療施設の管理，医学教育，法医，調査研究活動などの職が存在する。また，大病院の診療科長は患者の診察と診療科の医師の管理を兼ねる。この場合，患者の診察に向けられる時間は他の医師に比べ短い。1981年の公共部門における職の配置

表Ⅱ-5　保健医療部門の人的資源　1983年

人的資源	数字	人口1万人当たり比率
医師	2,300	9.6
歯科医	716	3.0
微生物検査士	608	2.5
薬剤師	702	2.9
ソーシャル・ワーカー	350	1.5
大卒看護婦	1,700	7.1
准看護婦	5,532	22.7
看護助手	1,355	5.6
検査助手	257	1.1
薬剤師補助員	494	2.1
衛生検査員	131	0.6
地域保健補助員	269	1.1
農村保健補助員（PHC）	241	1.1
准看護婦（PHC）	160	0.7
現地管理員（PHC）	36	
地域監視員（PHC）	5	
監視員（PHC）	3	
先住民健康促進者（PHC）	9	

* PHC＝プライマリ・ヘルスケア（Primary Health Care）職員。
出所：Mata and Rosero 1988: 89.

表Ⅱ-6　保健医療部門の人的資源　1991-97年

人的資源の型	1991	1992	1993	1994	1995	1996	1997
大卒医師合計	3,093	3,212	3,314	3,585	3,820	4,120	4,475
CCSS看護婦	1,476	1,618	1,632	1,694	1,747	1,825	1,817
公衆衛生卒業者数	17	13	17	21	19	7	24
CCSSの技師と補助員	8,064	8,310	8,699	8,905	9,224	9,559	9,948
人口千人当たり医師数	1.08	1.09	1.10	1.17	1.22	1.25	1.27
人口千人当たり看護婦数	0.51	0.55	0.54	0.55	0.56	0.57	0.56

出所：PAHO 1999.
原出所：System of Sustainable Development Indicators（SIDES）, social indicators, MIDEPLAN, 1997.

が次の表Ⅱ-7に示されている。この表からわかるように，医師のすべての仕事のうち，93%は患者の手当てに，6%が経営に，5%が教育に，1%がその他に当てられ，ポストの数もこれにほぼ比例する。ただし，大学教育は多くの場合CCSS勤務医が重複して行っているため，職の数は一見多いが，職当たり1日の勤務時間 (a)/(b) は約1.5時間と他の職に比べ短い。

同じく表Ⅱ-7で医師の就職先を確認できる[78]。CCSSが88.5%，保健省9.6%，国立保険機構（INS）0.9%，コスタリカ大学4.9%，最高裁判所1.1%，調査機関INISAが0.2%となる。すなわち，一般医の学位取得者の主な就職先は公共部門のCCSS，保健省，INSなどである。これには病院（全国，地域，周辺），クリニック，通院ユニット（unidades ambulatorias），保健省のヘルスポストなどが含まれる。さらに，1990年代には保健総合基礎チームEBAIS（Equipos Básicos de Atención Integral en Salud）と呼ばれるプライマリケア施設が多数作られ，大卒後の医師の重要な就職先となった。また，民間部門にはクリニック，病院，企業医，協同組合，混合医療，個人診療所，集団診療所がある（Trejos y Valverde 1999: 9）。

一方，地域別の1981年の医療職の配置状況が表Ⅱ-8に示されている。前章に示したとおりコスタリカの保健医療政策の特徴は70年代以降の地方への活発なプライマリケア活動にあるが，地域格差がないわけではないことが同表から読み取れる。ただし，サンホセへ医療時間が集中する理由は，地方の簡易な保健医療機関から専門性の高いサンホセの病院の専門医療への紹介を受ける患者紹介の仕組みのためである。

しかし，サンホセの施設は，その他の地域よりも医師の間での勤務地としての人気が高いことも間違いない。サンホセの医師の公募は競争率が高く，地方の医療施設で経験を有する医師も応募するため，若い医師が勝ち残ることは容易ではない。したがって，若い医師はまず地方の医療施設で職を得る場合が多い（専門医 14-6-2004）。

若い医師がこれら公的保健医療施設の就職先を得ることのできない場合には，民間医として診察室を構えることができる。しかし，一般医に可能な範囲の治療に限定され，学位を取得した直後の一般医が高価な設備，機材を整えることは難しいため，聴診器と血圧計，ベッド一つなどごく簡単な設備のみの診

表Ⅱ-7　医師の主要活動と雇用機関別職と医療時間　1981年

活動	機関	CCSS	保健省	INS	コスタリカ大学	最高裁判所	INISA	合計
患者の手当て	(a) 1日の仕事時間	13,002.0	1,058.0	131.2				1,4191.2
	(b) 職の数	1,754	139	25				1,918
	(a)/(b)*	7.41	7.61	5.25				7.40
経営	(a) 1日の仕事時間	475.0	397.0					872.0
	(b) 職の数	56	53					109
	(a)/(b)*	8.48	7.49					8.0
教育	(a) 1日の仕事時間				743.0**			743.0**
	(b) 職の数				477**			477**
	(a)/(b)*				1.56			1.6
その他	(a) 1日の仕事時間					168.0	24.0	192.0
	(b) 職の数					23	3	26
	(a)/(b)*					7.30	8.0	7.4
合計	(a) 1日の仕事時間	13,477.0	1,455.0	131.2	743.0**	168.0	24.0	15,225.2
	(b) 職の数	1,810	192	25	477**	23	3	2,053
	(a)/(b)*	7.45	7.58	5.25	1.56	7.30	8.0	7.43

* a/b＝仕事時間／職／日
** 患者の手当てと重複した時間と職（合計には数えられていない）
出所：Sáenz et al. 1981：表6

察室となる場合が多い．複雑で高価な治療はできず，対応できない患者はCCSSの病院に紹介することになる．

専門医の場合，民間部門の高級施設に勤務する可能性もある．サンホセには3大民間医療施設を始めとして，部分的にはCCSSよりも整った医療施設・機材を備える民間病院・クリニックが存在する．多くの専門医がCCSSに勤務しながら，これらの病院の設備を利用し患者の診察を行っている．専門医療を要する患者のうち経済的に裕福で，公的病院の長い待機期間に不満を持つ者が主に利用する．一般に民間施設では，CCSSの病院よりも時間をかけた診察が行われる．勤務する医師のほとんどはCCSSの病院と職を掛け持ちしており，CCSSの病院を退職した専門医がこれら民間施設に勤務する場合もある．

次に，雇用機関の側から見ると，医療人的資源の第1の雇用先であるCCSSは，1981年に医師1,810名を雇用していた．職の内訳は医療担当1,754名，管理

表 II-8 地域別医療時間の配置

中央・地域事務所と全国サブ地域		推定人口	1日当たり医療時間		職	
			数	住民1万人当たり	数	住民1万人当たり
地域	全国合計	2,305,900	15,255.2	66.2	2,053	8.9
中央	サンホセ	707,800	9,149.5	129.3	1,253	17.7
	エレディア	149,400	451.0	30.2	66	4.4
	アラフエラ	144,800	585.0	40.4	76	5.3
	カルタゴ	151,200	537.0	35.5	73	4.8
	プンタレナス	101,800	559.0	54.9	72	7.1
	サン・ラモン	86,000	290.0	33.7	38	4.4
	トゥリアルバ	68,400	248.0	36.3	31	4.5
	グレシア	46,200	188.4	40.8	24	5.2
	カライグレス	39,800	32.0	8.0	4	1.0
	プリスカル	39,800	48.0	12.1	6	1.5
	ケポス	33,400	80.0	24.0	10	3.0
	ロス・サントス	22,300	24.0	10.8	4	1.8
チョロテガ	ニコヤ	79,600	224.0	100.5	29	13.0
	カニャス	56,500	128.0	22.7	17	3.0
	サンタ・クルス	46,000	104.0	22.6	14	3.0
	リベリア	42,700	223.0	52.2	29	6.8
ブルンカ	コト	79,500	314.0	39.5	39	4.9
	サン・イシドロ・デル・ヘネラル	82,900	348.0	42.0	44	5.3
	ブエノス・アイレス	56,500	104.0	18.4	13	2.3
大西洋ウエタル	ポコシ	95,600	240.4	25.2	30	3.1
	リモン	82,800	359.9	43.5	47	5.7
北ウエタル	サン・カルロス	92,900	361.0	38.9	47	5.1

*コスタリカ大学の職を含まない。中央事務所の職は全国合計においてのみ考慮されている。
出所：Sáenz et al. 1981：表5

担当56名だった。10年を経た90年末，CCSS に雇用されている医師2,110名のうち医療担当が1,749人，管理担当が361人を占める（Fuentes y Morice 1991：63）。すなわち80年代には CCSS では医療職は横ばいであり，管理担当の医師が増加したと言える。ミランダによると，これは80年代に進んだ医療サービスの統合などにより多くの管理職が必要になったためである（Miranda 19-7-2004）。[79]

1980年代には経済危機をきっかけとして保健省と CCSS のサービスの統合

が進められ，保健省の担っていた普遍的医療の役割がCCSSに移管された。これは70年代に進められた統合の延長であり，無秩序に分断され重複したサービス供給体制を一本化するためだった。先に紹介したサエンスらの研究はCCSSと保健省その他に分断されたサービスの協調の提言を行っている（Sáenz et al. 1981: 14）。統合は82年から86年にかけて実施された。当時CCSS総裁を務めたミランダはこれは大きなプラスだった，と記している（Miranda 2003: 143）。この見解は広く共有されているものと考えられる。

1991年，CCSSは病院29，大クリニック16，小クリニック128，支部（sucursales）61，代理部（agencias）20，中央事務局に位置する本部として支配（gerencias），本部（direcciones），CENDEISSSおよび実験室（laboratorios）を備える。病院29のうち，次は全国のカテゴリーに属する大規模専門病院である。国立精神病院（Hospital Nacional Psiquiátrico），国立子供病院（Hospital Nacional de Niños），メキシコ病院，カルデロン・グアルディア病院（Hospital Calderón Guardia），サン・フアン・デ・ディオス病院である（Fuentes y Morice 1991: 61）。これらを含む主要医療施設における人的資源の配置が表Ⅱ-9に示されている。

全国家庭アンケートの結果では，1990年における保健医療専門職・技術職の数は1万8,134人であり，国の経済活動人口106万6,662人の1.7％に相当する。保健医療専門職・技術職の合計のうち1万7,846人（1.8％）は雇用されており，288人（0.6％）は失業者である。これは残りの経済活動人口の失業率4.6％と比べ好ましい状況である。就業カテゴリーに関しては，94.6％が給与所得者であり，4.7％が自営業であり，0.7％が雇用主である。保健医療専門職・技術職の85.5％が公的部門に属し，14.5％が民間である（Fuentes y Morice 1991: 47-49）。公的部門が支配的な就業構造である。

CCSSに続いて大きな雇用機関は保健省である。ただし，1980年代にはCCSSとのサービス統合により，保健省の医学専門職は減少した。[80] 保健省の医学専門職員は81年において192名だったが，90年12月には，172人となった（Fuentes y Morice 1991: 53）。90年，保健省は1,265のケア施設を持っており，そのうち93（7.3％）は保健センター（Centros de Salud），448（35.4％）がヘルスポスト（Puestos de Salud），577（45.6％）が総合ケアセンター（Cen-

表Ⅱ-9 CCSS主要医療施設における人的資源の配置 1996年

機関	医師	看護婦	准看護婦	その他作業員	管理部門職員	総合サービス
カルデロン・グアルディア病院	201	129	268	64	290	340
サン・フアン・デ・ディオス病院	230	229	509	77	389	577
国立子供病院	130	124	203	25	240	278
メキシコ病院	206	144	290	47	272	402
母子病院	30	17	59	27	42	89
精神科病院	38	34	149	32	111	314
合計	835	677	1,478	272	1,344	2,000

出所：PAHO 1999
原出所：CCSS *Statistical Yearbook of the CCSS* 1996.

tros de Atención Integral: CAI)，64（5.1%）が学校歯科診療所（Clínicas Escolares Odontológicas)，59（4.7%）が歯科移動ユニット（Unidadeds Móviles Odontológicas）だった（Fuentes y Morice 1991: 52)。

さらに、医学専門職員の雇用先となる保健省付属団体がアルコール中毒・薬物依存症機構（Insititutio sobre Alcoholismo y Farmacodependencia: IAFA）とコスタリカ栄養保健調査教育機構（Instituto Costarricense de Investigación y Enseñanza en Nutrición y Salud: INCIENSA）の二つである。IAFAの役割はアルコール中毒症と薬物中毒の予防と処置およびリハビリ活動である。1991年に、319人の職員を有する。62人（19.4%）が専門職でそのうち医師は11人である[81]。INCIENSAは保健医療の調査分野での諸活動とともに、深刻な栄養不足の子供に総合的リハビリテーションのサービスを提供する。同機構職員は160人であり、うち33人（20.6%）が専門職である[82]（Fuentes y Morice 1991: 59)。

施設別の職の分布は機関の構造とケアモデルと密接に関連している。たとえば、地方のクリニックには専門医療の設備はなく、専門医はいない。設備も専門医も、サンホセにある全国規模の病院に集中している。1990年代に保健省のプライマリケアをCCSSに統合して設けられたEBAISの中には、プライマリ

ケア技師（técnicos/as en atención primaria）と准看護婦がいる。通院サービスと入院サービス，下位専門サービスのいくつかは地域病院，全国病院，一般病院および専門病院に集中している（Trejos y Valverde 1999: 9）。

　最後に，公共部門の職員の雇用の性格は，その安定性にある。通常，一度正規職員として医療機関に採用されると，労働法や労働組合の和解協定の手厚い保護を受け，刑法に触れるほどの犯罪が明らかにならないならば解雇されることはまずない。解雇されても裁判に訴え，判決を待って職場に復帰する場合もある。このような法制度は，職員に雇用の安定性に関する安心感を与えるが，その一方，効率性を高めるための動機付けを与えにくい環境を作っていると見ることができる。

　ただし，専門職員の任命方法の分類には，正規職員のほかに，臨時職員（interino）がある。労働組合によると，臨時職員の任命が10年を超えるほどの長期間続く例もこれまでにあった（Rodríguez 12-5-2004）。臨時職員とは主にCCSSの医師が長期休暇や病気による休暇を取った際の代理職である。当然ながら，休業した医師が復帰してきた場合にはその職を離れなければならない。臨時職員のポストは期限が切れると契約を更新することになっており，常勤の医師よりも雇用は流動的である。表Ⅱ-10に示されているとおり，CCSSの職員に占める臨時職員の比率は1990年において3.26%である。一般に，専門職は臨時職員比率が高い。専門職管理者では8.92%，医師の14.08%，その他の医学専門職では15.26%を占める。その他の医学専門職のうち臨時職員の歯科医の比率は24.07%である。

第4節　1980年代以降の医師の需給

　以上のように，医師の育成は時間のかかる教育課程を経る一方，主な就職先となる公共部門のポスト数には制限があるため，医師の需給にはギャップが生じやすい。1970年代までは医師の不足が一般的だったが，80年代を迎えるころから，医師の人数上の過剰が懸念されることとなった。70年，活動中の医師は908人，人口1,000人当たりの医師数は0.5名だったが，81年，それぞれ2,020人，0.9人となった。懸念される医師過剰状況は，コスタリカ大学医学生増加と，76年に開設された中米自治大学医学科から82年以降年間50人の卒業生が予

表Ⅱ-10 職業グループとサブグループ別 CCSS 労働者の配置 1990年

職業グループとサブグループ	合計 数	合計 %	グループの比率	臨時職員 数	臨時職員 %
合計	21,588	100.00		704	3.26
臨床医療専門職	2,680	12.41	100.00	384	14.33
医療計	2,110	9.77	78.73	297	14.08
衛生職員医師	1,749	8.10	65.26	261	14.92
経営職医師	361	1.67	13.47	36	9.97
その他医学専門職員計	570	2.64	21.27	87	15.26
微生物学	248	1.15	9.25	30	12.10
薬剤師	141	0.65	5.26	15	10.64
歯科医	162	0.75	6.04	39	24.07
化学・臨床心理学者	19	0.09	0.71	3	15.79
パラメディコス	8,419	39.00	100.00	177	2.10
准看護婦	2,989	13.85	35.50	55	1.84
各種パラメディコス	4,154	19.24	49.34	91	2.19
看護婦	1,276	5.91	15.16	31	2.43
一般サービス	5,338	24.73	100.00	49	0.92
警備と清掃	2,070	9.59	38.78	24	1.16
各種サービス	2,214	10.26	41.48	17	0.77
維持	738	3.42	13.83	4	0.54
輸送	316	1.46	5.92	4	1.27
経営職					
事務員と秘書	3,836	17.77	74.47	58	1.51
管理職	355	1.64	6.89	0	0.00
技術職専門職監督	960	4.45	100.00	36	3.75
監督者	180	0.83	18.75	2	1.11
技術者	237	1.10	24.69	8	3.38
技術職・専門職	330	1.53	34.38	7	2.12
専門職	213	0.99	22.19	19	8.92

出所:Fuentes y Morice 1991: 63.
原出所:CCSS (1991) *Boletín Estadístico sobre aspectos salariales y ocupacionales* (San José: Direcc. Rec. Hum., Dept. Admin. Salarios)

定されたため，より深刻化した（Sáenz *et al.* 1981: 1-2）。

一方，専門医の状況は一般医とは異なり，不足とされる。サエンスらによると，専門医育成について国全体としての計画は行われていない。一般医と専門医との間の望ましい人数の関係もはっきりと定められておらず，これら専門家の形成について明確な方針はない。当時の方針は単に各病院の専門医の必要を満たすための人材形成にすぎないとしている（Sáenz *et al.* 1981: 13）。また，内科外科医師会の現会長によれば，人的資源に関する無計画性は時間とともに強まっている（Robles 31-5-2004）。したがって，不足する分野の専門医の充足には，大学から医師の必要について情報提供を行い学生が自主的に不足する専門を選択するのを待つほかない（Calzada 20-7-2004）。

1980年代の客観的な医療人的資源需給の把握のため，まず，81年に出版された研究『1970-1990年のコスタリカにおける医療人的資源』の予測を取り上げる（Sáenz *et al.* 1981）。この研究は82-90年の医療サービスの供給計画のために作成された。編者は保健省のサエンス（Lenín Sáenz Jiménez），他の著者はコスタリカ大学のグティエレス（Rodrigo Gutiérrez Sáenz），内科外科医師会のサラサール（Fernando Salazar Esquivel），CCSSのアシス（Luis Asís Beirute）であり，政策目的の公的な研究である。

サエンスらの研究において必要な医師の予測の前提は次の通りである。基礎として人口推計を利用する。通院手当てに必要な医師の推計には，1982年には住民1人当たり年間診察3.1回，医師の1時間当たり診察4件，年間2000時間の医療人的資源利用を想定している。毎年住民1人当たり診察回数が0.1回ずつ上昇し，90年に住民1人当たり診察は3.9回になると想定されている。

入院サービスでは住民1,000人，年当たり121件の退院を想定している。1982年の患者の入院による滞在期間は平均8日間である。1時間当たり3件の手当てで，2,000時間／医師／年である。地域の医療サービスを指導し，分権化を進めるために，90年に利用が可能となる医療資源が81年当時よりも10%増しと想定する。

教員は，現在の利用可能な数が，1990年に50%増に達するまで漸進的に成長すると予測されている。法医についてもほぼ同様の予測が行なわれた。また，調査・民間医療のために通院手当てと入院のために医療供給の約10%が必要で

表Ⅱ-11　1982-90年に必要な医師の推計

	通院手当て(1)	入院(2)	経営(3)	教育(4)	法医(5)	調査・民間医療(6)	合計
1982	918	382	111	98	24	146	1,679
1983	974	396	112	102	25	150	1,759
1984	1,032	410	113	107	26	155	1,843
1985	1,092	425	114	111	28	159	1,929
1986	1,156	440	116	116	29	163	2,020
1987	1,221	456	117	121	30	168	2,113
1988	1,290	472	118	125	31	172	2,208
1989	1,361	489	119	130	32	185	2,316
1990	1,436	507	120	139	35	194	2,431

推計の前提：
(1)1982年において診察3.1件／住民／年；診察4件／時間；2,000時間／年。この後診察は0.1件／住民／年ずつ毎年増加し，1990年に3.9件／住民／年に至る。
(2)1982年において退院121件／住民1千人／年；滞在8日／退院；手当3件／時間／滞在；2,000時間／年。この後退院は1件／住民1千人ずつ毎年増加し，1990年に129件／住民1千人／年に至る。
(3)1982年に現状プラス2％。その後各年に1％ずつ追加し，1990年に10％追加に至る。
(4)1989年まで毎年現状プラス5％追加する。1990年に10％追加する。
(5)調査・民間医療は通院手当てと入院に必要な医師数の10％。
出所：Sáenz et al. 1981: 11.

あると想定された。

　以上の前提に基づき，表Ⅱ-11に詳細に示されているように，1990年までに必要な医師数の推計が行なわれた（Sáenz et al. 1981: 11）[83]。

　この推計手続きからわかるとおり，必要な医師数は医療利用者の効用から導かれる需要とは異なっており，必要な医療の人的資源を予想するための便法である。いくつもの恣意的な前提が置かれているが，本書の関心に基づく労働上の特徴として，「診察と入院の需要を満たすための医療時間」の前提が1時間当たり診察数4件であることを挙げることができる。コスタリカの医療界ではこの時点において1時間に4件の診察が常識化していると見ることができる[84]。また，通院，入院ともに年間の労働時間は2,000時間となっている。2,000時間とは週5日，1日8時間の勤務で達成可能な数字であるため，医師の労働条件という観点からすると，余裕のある条件で推計が行われていると言える。

一方，医師の供給見込みでは，1982年から90年の間に利用可能になる医師数について6つの案が示された。まず，87年まではこの研究の発表時点（81年）までの大学在籍者数がすでに確定していたため，第1案～第6案のいずれにおいても共通である。つまり，6案の間の差異として反映されるのは88年以降への影響のみである。

それぞれの案は次の想定に基づいている。第1案では過去の趨勢が維持される。残りの代替案では，国内大学を卒業する学生の数が徐々に減少するかまたは外国大学を卒業した人々のコスタリカへの入国が減少する場合を想定している。もっとも厳しい医師抑制策である第6案は，これから3年間国内医学科学生の入学を認めず，外国での医学研究に制限を設けると想定した。前年の利用可能な医師のうち，死亡により千人当たり10人の比率で減少すると想定されている。これは1979年における25歳以上の人口の死亡率が千人当たり9.97だったことを根拠にしている（Sáenz *et al.* 1981: 11）。

以上の想定の下に行われた1990年までの医師の供給が次の図Ⅱ-2のように推計された。この予想からわかるように，この時点で考えられるもっとも厳しい医師数抑制策をとっても，必要な医師数を上回ることは避けられないと考えられていた。

実際には，1982年から90年までの期間において2大学による学位取得者数は1,359名，年間平均149名だった。その結果，81年の医師数2,020人を基礎として，外国大学で学位を取得した医師および死亡・引退を考慮しなければ，90年の医師数は3,379名となった。[85] この人材育成過程は，サエンスらの予測の中では，過去の趨勢どおりの医学科入学者数を想定した第1案に近かったと考えられる。

この結果は，意図されざる入学者抑制の効果をも含んでいる。1981年にこのような推計を行ったサエンスらの研究が想定しなかったのは，直後の経済危機であり，その後，入学者抑制が行われた。とくに国立大学であるコスタリカ大学の新入学定員は抑制された。コスタリカ大学における保健医療分野の課程への入学生定員の変化は次の表Ⅱ-12のとおりである。この表ではコスタリカ大学における保健医療分野の学生の入学試験での割り当ては83年以降大幅な低下をこうむっている。この現象は医学の課程においてもっとも顕著である

図Ⅱ-2　必要な医師数と医師供給案　1982-90年

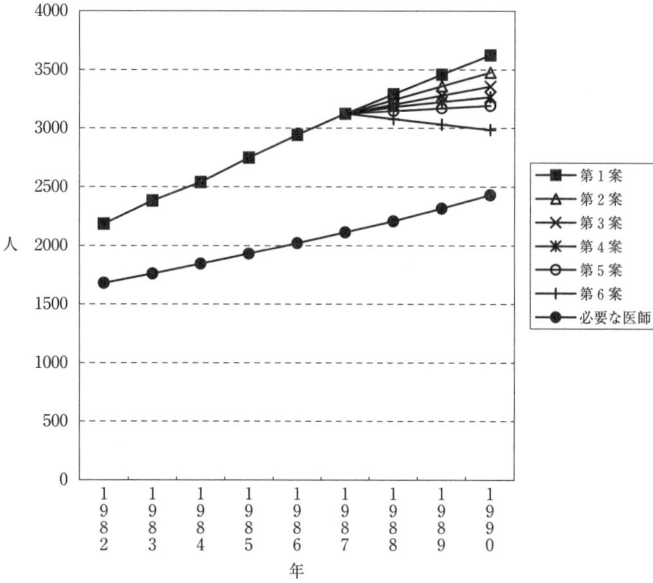

医師供給案の前提

第1案＝1981年の現役医（1810）と社会奉仕（200）の人数を基礎に推定。コスタリカ大学卒業生は過去の傾向が維持され，中米自治大学からは83年以降50名の卒業生が出ると想定。外国大学出身の医師は毎年30名と想定。前年に利用可能な医師の10‰が死去と退職により毎年減少。

第2案＝1982年からの国内医学科入学者数を150人に削減し，卒業者80％と想定。

第3案＝1982年から国内医学科入学者数を100人に削減し，卒業者80％と想定。

第4案＝1982年から国内医学科入学者を75人に削減し外国での研究を制限。

第5案＝国内医学科の入学者を50に削減し外国における研究を1982年以降制限。

第6案＝3年間国内医学科の入学を認めず，1982年から外国での研究を制限。

出所：Sáenz *et al*. 1981

(Fuentes y Morice 1991: 32，98)。

1980年代の入学定員削減の影響は，90年代の学位取得者数減少に反映される。コスタリカ大学と中米自治大学医学科の学位取得者数の実際の推移は図Ⅱ-3の通りであり，コスタリカ大学からの学位取得者数の減少は明らかである。これに対し中米自治大学からの学位取得者数はコスタリカ大学ほどの大きな変化を示していない。

以上のことから，1980年代の医師の人的資源の傾向を次のようにまとめるこ

とができる。医師の勤務条件は 1 時間当たり 4 件の診察と年間 2,000 時間という余裕のある条件で予想が行われた。どのような医師供給の推移を想定しても，80年代に必要な医師数を上回ることが予想されており，医師の過剰が推測されていた。実際には，この時期の経済危機により意図せずしてコスタリカ大学の定員は大幅に削減された。これに対し中米自治大学の学生数にはコスタリカ大学ほどの経済危機の影響は見られなかった。

以上はコスタリカ大学と中米自治大学の 2 大学が医師供給源になるという前提での予測だったが，その後，事情は私立大学の急増により大きく変化した。医師の需要に対する供給について，バルガスは1989年の研究で，外国からの医師供給は考慮しないという条件つきで，コスタリカ大学と中米自治大学の 2 大学医学科による人材育成で十分とした（Vargas 1990: 45）。しかし，この研究とは裏腹に，その後私学が続々と設立され医師の育成が行われた。1990年代に私立大学は急増し，今日では 8 の私立大学医学部で医師が育成されている（CONESUP; Carreras HP）。図Ⅱ-4 に示されているように，94年以降内科外科医師会の新入会者は急増している。これは直接に一般医の急増につながる。

国立と私立の合計 9 大学医学科に在籍する学生数は今日，4,100名を超える。表Ⅱ-3 に示されている通り，医学科 9 つのうち 6 つが1995年以降の教育開始であることから，その急増ぶりがうかがえる。私立大学急増の理由の一つは，その有利な経営環境にある。授業料が安価で中央政府からの財源に依存する国立大学が国の財政状況により直接的な影響を受ける傾向があるのに対し，国立大学よりも高い授業料を徴収する私立大学の経営環境はまったく異なる。私立大学は自前の大学病院を持たず，CCSS の病院において医学生の臨床研修を実施する。学生当たりの利用料を CCSS に支払うが，その利用料は費用を大きく下回る（Guillén 8-7-2004; Calzada 20-7-2004）。これは，私立大学から見れば，設備を要する高価な研修を CCSS に任せることのできる体制である。2000年において CCSS は学生の施設利用の項目で 6 千 5 百万コロンを受け取っているが，この支払いは教育に必要な物資・清掃・道具のコストに及ばない。そのため，私立大学は経済的利益を追求しながら医学生を育てることができる[86]（Miranda 2003: 241-242; Miranda 16-6-2004）。

ミランダが「驚くべき」と記しているように，CCSS はその傘下病院で臨床

表Ⅱ-12 コスタリカ大学の保健医療分野の課程入学定員 1981-89年

課程	各年の最大定員				
	1981	1983	1985	1987	1989
医学	160	130	20	100	100
歯学	110	50	20	40	40
微生物学	自由	40	30	35	40
薬学	75	80	80	40	60
栄養学	35	40	5	35	35

出所：Fuentes y Morice 1991: 32
原出所：OPES-06/90. *Recursos humanos de nivel superior en el sector salud en Costa Rica.*

図Ⅱ-3 コスタリカ大学と中米自治大学医学科学位取得者数 1965-94年

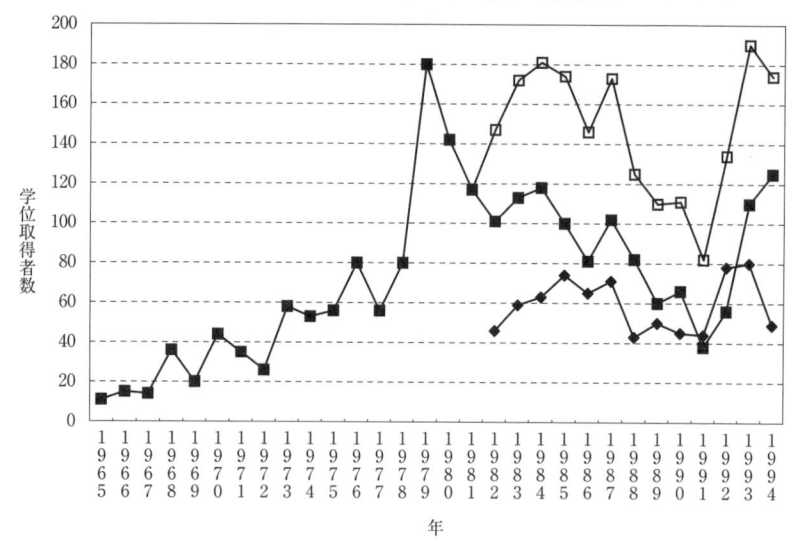

出所：De la Cruz 1995；中米自治大学。

図Ⅱ-4　内科外科医師会新規入会者数と専門医課程修了者数の推移　1970-2001年

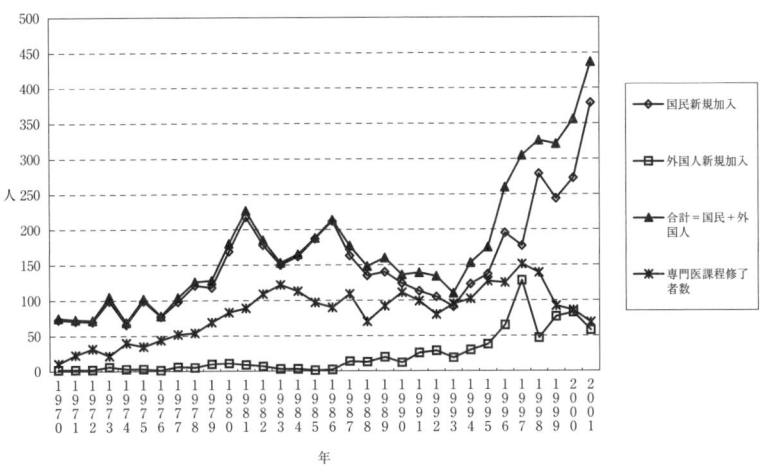

（グラフ：縦軸 人数 0-500、横軸 年 1970-2001。凡例：国民新規加入、外国人新規加入、合計＝国民＋外国人、専門医課程修了者数）

出所：内科外科医師会新規加入者…内科外科医師会。
　　　専門医課程修了者数…Miranda 2003: 246.

教育を受ける学生数を把握していない。エレディア郡のサン・ビセンテ・デ・パウル病院には毎日200人の学生が訪れる。看護婦を含めると，カルデロン・グアルディア病院には毎日1,500名の学生がいる。各医学科は教員となる医師と教育の契約を結び，その医師がCCSSとの契約に基づき医療活動を行っている間に学生は医師からの訓練を受ける。教育課程についてどこからも監視は受けない。教育の文脈では「教材」となる患者の数と学生数の比率も，定められていない。契約された課程が終わると教員は学生の成績を大学に送付し，次の契約を待つ。大勢が病室を訪れることにより生じる院内感染などの目に見えないコストもある（Miranda 2003: 241-242）。臨床研修の体制作りは，まだ多くの課題を残していると言わねばならない。

　次に，公共部門における医師の需給に関する関係者の一般的認識は，1980年代までは一般医不足，専門医は十分という状態だった（Sanguinetty 1988: 15）。しかし，90年代になると一般医は過剰，専門医は専門により不足に転じた。私大からの卒業生の増えてきた2000年頃から一般医の就職難が顕著であり[87]，一般医の過剰は医療関係者の共通認識となっている[88]。私立大学の設立認

可は高等教育審議会（CONESUP）によるが，審査対象は基本的設備など最低限の基準であり，医師の需給は考慮されない（Miranda 16-6-2004）。

　近年CCSSの病院の一般医正規職員の公募は3，4年に1度しか行われず，ほとんどの場合には新卒の医師ではなく何年もの経験を有する代理職員（interino）が職を得る（Robles 31-5-2004）。すなわち，一般医の資格を取得した若い医師は，まず臨時職員として何年か勤務しなければ就職は難しい。内科外科医師会登録医師数は今日，8,000名を超えており，CCSSと保健省で雇用されている医師は2,500名程度にすぎないため，一般に想像されているよりも多くが国内民間部門に存在するという見方もある（Miranda 16-6-2004）。

　ミランダは2003年の著作において概要次のように記し，医師の急増に懸念を表明している。落第生が10％未満とすれば9大学医学科に在籍する学生4,100人のうち3,500人が今後6年以内に卒業するだろう。現在内科外科医師会に登録されている5,500名の医師にこの数字と外国で学位を取得したコスタリカ人医師および外国人医師を加えると，この国は9,000人の医師を持つことになる。現在の移民の趨勢を維持するとすれば，このときの人口は450万人になるだろう。これは中所得国でありながら医師1名当たりの人口500人という比率を意味している[89]（Miranda 2003: 242）。

　このような一般医の余剰感とは対照的に，2000年代においてまだ専門医に不足感がある。厳密な方法論に基づいた研究ではないが，2002年にCENDEISSSが作成した専門医の必要の推計には，今後5年間の専門医の必要は国全体で803名，今後10年間では702名とされている。今後5年間に不足とされる専門医は，産婦人科（68名），内科（63名），麻酔科（62名），小児科（54名），放射線科（52名），精神科（48名），総合外科（47名）等となっている（CENDEISSS 2002: 30）。

　一般医に比して専門医の育成数が少なかったわけではない。ブランコの資料によれば，内科外科医師会に新規登録された一般医数は，1929年から70年までに835名を数えるが，そのうち85％に当たる710名は一般医としての資格以外に，何らかの専門医としての資格も備えている。また，65年から85年までにコスタリカ大学医学科を卒業した医師1,474名のうち何らかの専門医の資格を有しているのは，その71％に相当する1,043名に上っている[90]。また，再び図Ⅱ-4

を見ると，専門医教育の傾向が示されている。69年から2001年までの間に毎年の修了者数には増加傾向が見られ，専門医課程の修了者総数は2,644名に上った。70年から2001年までの一般医新規加入数に対する専門医課程修了者数の比率は47.2％である（Miranda 2003: 246）。

にもかかわらず専門医の不足する主な理由は，医療の複雑化と専門の細分化である。今日専門分野の数は51を数える[91]（Calzada 20-7-2004）。専門の細分化に伴い，かつてはより幅広い専門医や看護婦の行っていた仕事が，独立した専門医の仕事となる傾向がある。たとえば，麻酔はかつて看護婦の仕事でもあったが，機材の複雑化と看護婦が重い責任を負うことを避けるため，今日それは麻酔科医の仕事となった（Robles 31-5-2004）。かつての外科医の仕事の一部は，今日，より専門性の高い整形外科医により行われる（専門医 14-6-2004）[92]。専門はさらに下位の専門分野にまで細分化されており，小児科の中には54の下位専門分野（subespecialidad）が存在する（Piza 19-8-2004）。

この専門細分化を，専門医の正統化運動の延長と見ることもできる。ひとたび専門分野が確立すると，それは医師の間での縄張りとなる。専門医がいなければ患者は他の医師の診察を受けることができるが，専門医がいれば専門性の高い質の良い医療が期待できる半面，待機リストに並ばなければならない。専門医が集団化するとその専門領域を守る傾向はさらに強まり他の専門領域との間で摩擦を起こす場合もある。このようにして，ほかの専門医が手や口を出すことのできない領域が生まれる。医学の進歩に従い専門はさらに細分化すると考えられ，不足する専門医の重点的育成も行われていないため，専門医の不足は今後も解決困難と考えられる。

第5節　治療と予防における職場の構造

公共部門の特徴を言及する場合に良く用いられる表現は「官僚化」や「機械化」であり，類似の表現はコスタリカの保健医療部門についてもしばしば用いられる[93]。他のサービス業と同様，保健医療部門では生産と消費が同時に行われるため[94]，このようなサービスの質にかかわる問題点はCCSS労働者の動機付けの程度と強い関係を持つと考えられる。

また，保健医療部門に限らない公共部門の就労の特徴は，職員個人の労働の

生産性と報酬との間の関係がないことである。職員個人の仕事の評価も十分に行われていない[95]。解雇が難しい法制度の下では，このことは職員の間に動機付けの喪失をもたらしやすい。患者へのサービスの量や質は，特別な動機付けを生む制度のない限り，サービス供給者の裁量に任せられる部分が大きくなる。昇進は動機付けの重要な要因となると考えられるが，その主な条件は学位取得や学術論文であり，日々のサービス提供の質への評価とはあまり関係がない（専門医 14-6-2004）。

CCSSの医療サービスの伝統的な問題の一つは，サービスの官僚的提供である。保健医療部門に強い関心を持ち政治利用を考えたカラソ大統領が就任演説で掲げた目標の一つは，CCSSのサービスの「人間化（humanización）」だった（Carazo 9-5-1978）。CCSSのサービスに非人間的な部分，もしくは機械的，官僚的な部分のあることが大統領により認められていたのである[96]。また，1985年に発表されたCCSSの調査によると，保険加入者の外来サービスへの不満の理由として指摘された点は，医師による時間厳守の欠如，サービスを受ける際の官僚主義的経営，薬剤受け渡し手続きの遅さ，である[97]（La Nación 9-3-1985）。

このような官僚的医療サービスが提供される理由は，公共部門であるためにサービス提供の量と質が職員の給料と無関係であることのほかに，治療においても予防においても職員の役割が教育レベルに応じて細分化・階層化されていることにあると考えられる。この点は，保健医療部門には，専門医からなんらの資格のない各種職まで多くの職種が混在していることと関連している。保健医療部門の機能を知るには，これらの職種の治療と予防の現場での働きの特徴を知ることが不可欠である。

トレホスとバルベルデは，治療と予防の作業過程を「鎖」と例える。まず，治療の場合には，サービスを連続的に提供する職員が，それぞれ異なる仕事を行う。たとえば，外来では事務職員が医師との診察予約を与え，専門職員がその患者を検査し，技師が診断を補完する各種の検査を行い，専門職員が診断を行い，事務職員が次の診察予約を与え，別の職員が処方箋を渡す。これらの鎖のそれぞれにおいて，さまざまのレベルとタイプの訓練を受けた労働者が参加する。その仕事は，そのサービスが職員集団により提供されるよう組み合わさ

れる。この鎖において専門職員と技師たちの役割と仕事の組織化の特徴は，第1に，専門職員でも技師の間でも仕事が高度に細分化・専門化されていること[98]，第2に，仕事の計画と実行の間に乖離があること，第3に，監視と実行の間の乖離があること，専門職員により技師が監視されること，第4に，階層的な構造があること[99]，である。専門職員は他の職員よりも上にあり，専門職員の中にも，支配人（gerencia），CCSS総裁もしくは大臣まで階層関係をなす職階がある（Trejos y Valverde 1999: 9-10）。

　このうち，本書が関心を持つ特徴は第1の仕事の細分化・専門化と，第4の階層構造についてである。とくに階層構造については，ここで例を示して敷衍する価値がある。まず，医療関係の職の中で医師という職が他の職業に対して占める優越的地位は，良く知られている通りである。ある看護婦団体の代表は，医療の職場において「医師は王のようなものである[100]」と筆者に述べた。その象徴的な高い地位の根拠となっているのは，人間の健康・生命にかかわるもっとも根幹の部分を担当するという職務の性格と，学歴の高さの二つだと考えられる。

　時期と論者により微妙な差異があるが，一般に，ケアの仕組みはピラミッド構造として描写される。すなわち，下位レベルでの手当てを受けた患者は，症状に応じてより複雑な上位の専門分野に紹介される。マタとロセロによると，1980年代前半の保健医療部門には5つのレベルがあった。第1のレベルは家庭における予防と治療。第2のレベルは共同体。第3のレベルは保健省のヘルス・センターとCCSSのクリニックによる患者への一般的サービス提供。第4のレベルはCCSSの地域病院における医療サービス。第5のレベルはA級病院により提供される専門医療である。このような階層構造はハラミージョの示す図（図II-5）とも一致している（Jaramillo 1984: 71; Mata and Rosero 1988: 19）。

　このピラミッドはあくまで患者へのケアの構造を示したものだが，職場での仕事の進め方にも影響を与えている。明示化されないものの，ケアの紹介構造は臨床医の間の階層にも反映される。専門医は仕事の範囲が広く，専門医教育の試験に合格しており，教育水準と給料が高い。学歴の高さが役割分担と所得の差と直接結びついている。

図Ⅱ-5　保健省-CCSSの保健医療ケアレベルのピラミッド体系　1983年

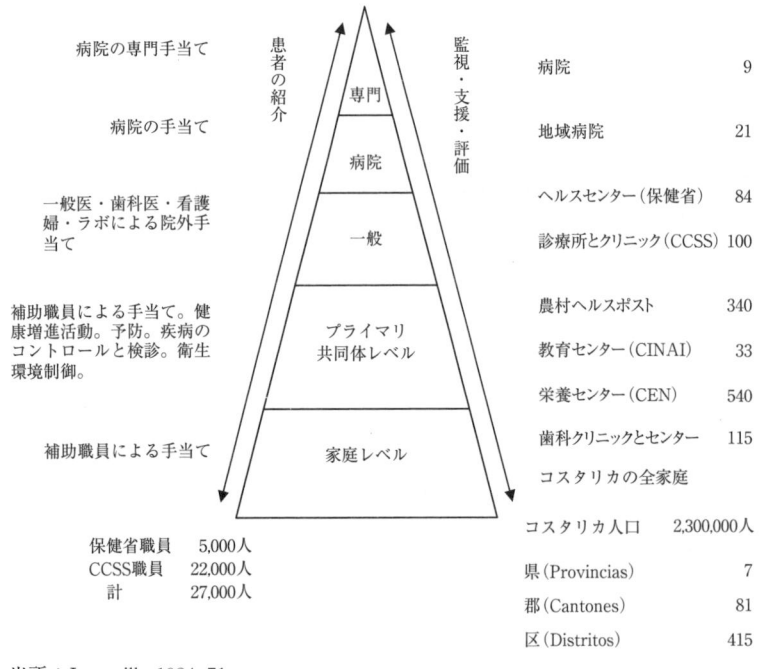

レベル	施設	数
病院の専門手当て	病院	9
病院の手当て	地域病院	21
一般医・歯科医・看護婦・ラボによる院外手当て	ヘルスセンター（保健省）	84
	診療所とクリニック（CCSS）	100
補助職員による手当て。健康増進活動。予防。疾病のコントロールと検診。衛生環境制御。	農村ヘルスポスト	340
	教育センター（CINAI）	33
	栄養センター（CEN）	540
補助職員による手当て	歯科クリニックとセンター	115
	コスタリカの全家庭	

ピラミッド階層（上から下へ）：専門／病院／一般／プライマリ共同体レベル／家庭レベル

左側：患者の紹介（上向き）　右側：監視・支援・評価（下向き）

保健省職員	5,000人
CCSS職員	22,000人
計	27,000人

コスタリカ人口	2,300,000人
県（Provincias）	7
郡（Cantones）	81
区（Distritos）	415

出所：Jaramillo 1984: 71.

　医師の間の階層的職種関係は勤務地によっても構造化されている。一般医の多くはプライマリケア施設勤務のため地方に就職するが，専門医は専門医療を備えた地域の基幹病院または首都の大病院に勤務する。専門医は，大病院で大規模な施設と多額の予算と多くの職員に囲まれて勤務する。一般医は，軽装備の施設に勤務する可能性が高い。

　治療分野においては医師の上下関係がある。規模の大きな病院では各診療科ごとに診療科の科長をボスとするピラミッドが出来上がっている[101]。臨床研修期間の長時間労働は，程度によっては，より多くの時間を訓練に費やす教育上の配慮でもあるとみなすことができるが，病院の仕事の実務という面では，医師のヒエラルヒーの中で上位の医師の行なわない汚い仕事，夜の仕事，面倒な仕事を研修医にやらせることがしばしばある（一般医 27-1-2004）。また，時間外勤務の当直の割り当てなど，このヒエラルヒーは下位の職員に仕事を割り当

てる上位者の権限として機能すると言える（専門医 14-6-2004）。

　一方，治療の現場において医師の独立性は強く，上司による管理は十分に行き届いていない。医療専門職員同士の同僚意識は強く，管理者と被管理者との関係による緊張関係は乏しい。明らかな不正がある場合にも職場の同僚の間での是正機能は働きにくい。たとえば，ある大病院の中には非公式にであるが，現役医師の氏名を冠した手術室が存在する。これはその手術室がその医師の専用であることを示し，同僚の医師の利用を遠慮させるためのものであるという。これは当然，混雑する診療科の患者の待機リストの原因となる。このような場合にも患者の手当てと所属科の職員の管理を兼務する診療科長は，当該医師との衝突を好まず，注意しない[102]。また，ある病院では，新病棟が完成したため診察室を移転するよう上司からの命令があったにもかかわらず，その命令を無視した医師があったという。このような場合にも上司からの強制や罰則の機能は働かない[103]。

　トレホスとバルベルデは，知識の所在に注目して，治療現場を次のように描写する[104]。治療現場において知識は仕事を直接行う専門職員と技術者の間に配分されているため，知識と仕事の過程は分離していない。直接健康に携わる仕事については，専門職員も技師たちも高水準の知識を必要とする。それは，第1に，診断と解決方法提示のため，第2には，診断の補完または治療のためである。どちらの労働者グループも専門職育成過程で獲得した知識を応用し，技術を用いる。彼らの仕事は多くの場合に個人的だが，鎖の中で最終的なサービスは集団により完成される（Trejos y Valverde 1999: 10-12）。

　さまざまの教育水準の保健医療技術者が専門職員に服従する位置と役割を担う。専門職員は技術者に指示を与えるが，指示の多くは厳密ではないため，技術者は指示を部分修正しうまく仕事を遂行する決定を自分で下す。技術者は患者と直接の接触の機会が多いため，患者の状態について多くの知識を得て患者に病気の性格と特徴を知らせることのできる場合がある。しかし，治療サービスの提供においては，専門職員が中心であり，知識の独占者となる。とくに診断については，技術者の権限は制限されており，技術者はそのすべての知識を適用することはできない（Trejos y Valverde 1999: 10-11）。

　さらに，専門職員・技術者の仕事は異質の労働者により補完される。一般

サービスと管理である。一般サービスには清掃,警備,機材の設置と維持,および輸送が含まれる。保健医療の場合にこの仕事は他の同種の仕事とは異なる個別の性格を獲得する。たとえば,保健医療施設の清掃は緻密でなければならず,銀行や教育機関等で必要とされる以上の注意が必要である。この場合仕事は手作業であり多様だが,資格水準は低い(Trejos y Valverde 1999: 12)。これらの職に就く職員は保健医療関連の教育課程を経ていない。

　次に,管理には,保健医療サービスに直接は触れることなく,それを支援する仕事が含まれる。これは保健医療サービスの計画,制御,財源の提供,組織化,などである(Trejos y Valverde 1999: 12)。これらの職に就く職員も保健医療関連の教育課程を経ていない。注意を要することは,病院における管理者(administrador)とは,決して病院全体に命令を発する経営者ではないことである。どの病院の組織図においても,管理者は医師が占める診療科長と同等の地位を与えられているにすぎない(CCSS職員 20-8-2001)。主要病院の管理者には大学院の経営学位取得者もいるが,彼らの病院における役割は限定されている。サン・フアン・デ・ディオス病院の組織図である図V-7から見ても,管理者は医療専門職員を指揮する位置づけになく,医療職員は医療専門職員である院長,副院長の命令を受ける仕組みになっている。したがって,命令系統の中では,院長の命令を受けそれを解釈し管理部門の職員に伝える中間管理職という位置づけになる。[105]専門職員の中でも医師は別格的な扱いとなっており,医師は医師の命令のみに耳を傾ける,というのが実態に近い。

　トレホスとバルベルデによると,予防においては,治療の場合よりも学際的な仕事の文化,より多くのチーム作業の概念,治療の場合ほどは垂直的でないケアモデルが存在する。まず,専門職員と技師は治療現場とは異なる教育を受けている。[106]予防の場合,医学専門職員である保健省の課(departamento)長とプログラム長の活動には,仕事形態を決める裁量の余地があった。このプログラムの計画は地域監督者によって行われていたが,彼らは少なくともいくつかの場合においては多くの経験を有するプライマリケア技術者だった。サービス提供を計画する技術者たちは,その決定に発言権と投票権を常に持っていたわけではないため,計画と地域での実践との間に乖離があった(Trejos y Valverde 1999: 12-13)。

プライマリケア技術者の人材育成過程は大学教育によらない簡便なもので，その仕事は標準化されている。装備の洗練度は低い。仕事は，ワクチン，診療・健康施設への職員の輸送，病状の重い患者への優先受診権の認定，寄生虫への対応などである。作業の形態は上司，プログラムのタイプ，専門職のタイプに依存する。しかし，技術者たちは彼の担当する機能よりも多くの仕事をすることはできない。地域の監督のみがこの基準を超える若干の自律性を持つ (Trejos y Valverde 1999: 13)。

　さらに，プライマリケア技術者に加えて，より多くの訓練を受けた医療技師がおり，彼らはその仕事の実現においてより多くの自律性を持つ。しかし，彼らは職員の小さな比率にすぎず，専門職員に監視されている。たとえば，微生物検査技師（técnicos/as en microbiología）は保健施設に1人でいることがありうるが，彼の仕事を監視する微生物検査士（Microbiólogo）が地域に1名いる。さらに，予防にも一般と管理のサービスがあり，仕事は集団的で多様である (Trejos y Valverde 1999: 13)。

　以上に描写した職場の構造から，次のような政治力の存在を指摘することができる。緊急の治療を必要とする患者の手当てを行う職員は，担当が細分化され鎖状になった仕事の一部を担っているため，不可欠の存在である。したがって，彼らが団結して何らかの要求を行うために仕事を拒否すると，職場は麻痺し，患者の健康や生命は危険にさらされる。保健医療部門が公共部門に属するために，そのような事態は患者や国民一般の不満となり，政府の人気に強い影響を及ぼす。すなわち，保健医療専門職員は職場において，いわば拒否権を有する。拒否権は職員が集団化することにより発揮される。その拒否権は予防部分よりも治療部分において患者の緊急性が高いため，より強い政治力として作用する。

第Ⅱ章要約

　第Ⅱ章では，CCSSの医師を中心に，人的資源育成の過程と職場の構造を分析した。医師は職業集団として組織されやすく，医療の正統性に敏感である。19世紀のうちに伝統的な治療師に対する欧米医学の優位が確立された。1970年代にはプライマリケア活動をめぐり医師団は不満を持ったが，活動の医学的裏

づけにより受け入れられた。

　教育課程は医師の世界の人間関係の階層構造と深い関係を持っている。コスタリカの医学教育は1961年からコスタリカ大学で開始された。70年代以降医師の国内育成数が急増した。同じ頃から専門医の教育も始まった。一般医に比べ専門医は長い教育年数と高い社会的地位，高い所得により階層構造の高い位置に位置づけられる。

　階層構造は職場でも継続される。医学科卒業者はCCSSの職員となる場合が多く，教員や上司の監視と指導の下にさらされる。長い教育課程の後，一般医と専門医に階層化される。職員の間の競争は学位の取得や学術論文の出版など昇進につながる面に集中しやすく，日々のサービスの質や資源割り当て改善への動機付けは働きにくい環境である。

　CCSS設立までは民間の医療が中心だったが，その後はCCSSが雇用と医療財源の提供において重要な位置を占めた。1970年代以降，医療の供給体制がCCSSに一元化されると，雇用のCCSS一元化がさらに進んだ。

　CCSSは異質の幅広い雇用を抱える雇用主である。その雇用は頂点となる医師，歯科医，薬剤師その他から看護婦，清掃・警備・食堂などの各種職に至るまで幅広く，階層的な構造を持っている。法律により職の安定が強く守られている。

　他にも看護師を始め多様な専門職員が大学で育成されているほか，保健省によりプライマリケア技師の育成などが行われている。70年代には医師の不足が見られたが，80年代には医師の過剰が観察された。一般医は不足，専門医は十分と見られていた。70年代にカリキュラムの簡便化が図られ，医師の早期育成体制がとられた。

　1990年代以降，私立大学の新規開設が相次いだことにより一般医は過剰傾向が定着した。その反面，専門医は不足している。その原因は専門医の育成不足にあるというよりも，専門分野の細分化が進んでいるためである。

　人的資源の数をコントロールするには，大学の入学者数の制限，CCSSなどの医療機関のポストの制限などの方法がある。ただし，医学部卒業生のすべてのCCSSと保健省のポストへの就職を確保するという意味での完全な計画は行われていない。教育機関から出た人材はCCSSなどの公共機関での雇用を

得られない場合には民間部門に向かうほかない。

　医療の職場は作業が鎖状の分業構造になっており，治療に携わる職員はそれぞれの役割が明確化されているために，団結すると強い拒否権を持つことになる。予防分野よりも治療分野において拒否権は強くなる。

注

53）　記録に残るコスタリカで最初の医師は，1562年，征服者フアン・バスケス・デ・コロナド・イ・アナヤ（Juan Vásquez de Coronado y Anaya）がロド（Lodo）の町（カルタゴ）を設立した際に，90名の兵士に同行していたイタリア出身の外科医シピオン・アルメリコス（Cipión Arméricos）だった。フアン・バスケス・デ・コロナドの軍には他にもポルトガル出身の外科医アントニオ・オリベイラ（Antonio Olibeira）が同行した。時代を下って17世紀にはマヌエル・ファルファーン（Manuel Farfán）という医師が記録に残るが，彼は治療師だったと考えられている。さらに，18世紀後半にコスタリカに到着し何年か医療活動を行ったエステバン・コルティ（Esteban Corti）は妖術使いとしてメキシコに送られ異端審問所の裁判を受けた。De la Cruz 1995: 42。モスもデ・ラ・クルスと同じエピソードを紹介しているが，彼はグアテマラに送られた，と記している。コスタリカへの到着年もデ・ラ・クルスの記述とは異なる。Mohs 1980: 4。

54）　政府による医師資格試験はなく，大学の医学部を卒業することが医師となる上での唯一の要件である。したがって大学教育は国内で育成される医師の正統性の根拠である。

55）　政府の文書においても，「コスタリカ大学医学科の初期のカリキュラムは米国のルイジアナ大学のそれを複製したもの」とされている。República de Costa Rica 1992: 40。

56）　他の国同様，医学部において経済学や経営に関する教育は行われていない。

57）　現カルデロン・グアルディア病院。

58）　1999年，新聞紙上でコスタリカ大学医学科長のイルダ・サンチョ・ウガルデは，医師が何重ものポストを兼任する状況を「学術的屏風（biombo académico）」と呼んで批判した。1990年代から私立大学の医学部急増によりCCSSの病院での研修に参加する学生が急増した。より多くの学生を受け入れることは，CCSSの医師が大学での教員の職を得る上で有利であるために用いられやすい。その結果，医療現場では，同じ患者が多くの医学生，看護学生の実習教材とならざるを得ない状況がある。Sancho 5-4-1999。

59）　学生のハンガーストライキについては次を参照。Universidad, 23 de febrero de 1976; 1° de marzo de 1976; 23 de marzo de 1976。

60）　准看護婦は中等教育卒，専門職の看護婦は大学で5年間の教育を受ける。

61）　大学病院という制度はないため，国立大学，私立大学を問わず医学生はすべてCCSSの病院で研修を行う。

62）　Miranda 2003: 242。

63) 1982年以降，一般医の基本給の36.6％と定められている。現状では試験の上位者約100名にこの奨学金が提供されている。
64) コスタリカ大学医学科からCCSSに対し学生の健康のため夜勤を週1度にするよう要請が行われている。Calzada 20-7-2004.
65) 1980年代，社会奉仕は法律第7559号とその規則に含まれた。
66) 2000年に与えられた社会奉仕ポストは217（うち医師195）だったが，その抽選への参加者は1,013（医師346）名だった（Miranda 2003: 243）。医師の就職難により，近年では抽選による社会奉仕への当選を就職という意味で幸運とみなす学生もある。
67) 近年私大でも専門医育成の課程が設けられるようになったが，それまでコスタリカ大学が唯一の専門医養成機関だった。
68) 2003年には100の定員に1,070名が応募した。
69) 今は，整形外科，麻酔科，放射線科などは比較的早くレジデント期間を終えることができる。
70) レジデント学生を増やすことはCCSSにとっては職を増やすことになる。その一方，協定に基づく大学からの財源の移転は学生数によらず一定であるため，CCSSには財政上の負担となる。Guillén 8-7-2004.
71) 1989年11月のバルガスの報告では，レジデント医の平均所得（月額）は次のようになっている。基本給33,000コロン，手当て12,000コロン，夜勤手当て40,000コロン，合計85,000コロンである。Peña Chaves, Julian, "La Educación Médica," en Piza E. Escalante, Manuel 1990: 42. 合計は当時の為替レート（1ドル＝82.1コロン）で約1,035ドルである。
72) レジデント医の在籍数については表Ⅱ-4を参照。
73) たとえば，晩年，フィゲーレス・フェレール元大統領はコスタリカの大病院であるメキシコ病院に入院した。次を参照。La Nación 9-5-1989.
74) 1990年代から欧米からコスタリカへの観光が一般化すると，観光と同時に歯科治療や美容整形を民間診療で行う患者も増加している。欧米に比べ安価な治療費と比較的高いとされる技術水準がこのような観光の動機付けとなっている。
75) さらに，興味深い仕組みとして，CCSS病院の中に「宿泊サービス（servicio de pensión）」がある。これはサンホセ大病院に備えられた一般的なホテルのような設備を備えた清潔な部屋で，患者が医療費を負担して入院する公的施設と民間医療を組み合わせた仕組みである。支払われる医療費は実際の病床のコストよりも小さい。レジデント医やインターン学生，その他病院スタッフなどもこの患者にサービスを提供するが，支払いを受けるのは担当の医師とその上位の同僚のみである。この仕組みでは，医師はCCSS勤務時間に民間診療により患者を手当てすることになる。Mata and Rosero 1988: 90-91; Miranda 19-7-2004。いわば富裕層のための高級なサービスをCCSSの一部負担により提供する仕組みである。これは今日まで存続しており，医師の既得権となっている。

76) CCSS 1978; CCSS 1988.
77) CCSS職員によると医療機関への就職は学位や経験に基づく公平な人事によっているが，医師の間からはコネが有効という意見も聞かれる。近年のCCSSの公募では多くの場合，医療施設での勤務経験のある臨時職員（interino）が正規職員として採用されている。CCSS職員 26-4-2004; Robles 31-5-2004.
78) 1983年の行政令（Decreto Ejecutivo）による保健医療部門（sector salud）の形成は，国内の健康状態を改善する諸活動を発展させる公的行政組織を意図したものである。これは次の諸機関により構成される。保健省（Ministerio de Salud），計画省（Ministerio de Planificación），大統領省（Ministerio de la Presidencia），コスタリカ上下水道機構（Instituto Costarricense de Acueductos y Alcantarillados），コスタリカCCSS（Caja Costarricense de Seguro Social），国家保険機構（Instituto Nacional de Seguros），コスタリカ大学（Universidad de Costa Rica）である。Fuentes y Morice 1991: 17-19.
79) 1990年末，CCSSは21,588名の労働者を有しており，これは次の職業グループに配置されている。パラメディカル・スタッフ8,419人（39.0%），一般サービス5,338人（24.7%），管理職5,151人（23.9%），医学専門職2,680人（12.4%）である。医師は医学専門職の78.73%を占め，医療と管理に携わる。医師2,110名のうち医療担当が1,749人（82.9%），管理担当が361人（17.1%）を占める。医学専門職の残りの職業では，微生物検査士の数が多く，化学者（químicos）と臨床心理士は全医学専門職員の0.71%を占める。Fuentes y Morice 1991: 61-62.
80) 統計は次を参照。Sáenz *et al.* 1981.; Fuentes y Morice 1991: 53.
81) 143人（44.%）が技術職，53人（16.6%）が経営職，61人（19.1%）が一般サービスで働いている。
82) 26人（16.2%）が技術職，18人（11.2%）が経営職で，83人（51.9%）が一般サービスで働いている。
83) ここで「必要な医師」の推計に用いられている人口当たりの人数を目標値と考えることもできる。
84) この点については次章において再度論じる。
85) 原出所は内科外科医師会。現役・社会奉仕の医師を含む。Sáenz *et al.* 1981: 2.
86) 国立大学医学部の関係者の中には，私立大学医学部によるCCSSの医療施設の利用を許可するべきでないという意見もある。
87) 全国医師会によると，失業中の医師は約660名に上る。
88) 全国医師組合長「人的資源の需給の不一致を解決するためのありうる提言は人的資源の計画化である。」Rodríguez 12-5-2004. 内科外科医師会長「80年代までCCSSによる医療の人的資源の計画化は行われていたが，90年代になってそれが失われた。」Robles 31-5-2004.
89) 医師1人当たりの人口500人という比率は先進国並みである。再び図II-1を参照する

と，図の時点で人口千人当たり2人の医師を有していたのはアルゼンチン，ウルグアイ，キューバのみであり，コスタリカの医師の人口密度の急速な高まりを読み取れる。
90) Blanco 1997: 395-497の表より筆者が計算したもの。
91) ミランダは2003年の著作で専門数を50と記している。Miranda 2003: 244.
92) ある医師は，そのうち「右足専門の整形外科医」「左足専門の整形外科医」が登場するだろう，という冗談を筆者に語った。
93) 日本語には「お役所仕事」という独特のニュアンスを持つ表現もある。これはコスタリカの保健医療部門にも当てはまる表現と思われる。
94) Trejos y Valverde 1999.
95) 職員の評価が行われたことはあるが，機能しなかった。「悪い」と評価された職員が異議申し立ての手続きをとり管理職の時間が奪われたため，管理職は職員の実質的な評価を放棄しほとんどの職員に「良い」「傑出している」といった評価をつけるようになってしまった。Piza 19-8-2004.
96) 「人間化」を目指す方針は2004年に医師の教育機関 CENDEISSS のホームページにも掲載されているため，普遍的課題と見ることができる。CENDEISSS HP.
97) Dr. Oscar Ricardo Fallas Camacho 医療支配人（gerente médico）の発言。
98) X線の専門家に加え乳房X線撮影を専門とする技師がいるように，下位の専門を伴う。
99) これはしばしば「ピラミッド」「ヒエラルヒー」等と呼ばれる。
100) Mejías 20-5-2004.
101) このピラミッド的構造は CCSS の公的な文書でも認められている。たとえば，保健医療部門改革の基本となった次の文書では，「仕事の型と文化」という項目において CCSS の構造の特徴を「ピラミッド的で集権的」と描写している。CCSS, Proyecto de Modernización 1997: 22.
102) 2名の医師からの聞き取り。
103) 病院関係者からの聞き取り。
104) トレホスとバルベルデは治療現場の特徴を工業過程との対比により明確化している。
105) よって，この文脈での administrador の訳語を「経営者」ではなく「管理者」とした。
106) 専門職員は公衆衛生，技師は予防保健の場合が多い。

第Ⅲ章
労働運動の政策への影響

　第Ⅲ章では保健医療部門の人的資源管理の課題であり，その他の政策形成にも大きな影響を及ぼしてきた労働運動の特徴と政策への影響を把握する。

　第1節「保健医療部門の労働運動」では，繰り返されてきた保健医療部門でのストライキの争点とその解決に至る経緯の特徴を整理する。

　第2節「1982年のストライキ」では，保健医療部門最大のストライキであった1982年のストの経緯と争点，その結果をまとめる。

　第3節「1982年のストの背景調査」では，1982年ストライキ後に行われた職員への公的なアンケート結果を紹介し，医療専門職員の選好を明らかにする。

　第4節「労働運動による診察数制限」では，このような労働運動が医師の時間当たり診察件数制限という形で医療サービスの生産量に直接的な影響を及ぼしていることを指摘する。

　最後に本章の要約を記し，労働運動の特徴とその政策への影響を確認する。

第1節　保健医療部門の労働運動

　医師の政治活動は行政府高官への任命や国会議員への就任等，正規のルートを通じて活発に行われているが，医師の政治力は労働組合や医師会などの組織の活動を通じても発揮される。とくに労働組合は組織の確立された圧力団体である。一般的なコスタリカの労働運動としては1930年代から70年代まではバナナ園労働者の運動が目立っていたが，その後民間部門での運動は沈静化した。これに反して公共部門の労働運動は今日も活発で，教員や公的企業と並び，保健医療部門の労働者も効果的な労働運動を展開してきた。

　保健医療部門での最大の雇用主CCSSで繰り返されてきた医師その他の保健医療専門家集団によるストライキにおいて，医師の集団は次の要素を力の基盤としてきた。ラミレスとロハスが指摘するのは，メンバー数，独自の財源，

組織化の程度，信頼できる政治権力との関係の網，その職業の目的と社会的地位，である（Ramírez y Rojas 1981: 28-29）。また，前章で見た通り，保健医療部門が学歴によって明確化された階層構造をなしており，職場の役割分担が明瞭で，鎖のようにつながっていることから，その一部が集団化すればすべての機能が麻痺する仕組みになっている。この構造が組織に拒否権を与え，組合の政治的圧力を強める働きを持つ。

まず，保健医療部門における最初の労働運動を紹介しておく。それは，1940年代の医師団体の利益確保運動である。この時期，カルデロン政権のイニシアティブによりCCSSが生まれると，これに反応して直後の44年に全国医師組合（Unión Médica Nacional）が結成された。これがコスタリカによる医師の労働組合運動の始まりであり，その後の医療政策にも影響を与えた[107]。最初の会長はサン・フアン・デ・ディオス病院の院長であり世論のリーダーの一人だったペニャ（Peña Chavarría）である。まだコスタリカの医師数は200名あまりにすぎなかったが，その組織化が始まった。

全国医師組合は1946年に最初の医師のストライキを行った。その動機となったのは，CCSSの疾病母性保険の加入条件となる給料の上限をめぐる問題である。制度発足後しばらくして，給料の上限が400コロンに設定され，これを上回る所得の者は保険加入を免除されていた。社会保険普及の意図を持つCCSSの指導的医師により，43年から46年までその引き上げが何度か試みられた。46年，CCSS理事会が上限を600コロンとすることに合意した。医師は，高額所得者がCCSSの病院で手当てを受けることになれば民間診療の不利益になる，という理由により反対した。全国医師組合は，上限の撤廃は専門職業医療の発展にとって有害であり，上限が維持されるべきである，とした。すなわち，同組合はこのとき，民間診療を主体とする医師の利害を代弁したのである。

CCSSと全国医師組合との直接交渉も行われたが，妥協点は見出されなかった。交渉の行き詰まりを受けて医師団体により1946年6月6日から6月8日までの3日間，ストライキが行われた。6月6日に開かれたCCSSの理事会において，ミゲル・ブレネス労働大臣は，公務におけるストを禁じた43年の労働法典に基づき，このストを違法とした。

医師のストの間，慈善協会の傘下にあったサン・フアン・デ・ディオス病院

と民間診療室において，患者の治療が行われることになった。しかし，CCSSのトゥリアルバの病院では64名の患者がそこを去らねばならなくなった。最終的に，CCSSは医療施設における入院患者へのサービス悪化の深刻さを考慮し，CCSSの存続のために給料上限変更の計画を取り下げねばならなかった。これはコスタリカで初のホワイトカラーのストライキであり，1948年の内戦に至る社会不安醸成の一翼を担ったとも言われている。

このストライキの後も給料の上限が社会保険普及の制約となった。1946年の失敗の後，50年代にもインフレや公平性の観点から400コロンの上限を引き上げる動きが見られたが，医師の合意を得ることは難しかった。58年に上限は1,000コロンに引き上げられ，さらに第Ⅰ章に記したとおり，70年代に上限が撤廃され全国民に制度が普及するまで，この給料上限をめぐる争いは続いた。[108] 社会保険普遍化へ向けた政治家等の政策決定者の善意も継続的であり強かったが，その一方で，医師というエリート集団の利権を守るための運動もきわめて強かったのである。

上限の引き上げに対する医師集団の反応は次のことを示している。第1に，CCSSの設立に反応して，医師集団は容易に組織された。第2に，全国医師組合に代表される医師集団は経済的利益に敏感であり，民間診療の利益確保のために給料上限撤廃に抵抗した。第3に，患者の不利益があっても医師は要求を貫徹した。第4に，同業者の団結が強く，CCSSの医師も不法とされるストに参加した。第5に，職業の専門性の高さと責任の重さにより，ストは強い力を発揮した。第6に，医師に対するCCSSの立場は強くなく，最終的に医師の要求に譲歩せざるを得なかった。[109]

このストを指導した全国医師組合は今日，最大の医師組合である。[110] その主要な活動は雇用主と医師団体との間の労働問題の解決と，とりわけ職業実践と医療倫理にかかわる加入者へのセミナーと訓練ワークショップの開催である。全国医師組合の目標は，組合員とその労働者としての経済・社会利益を守ること，組合の専門職員による医療の提供を促進し国とその諸機関が民間機関と同様に法律に従いサービスへの報酬を与えるように監視すること，専門の実行において組合の医師の利益が脅かされないよう守ること，これらの目標の達成のために法律的および実質的介入を管理すること，である（Ramírez y Rojas

1981: 26-27; Ickis, *et al.* 1997: 117)。

　保健医療部門の労働組織はこれにとどまらない。全国医師組合に続いてCCSS医学専門職員組合（SIPROCIMECA: Sindicato de Profesionales en Ciencias Médicas de la CCSS）は1952年に発足した。[111] SIPROCIMECAは，医師とともに歯科医，微生物検査士，薬剤師がメンバーとなっており，共有する利益を追求する。全国医師組合が民間を含む医師のみの利害を代表しているのに対し，SIPROCIMECAはCCSSを守る趣旨で作られた（Salas 8-5-2004; Miranda 16-6-2004）。しかし，この団体は給料上限をめぐる医師とCCSSとの間の攻防では400コロンの上限を維持する方向で運動を行い，社会保険拡大を遅らせた（Rosenberg 1991: 124）。また，CCSS職員の意見では，これは労働組合の中でもっとも戦闘的な団体である（CCSS職員 26-4-2004）。[112]

　次に，1954年8月にCCSSの管理部門職員の組合CCSS職員全国組合（UNDECA: Unión Nacional de Empleados de la Caja）が作られた。UNDECAは医学専門職員以外の職員を主体としており，加入者数の上で最大である。UNDECAはスポーツ・文化会として機能していたが，今日では活発で戦闘的な方針を持っており，組合員は約7,000人である。CCSSの本部，支部，医療施設の過半数の労働者を組織化している（Ramírez y Rojas 1981: 26-27）。さらに看護では大卒の専門看護婦を構成員とする全国看護専門職員協会（ANPE: Asociación Nacional de Profesionales de Enfermería），准看護婦を主な構成員とする全国准看護婦組合（SINAE: Sindicato Nacional de Auxiliares de Enfermeras）が大規模である。看護婦の団体は構成員数の上で多いが，ストはほとんど行っていない。労働運動以外の方法による影響力も限られており，国会議員になる看護婦は稀である。

　以上の主要労働組合の他に小規模の労働組合が多数ある。表Ⅲ-1に示されている通り，1980年6月30日時点において，労働組合の総数は39に上った（Ramírez y Rojas 1981: 26-27）。より最近の研究において，トレホスとバルベルデはCCSSの労働組合数を52としている（Trejos y Valverde 1999: 27-28）。小規模の労働組合は少数の組合員をストに動員しても大規模労働組合ほどの影響力はないため，労働争議においては大規模労働組合と立場を共有し合同での交渉を行う場合が多い。このような小規模の労働運動の存在意義は，独自の政

表Ⅲ-1　CCSS の組合・会とその構成員数　1980年6月30日

組合名	組合員数
Unión Nacional de Empleados del Seguro Social（UNDECA）	4,303
Sindicato Cos. De auxiliares de Enfermería（SINAE）	2,228
Unión Nal. De empleados hospitalarios y afines（UNEHA）	1,598
Unión Médica Nacional（U. M. N.）	1,097
Sindicato profesionales en ciencias médicas de la CCSS（SIPROCIMECA）	827
Asociación empleados del Seguro Social（AESS）	824
Asociación nacional enfermeras obstétricas（ANAEO）	666
Sindicato trabajadores Hosp. San Juan de Dios（SITHOSAJUDI）	589
Unión empleados Hospital Nacional de Niños（UNDEHNI）	363
Sindicato empleados Hospital Pérez Zeledón（SINEHOPZ）	306
Sindicato empleados Hospital de Heredia（SINEHOSPHE）	276
Sindicato empleados Hospital Tony Facio（SINEHOSTOFA）	243
Sindicato empleados Hospital de San Carlos	239
Asociación nacional de empleados públicos（ANEP）	176
Sindicato profesionales ciencias méd. Hosp.（SIPROCIMEH）	166
Sindicato empleados Hospital de Alajuela（SEHA）	137
Unión costarricense empleados de laboratorio	131
Sindicato empleados Hospital de Liberia	123
Unión asistentes de laboratorio clínico	117
Asociación nacional de Jefes de Sucursales（ANJES）	88
Sindicato nacional técnicos y aux. Reg. médicos（SINTARMES）	85
Sindicato empleados Hospital Tomás Casas（CASAJUS）	68
Unión Costarricense de Pediatría	69
Asociación nacional de directores médicos S. S.	57
Sindicato costarricense de anestesistas（SINCOA）	56
Sindicato empleados Hospital de Guápiles（SITRAHOSGUA）	53
Asociación nacional médicos resid. Hosp. De Niños	44
Unión técnicos radiología y afines（UNITHERA）	43
Sindicato empleados Hosp. Raúl Blanco Cervantes	40
Asociación costrricense administradores de Hosp.	37
Asociación costarricense de Cirugía	36
Asociación costarricense de ciencias neurológicas	36
Asociación costarricense de radiólogos	26
Unión costarricense trabajadores soc. Coleg.	20
Sindicato adm. y téc. de instituciones de salud	10
Unión costarricense de microbiólogos y quím. clín.	10
Organización profesionales de radio y t.v.	9
Sindicato empleados Hospital Siquiátrico（SITROHOSPI）	1
Federación unida de trabajadores de la salud（FUTS）	1
合計	15,198

出所：Ramírez y Rojas 1981: 176.
原出所：Sección de Relaciones Internas de la CCSS.

治的立場の主張の場としてよりも，加入者が個人的な参加意識を持つための場もしくはステップアップの場としての利用にある（Miranda 19-7-2004）。

　組合活動を行う医師の個人的動機としては，すでに学歴により医療専門職員の階層の中で頂点を極めた医師が，医師集団の利権の代弁により，個人の社会的地位をさらに強化・向上させることがある。医師が組合の幹部を務めることは履歴書の内容を豊かにし，キャリアアップになる。これに対して，医師以外の労働組合に参加する職員の個人的動機は，学歴による閉鎖的な階層構造の中で得られない自己実現や組織のリーダーや幹部への昇進機会を得ることにあると考えられる。このような階層構造を背景とした個人的欲求との結びつきが労働運動を活発化していると考えられる。また，制度の成熟によりCCSSにおけるポスト新設と昇進が難しくなっていることも，職場に閉塞感を生み，職員を労働運動に向かわせる動機になりうると考えられる。

　1980年代までに発生した主なストが表Ⅲ-2にまとめてある。この表に示されているように，CCSSでは数年に1度全国的なストが起こってきた。これらのストの中心となったのは公共機関CCSSの内部に作られた同業者団体，異業者の混合からなる労働団体だった。ただし，近年では労働組合の活動に往時ほどの勢いはなく，組合に加入しない医師も増加している。最古の全国医師組合への加入率は最高時には86％に上っていたが，今日では全医師の50％がこれに参加するにすぎない。参加しない理由としては，組合費を払う理由がないという場合が多い（Rodríguez 12-5-2004）。

　また，医師団体の中で内科外科医師会は労働組合ではないが，病院でのストに際しては医師側に賛同し，道義的支援を与える場合が多かった。医師番号発行というすべての医療行為の正統性を保証する権限を持つ内科外科医師会が医師組合に近い立場を取ることは，医師という職業における構成員の団結の強さを示すと考えられる。内科外科医師会と全国医師組合の本部はサンホセの同一敷地内にある。両者の政治的立場の距離は，物理的距離と同様に近いものと考えてよいと思われる。

　法律上，ストは不法行為である。1943年制定の労働法典第375条には公的サービスに従事するもののストライキは禁止，としてあり，歴史的にはほとんどの場合CCSSや保健省など公共部門に属する医師のストは違法と解釈され

表Ⅲ-2　保健医療部門における主なストライキ

期間	中心団体など	主な争点
1946.6.6～9	全国医師組合	高額所得者を社会保険の加入義務から免除する給料上限（salario tope）の撤廃。民間業務を圧迫するという医師の反対に政府が譲歩し、撤廃は行われず。
1965.6	SIPROCIMECA	労働契約（専門職員の勤務時間最低4時間）・職員名簿・年金・法的保護、タイムカード廃止、全国医師名簿の作成、外国人医師への農村部強制奉仕の設立、給料、図書館設立、予防医療の展開、健康政策作成への参加、など。
1970.8.13～15	サン・フアン・デ・ディオス病院レジデント	インターン医、レジデント医の給料をめぐるスト。モス衛生副大臣、内科外科医師会、全国医師組合が支持。サン・ホセ社会保護協会が譲歩し給料引き上げが成立。
1970.8.27～9.1	CCSS医師	CCSSの諸病院で働く医師たちが、サン・フアン・デ・ディオス病院の医師ストライキ直後、同病院インターン・レジデント医と同等の条件を求めた。CCSSが譲歩。
1971.10.25～10日間	CCSS医師	医師の給料引き上げ。CCSSの譲歩により、3年間で27％の給料引き上げ他が認められた。
1972.6.5～10	CCSS医師	医師が給料「再評価」の履行を求めた。医師の要求が通った。
1972.6.12～	CCSS管理職員 UNDECA	給料引き上げ。CCSS幹部は要求の調査に1ヵ月半の時間を割く交渉委員会を2つ設置した。理事会は最終的に給料、1600万コロンを引き上げるための最終提言を承認。
1975.5.17	CCSS医師	レジデント医の給料引き上げ。最終的に恩恵が承認された。
1976	国立子供病院職員	社会保護協会に属する国立子供病院の労働者たちこのストに参加した諸病院が、CCSSの労働者との給料の恩恵の均等化を要求。
1977	SINAE, UNDECA 他	集団協定の調印と給料の引き上げ要求。1977年4月からの給料引き上げの合意。
1977	レジデント全国協会	請求内容は不明。CCSSがスト前に要求を容認。
1977	サン・フアン・デ・ディオス病院	サン・フアン・デ・ディオス病院のサン・ホセ社会保護審議会からCCSSへの移管に伴う職員の処遇問題。
1978.8	UNDECA	管理部門職員のスト。給料の引き上げを要求。
1982.4.27～6.8	SIPROCIMECA	CCSSによる消費協同組合設立約束不履行の補償、給料の引き上げを要求。CCSSは法律第6386号「医学専門職員インセンティブ法」制定を約束。
1987.7.17	UNDECA	1986年7月以来の労働条件をめぐる裁判長期化と86年9月の医療事故を背景に、労働組合が仕事過剰、機材不足、給料引き上げ等を主張。
1989.5.8～19	SIPROCIMECA, 全国医師組合	法律第6836号「医学専門職員インセンティブ法」第12条「医学専門職員給料は中央政府公務員平均給料と最低同率で引き上げられる」の計算方法をめぐる組合とCCSSとの対立。

出所：Ramírez y Rojas 1981; Miranda 2003: 104-105; La Nación; La República; La Prensa Libre 等から作成。

てきた。また，これらのストごとに裁判所によるストの違法判決が下されてきた。にもかかわらず，ストは繰り返されてきた。

　まず，形式的な側面からこれまでのストの特徴を指摘しておく。労働組合による争議の手法については患者の健康を危険にさらす方法が採用されてきた。多くの場合，ストを起こした医師団体は，CCSSへの政治的圧力を高めるために，患者へのサービス量を調整する方法を用いた。具体的には，救急以外の医療サービスの停止，などである。1977年のストでは就労不能者の認定[113]がCCSSへの圧力をかける材料となった。他にも，薬剤の配布を増やしCCSSの財政負担を増やす，という方法が取られることもあった。医療専門職は患者やCCSS財政および保険加入者への不利益を省みず，利益獲得のため圧力をかけた。

　医療職員のストライキの力の源泉は次の要素により構成される。まず，第Ⅱ章で示したように，医療現場は細分化されており，鎖のようにつながった分業により作業が進められる。したがって，鎖をなすどの部分の労働者でも共通の不満があればストライキといういわば拒否権を発動する可能性を備えている。数多くの労働組合が職業別，職場別などさまざまな形で集団化しており，それぞれに存在意義を持つことができるのは，たとえ少人数でも集団化すれば直接患者の健康に影響する拒否権を発動することができるからに他ならない。よって，医師はもちろん，看護婦，洗濯担当など，あらゆる職務の担当職員は集団化し罷業を行うことによりCCSSの機能を麻痺させることができる。

　争議の終わり方については，次のような特徴がある。ほとんどの争点についてCCSS側が医師に譲歩することでストが解決されている。ごく少数名が処罰されたことはあるが，法の厳格な適用は見られない。ほとんどの場合，ストの交渉の最初に労働組合幹部とCCSS幹部との間で，ストを終わらせる条件として懲罰免除が約束される。また，1970年のストで公衆衛生副大臣[114]がレジデント医の労働条件の悪さを代弁したように，医療行政高官も医師側に立つ場合がある。さらに，カトリック教会が仲裁に入る場合がある。

　次に，ストの実質的な原因について考察する。[115]これまでのストの経緯の観察に基づき，筆者は，大きく分けて次の2つがストを起こす労働組合側の根本的動機と考える。第1に，組合員の経済的利益の追求である。1946年の最初のス

トは民間医療の利害を守るためのストだったが，その他のストはCCSSで働く医師の利益を守ることを主な目的に行われた。ほとんどのストで，給料の引き上げが動機の重要な部分を占めていた。第2に，労働条件の改善である。これは，ストを通じて保健医療部門で勤務する労働者の細かい労働条件が形成されてきたことを指す。インターンとレジデントの待遇，臨時職員の待遇，勤務時間，タイムカードの有無，医療監査など，労働条件の重要な部分がストとその後に行われる労使交渉の結果として定められてきた。

ストライキは示威による要求の獲得にとどまらず，その後の労使間関係の制度化を進めた。CCSSの戦術は一般的には紛争を待ち，その後直接協定を交渉する，というものであった。CCSSと労働組合の間には多くの直接協定が調印されてきた。表Ⅲ-3には，CCSSがさまざまの直接協定で労働者と至った主な協定の内容が要約されている。直接協定の内容は労働時間，給料，年功手当ての計算方法，インターンとレジデントの待遇，労働組合活動の権利，組合リーダーの選出方法や権利，文化活動への支援など，労使関係にかかわるあらゆる問題にわたっていることがわかる。CCSSはこの直接協定によりその後の人的資源管理を拘束されるのである。ストライキに至るか否か以上に，それを力の源泉とした実質的な内容を持つこのような協定の締結が，労働組合の強い関心だったと考えられる。

このような直接協定の調印による労働条件の整備について，次の2通りの見方が可能である。第1の見方は，CCSSによる医療労働従事者への労働条件の規定が遅れていたため，ストが起こり，労働者からの要求に対応する形で労働条件の整備が進んだ，という医師側に好意的解釈である。医療従事者の労働条件は一般的な労働法が対象とするものとは性質が異なる。一般に，給料等の待遇については，医師の重い責任と長い教育期間，社会的地位などが考慮される。医師の国内育成が始まりインターン，レジデント医が生まれると，それに合わせ彼らの就学・勤務条件整備の必要が生まれた。また，医師の仕事の性格上，夜勤や院外からの呼び出しへの対応も必要であるため，その規定も必要である。これらの条件整備と制度化のためストライキによる必要性の訴えが必要だった，という解釈である。

第2は，医師団体の経済的利益追求行為の側面を強調した見方である。つま

表Ⅲ-3　労働組合-CCSS間の協定とその要点

年	調印組合	協定の要点
1966.1.1	Unión Médica Nacional	・最低労働時間1日4時間 ・給料： 　　一般医　時間当たり600コロン 　　専門医　時間当たり700コロン
1971.2.16	UNDECA y ANJES	・組合活動の自由の承認 ・給料：　　　月給　　　　月当たり引き上げ 　　400-650コロン　　125コロン 　　651-1,000コロン　　100コロン 　　1,001コロン以上　　75コロン
1972.6.1	AESS, SINAE y ANEO	・退職・貯蓄・貸付基金 ・組合の保証 ・組合指導者解雇の場合の退職金
1972.8.1	SIPROCIMECA	・年功手当ての承認（インターン期と臨時職員の時期を加算。昇任の場合の扱い。地域別の加算方法の扱い。） ・給料引き上げ　1972年1月から15％の引き上げ 　　　　　　　　1973年1月から6％の引き上げ 　　　　　　　　1974年から6％の引き上げ
1975.5.15	UNDECA, AESS, SINAE, UNITERA, SIPROCIMECA	・給料体系再編と引き上げ（医学専門職員，看護婦，その他職，インターン，レジデント，昇給の仕組み，15日給を含む。） ・組合活動（勤務時間の活動の承認）
1978.9.1	Federación Unitaria de Trabajadores de la Salud: FUNASS	・組合活動の自由 ・給料の引き上げ（再評価，職場における食事提供とその不可の場合の補償） ・スト参加者への給料引き下げの合意
1979.2.15	Unión Médica Nacional, SIPROCIMECA他	・レジデント医勤務時間は週44時間。 ・専従手当ては給料の20％。 ・専門医以上の職階には各階段ごとに400コロンの差額を設ける。 ・薬剤師と微生物検査士の給料は同額。 ・年功手当て計算方法（レジデント継続期間等の算入）
1982.4.15	（医学組合）	・院外待機当番（guardias de disponibilidad）手当ての引き上げ。院外待機当番250コロン，実質労働時間一時間300コロンへ。
1982	Unión Médica Nacional, SIPROCIMECA	・医学専門職員インセンティブ法制定への給料体系変更。 ・年功手当て，地域手当など諸手当の法規定 ・インターン，レジデント医の待遇。
1987	Unión Médica Nacional	・時間当たり診察件数制限（一般医5名，専門医4名）
1992	SIPROCIMECA	・時間当たり診察件数制限（一般医5名，専門医4名）

出所：Ramírez y Rojas 1981: 116; 1982, 1987, 1992年協定他により筆者作成

り，直接協定の調印による労働条件の整備を，他の労働運動の場合と同じく，より多くの経済的利得とより良い勤務環境と労働運動の条件を求める労働組合と，職員への給料を抑え財政支出を抑制したいCCSSとの利害対立の，妥協の産物と見る解釈である。労働組合は毎月の職員の給料からの引き落としにより組合費を徴収する。専門職員を持つ場合もあり，運動がある程度職業化していることは間違いない。サンホセの一等地に組合事務所を構え，組合員への融資を行うなど経済活動主体として重要な機能を備える場合もある。

　第1の見方によると医療の現場の労働環境を守るために労働運動は必要，という見解につながるのに対し，第2の見方によると労働運動は必要を超えた経済利得のためのもの，という見解につながる。どちらの見方がより有力かを明確にすることは困難だが，ミランダの見解では，1965年のストまでは労働条件整備という必要が強かったが，それ以降は労働組合の経済的利得を求めての運動という性格が強まった（Miranda 16-6-2004）。

　給料の引き上げをストの主要な動機とする傾向は1982年の医師ストライキまでは続いたが，その後全国規模の大規模なストは発生しておらず，重要な動機の一つとして給料の位置づけが後退したように見える。82年のストライキにより新しい医師の給料体系が作られたが，この給料体系が医師に強い満足感をもたらした，というのがSIPROCIMECAのサラス事務総長の見解である（Salas 8-5-2004）。この給料体系は医師への多額の恩恵を定めているため，この見解には説得力がある。給料への関心は今日でも強い。たとえば，ストの間はスト実施者への給料が支払われないため，組合員は給料水準に大きな不満がなければストを行うことを望まない，という見解は諸組合幹部に共通している。

　一方，労働組合がストに至るのは，政府側の対応にストを予防する意図がないためという指摘がある。ラミレスとロハスは労働運動に対するCCSSの消極的対応は，同機関の高官が，保険への加入を強制する医療機関を取引材料にすることへの世論の批判を心配するため，としている。したがって，上層部にとっては組合の行動，要求，ストを待つほうが一般的な給料引き上げの先行もしくは組合リーダーたちとの永続的対話の維持よりも望ましい（Ramírez y Rojas 1981: 113-114）[116]。

　また，CCSS側が発生したストに厳しい対応をしてこなかったことは間違い

ない。政府の弱腰対応の理由は，主に2つ考えられる。第1に，医師という職業が長い教育・訓練の課程を経て育成される責任の重い職業であるため，その給料を公共部門の他の職業よりも高く維持することにはある程度正統な理由がある。ただし，その給料水準は医師の生産性とは無関係に政治力によって決定されてきており，要求が妥当でない可能性も小さくない。

第2に，労働組合のリーダーは決して政府との対立者ではない。医師の組合の指導者ものちに医療行政の重要な役職を務めることがめずらしくない。国内の医師の数が少なく，就職先のほとんどが公共部門である。学歴の優先する階層社会の中での高い地位と政治的指導力を持つ医師が限られており，その中にも組合活動に興味のない医師もいたため，組合活動の役職を務める意欲を持つ医師はさらに絞られる。よって，頻繁にこのような現象が起きた。

労働組合と行政との結びつきについて，代表的な例は以下のとおりである。1944-46年に全国医師組合の最初の組合長を務めたペニャ（Antonio Peña Chavarría）は，内科外科医師会の会長（34-35），公衆衛生大臣（36-39）も務めており，のちにコスタリカ大学医学部の最初の学部長を務めた。SIPROCIMECAの設立者の一人で60-62年の間その事務総長職にあったミランダは70年代からはCCSSの医療副支配人（Subgerente médico）としてストに対応する側に回り，82-90の2期8年CCSS総裁を務め，82年のストではCCSSの代表としてこれに対応した。同じく71-72年にSIPROCIMECA事務総長職にあったカストロ（Carlos Castro Charpentier）は90-94年に保健大臣を務めた。

労働組合代表と行政職を歴任する医師の例は，これにとどまらない。1968年に全国医師組合の組合長，71-72年に内科外科医師会会長を務め，72年のストでは医師の全国要求委員会委員長としてスト側の要求を代弁したソト（Manrique Soto Pacheco）はその後サンホセの総合病院サン・フアン・デ・ディオス病院の院長に就任した。ハラミージョ（Juan Jaramillo Antillón）は70年ストの際全国医師組合の組合長を務めていたが，82年からは保健大臣の職に就き，就任時のストにおいて医師との交渉を行った。82年のストにおいて中心的役割を果たしたバルガス（Eliseo Vargas）は国会議員を経て，後に2002-04年にはCCSSの総裁を務めた（Miranda 16-6-2004）。

一般に，組合活動への参加はその後のキャリアにマイナスではなく，むしろ

労働組合会長などの要職はキャリアに箔を付ける役割を果たしている。組合活動に入るために役職上の制限は設けられていないため，CCSSの高官や病院長はもちろんのこと，精神科医パチェコ大統領（2002-06）のように現職大統領が全国医師組合の会員という場合もある。[121] 行政の高官自身が医師労働組合に所属することもあるのである。

このことから，政府がこれまで組合のストライキに強い態度で接してこなかった理由の一端は，ストに対応すべき政府の保健医療担当官僚も医師の階層的世界の一員である場合が少なくなく，医師の代弁者でもある組合幹部と共有する利害を持つことにある，と考えることができる。よって，労働組合の代表を行政との対立者と見るべきではなく，医師の代表者の一部であり，CCSSや保健省の高級官僚と並び，医師の世界の出世頭と見るべきである。保健省やCCSSの幹部も，組合の代表や内科外科医師会会長という職を登竜門としてきた。医療機関の行政を行う幹部は政治活動から退けば再び医師や病院長となる場合も多く，その意味でも医師と利害関係を共有している。

また，世論が給料の決定やストの結末に何らかの影響を及ぼした形跡はない。世論は医師のストの争点のうち，医師の給料に関する部分にはその庶民の給料との格差により当然冷ややかであり，同時に，患者はストのたびに常にサービスの悪化をこうむってきた。が，言うまでもなく彼らは組織化されておらず，医療の鎖のような生命にかかわる責任ある仕事における必要不可欠の部分を構成する同一職種の集団ではない。教育などの背景もばらばらで共有する利益も団結というコストの大きい活動を進める動機付けもない。よって，医師のストによる患者の不利益は甚大となる場合もあると考えられるが，その意見が保健医療政策に影響を及ぼすとは考えられない。

保健医療部門以外の識者やマスコミの保健医療政策への影響も，限定されている。1965年のストの際にはコスタリカ大学社会経済学部の教員が連名で医師の給料引き上げが大きな財政支出を生みCCSSの負担につながる，という反対意見表明を主要新聞紙上で行った。71年のストでは主要新聞紙上で医師の給料はすでに高い，と給料の引き上げに反対意見が表明された。しかし，これらのCCSS外部からの意見表明は交渉に影響せず，常にCCSSと労働組合との間の協定が結ばれてきた。病院からのサービスを受けられなくなる患者の意見

を含め,世論の政策決定への影響力は皆無だったと言える。唯一,医師の不正や医療過誤に関しては,それが医師の世界での反省を促し,医師や行政官の良心を刺激する可能性はある。しかし,世論は政策について決定的な力を持たないというべきであろう。

若干政策への影響力があると考えられるのは,社会保険への拠出の主力となる産業界の意向である。1971年に給料上限が撤廃された際には,CCSS理事長ヒメネス・ベイガと上限廃止に批判的だった商業会議所(Cámara de Comercio)との会合が持たれ「ヒメネス−商業会議所」協定が結ばれた(Rosenberg 1991: 192)。82年の医師のストの後,CCSSが拠出料を引き上げた際にもミランダ総裁はさまざまの産業団体を訪れ,拠出引き上げの必要性を訴えた[122]。これらの例からすると,拠出にかかわる問題においては産業界の意向は無視できないと思われる。しかし,産業界総括団体の存在理由からして,拠出を除く保健医療政策の細部にわたって産業界が関心を持っているとは考えられない。

以上の検討からわかるように,保健医療政策の決定に関心を持つ団体の中で医療専門職員とその他の保健医療部門労働者の組合は強力である。その力の源泉は医療サービスの中で鎖の一部を担うという責任の重さと階層的な人間関係の中での団結力の強さ,教育と経験に基づく保健医療政策についての情報量である。CCSSや保健省のストへの態度が甘いこととあいまって,労働運動は保健医療部門の政策決定において圧倒的な力を持ってきたと言ってよい。それは法律やルールの形成を促す場合もあった。よって,医師の労働運動が進められる動機を明らかにすることが重要である。

これまでストの直接の動機となったことはないが,潜在的に労働運動の方向性として共有されていると考えられるのは,民営化への反対である。もっとも,国家の主導による保健医療サービスの普遍化を達成したコスタリカにおいてCCSSの医療サービスの民営化が真剣な議論の対象となったことはない。まず,国民の間に民営化に反対する意見は強い。1996年の調査によると,市民の71%はCCSSの民営化に反対している(PEN 3: 64)[123]。ただし,1980年代以降の市場経済指向の改革の進む中では,公的企業の民営化が進められたため,CCSS民営化の可能性もなかったとは言えない。

概念的にはコスタリカの保健医療部門の民営化にもいくつかの型がありう

る。医療供給主体のすべての民営化，一部サービスの外部供給者からの購入，経営の協同組合など外部団体への委託，警備・洗濯などの周辺的サービスのアウトソーシング，などがある。それぞれの労働組合はその構成員が異なるため，これらの民営化への意見は微妙に異なっている。

2003-04年に筆者が実施した民営化についての諸団体の意見の聞き取り調査の結果を要約すると，次のようになる。

まず，全国医師組合はCCSSの内部に現存するサービスの民営化には全面的に反対である。現在CCSSの内部に十分な検査能力があるため，これを外部に委託する必要はない。清掃サービスは民間に依頼すると一見きれいにすることはできるだろうが，感染症のひろがりを招く恐れがある。警備を外部に依頼すると，顔見知りの同僚でないため仕事がおろそかになる可能性がある。洗濯サービスの外部委託はすでにCCSSの一部で実験が行われたがよい結果を招かなかったと理解している。非伝統的な時間帯での医師との契約についてのみ，賛成できる（Rodríguez 12-5-2004）。

次に，SIPROCIMECAは，医療は教育と並ぶ国家の役割であるという立場から，その民営化には強く反対する。民間企業への経営委託にも反対である。しかし，警備や清掃，食事の提供などの周辺的サービスを民間企業との契約にすることは容認する。また，協同組合との契約によるクリニックの経営，大学によるEBAISの経営も容認する。さらに，非伝統的な時間帯における医師との契約にも賛成である（Salas 8-5-2004）。SIPROCIMECAは医師，薬剤師，歯科医，微生物検査士などの医療専門職員をその構成員として持つため，彼らの直接的な利害にかかわらない部分の民営化には比較的容認的である。

大卒看護専門職員の組合ANPEも民営化には反対である。食堂・清掃・ガードマンの外部契約など第三者とのサービス契約も含めて反対している。これらを「道徳に反する」行為と考えている。協同組合によるクリニック経営も同様に民営化とみなしており反対している。実際に試みられたプライマリケアでの経営委託は，事務総長メヒーアスによると，通常のEBAISで患者1人当たり18ドルで可能な治療が協同組合などへの委託では30ドルを上回っておりCCSSへの負担が増加している（Mejías 20-5-2004）。

さらに，UNDECAもCCSSのサービスの民営化には不賛成である。一部の

クリニックにおける協同組合への経営委託は，CCSSの強い関心と補助によって成功したと考えている。民間業者に検査などのサービスを外部委託し料金を支払うのならば，その金額を蓄積しCCSSで必要な検査設備を整えるべきである（González 23-9-2003）。SIPROCIMECAに比べ経営の外部委託，検査の民営化に後ろ向きなのは，UNDECAが医療専門職よりも経営やその他の各種職員など，外部委託の影響を直接受けやすい職員を中心的な構成員としていることからくるものと考えられる。

公共部門のみならず民間部門を含む全医師を構成員とし，もっとも公式的な医師団体と言える内科外科医師会の会長は，医療の社会主義的な部分と民間部分を混同しないことが大切とし，民営化には中立的な態度をとる。CCSSの保有しない高額機器利用の検査など，一部医療サービスの外部発注は，社会主義的な部門であるにもかかわらず利権を生んでおり，良い結果をもたらしていないとする。その一方，クリニック経営の協同組合への委託は良好に機能しているため，受け入れる。また，清掃や警備などの各種サービスは外部調達するほうが競争があって良い，とする（Robles 31-5-2004）。

以上の諸見解から明らかな通り，保健医療部門の労働組合は職員の雇用の安定性維持を優先順位の高い目標としており，民営化はそれを脅かす行為とみなし警戒している。これまでの給料の引き上げなどをめぐるストライキで労働組合が患者の犠牲をいとわないことと，政府が常に受動的な対応を行ってきたことと合わせて考えると，このような反対を押し切って民営化を進めることはストライキを含む労働組合の強い反応を招く可能性が高いと考えざるを得ない。

第2節　1982年のストライキ

数多くのストの中で，1982年のストは多くのCCSS職員と労働組合幹部により共通して最大のストと認められている。本書でもこのストを重視するが，それは次の理由による。第1に，43日という長期間にわたり病院の業務が行われなかったこと，第2に，医療サービスの核である医師の組合によるストだったこと，第3に，ストの結果医師の給料とそれ以外の手当てに関する体系が作られたこと，である。医師組合にとっては，給料と手当てにかかわる制度作りに影響を与えたという意味で大きな成果を挙げた運動だったと言うことができ

る。以下に，このストの展開とその結果を記述しておく。

　1982年4月の医師ストライキの直接の引き金となったのは，80年6月2日，CCSSとSIPROCIMECAとの間に結ばれた消費協同組合設立に関する協定である。その中でCCSSは各医療専門職員に400コロンの支払いとポストの種類別の補完的恩恵を約束した。第14条項において，「CCSSは遅くとも1981年7月1日までに（中略）消費協同組合を機能させることを約束する」とされていた。消費協同組合が満足できる形で機能している場合には，諸組合は80年と81年の間に給料の引き上げを要求しないと約束した。逆に81年7月1日にこの条件が満たされていないならば，関係諸団体はその2カ月後の発効のため交渉を行い，新しい給料引き上げ協定を調印しなければならない，とされた。この協定に従いCCSSと組合の代表委員会はパナマとコロンビアに出張し，協同組合の技術的側面を調査したが，法律上の制約のため，この協同組合は具体化しなかった。よって，81年6月になり，医師組合は新しい給料引き上げなどさまざまの請求を行なった（DRH 1984: 19-20）。

　1982年4月15日，CCSSと医師組合との間に新しい和解協定（Arreglo Conciliatorio）が調印される。これは49の請求と8の暫定協定からなっていた。もっとも際立っていたのは，院外待機当番（guardias de disponibilidad）の手当ての引き上げだった[125]。同様に，82年1月から超過給料（sobresueldo）であり将来基本給に含まれるものとして，給料の2,000コロンの引き上げが含まれていた（第29-49条）。CCSSはこの引き上げのための財源の用意をした。しかし，この予算修正は，82年共和国通常予算規定第72条「公共部門のための給料引き上げの統一」に抵触するとして，共和国会計検査院により拒否された。CCSSは共和国大統領と法務大臣（Ministra de Justicia）にこの事情を訴え，規定第72条の廃止の法案を作成した（La Nación 2-5-1982; DRH 1984: 19-20）。

　即座の給料引き上げに至らなかったため，SIPROCIMECAにより率先された医師たちは，1982年4月27日にストの実施を決定した。全国医師組合，UNDECAもこれに加わった。医師の主な要求は去る2月に公共部門職員に認められた給料の1,300コロンの引き上げに加えて，医師にのみ2,000コロンの引き上げを認めさせることだった。このストは，5月1日労働第2裁判所（Juzgado Segundo de Trabajo）によって不法と判決されたが，医師たちは運動を維

持した。国立子供病院，全国精神病院，母子病院（Dr. Carit）を除くCCSSの全病院が麻痺した。検査を要さない当番医による救急サービスのみ維持された（Nación 4-5-1982）。5月4日からは首都近郊の11クリニックの救急サービスも停止された。これらのクリニックの担当地区に住む住民は，越境してサンホセの大病院の救急サービスを受けざるを得なくなった。

　内科外科医師会で行われた医師の総会では，2,000コロンの引き上げだけではなく，CCSSと保健省で働く医師の給料や学術条件の均等化も求められた。同様に，医師を公務員法制（Estatuto de Servicio Civil）に直接結びつけている医療サービス法制の第9条の廃止も求められた。さらに，スト実施者たちはリーダーたちへの報復を行わないことを求めた。一方，サラスCCSS総裁（Alvaro Fernández Salas）は5月1日，スト実施者への給料の不払いを発表した（La Nación 2-5-1982）。

　5月4日の新聞には，医師側が国会議員に示した請求事項の内容が示されている。

　　・2,000コロンの補償の承認。
　　・CCSS, Unión Médicaその他の組合の間で調印された労働協定の絶対的尊重。
　　・スト実行者への不報復。
　　・国会が最低生存賃金の7倍に相当するCCSSの医療職員のための給料階段の検討と実施。（公共行政給料一般法 Ley General de Salarios de la Administración Pública からの医師の除外）
　　・CCSSへのこのしかるべき財源なしに1983年の予算を承認しないこと。
　　・専従手当て（dedicación exclusiva）制度[126]を設け，基本給料の40%相当を支払う。

これを受けて，国会議員たちは予算規定72条の検討と組合リーダーとの交渉を始めた（La Nación 4-5-1982）。

　新聞報道は政治的な側面からこのストを攻撃した。『ラ・ナシオン』社説によると，ストのリーダーたちの中にはマルクス＝レーニン主義団体「連合人民（Pueblo Unido）」のメンバーが含まれている，とされた（La Nación 4-5-

1982）。この社説に対するロドルフォ・ラミレス・アマヤ SIPROCIMECA 付属事務局長（Rodolfo Ramírez Amaya, Secretario General Adjunto, SIPROCIMECA）からの回答が1982年5月5日付の同紙に掲載された。彼によるとこの運動は共産主義により操作されたものではなく，生活水準向上のためのものである。しかし，さらに『ラ・ナシオン』は82年5月21日付の社説でも，このストは大統領選挙に敗れたことに不満を持ったマルクス主義者によるものだと主張している（La Nación 21-5-1982 "Una..."）。この点の真偽は定かではないが，『ラ・ナシオン』がこのストライキを政治的運動とみなし批判的であったことは間違いない。

このストでは，かつてのスト同様，一般的には高給を得ている医師の傲慢な要求として受け取られ，医師が自身の立場を弁護する構図を取った。『プレンサ・リブレ』の社説は，医師の給料要求の一覧を連ねた後に，「医師の大多数は別世界の水準にいると考えている」と述べている（La Prensa Libre 15-5-1982）。これに対し，医師のスターンは「医師問題について」と題する論文を『ラ・ナシオン』と『ラ・プレンサ・リブレ』に投稿している。この論文は医師の教育課程の困難さを書き連ねており，要求の正当性を訴えている。その経済状況については次のように記述している。「しかし，諸兄，どうすれば1人の医師が月に 7,000 や 8,000, 9,000, 10,000コロンで生活することができるだろうか。国の本当の特権階級は，中級のアパートに月に400ドル，すなわち今日の為替レートで約2万コロンを請求するのだ。あるいは市場では経済的な小型車さえ，特売で『たったの』22万9,000コロンで売られているのに。」（Stern 10-5-1982）[127]。

医師に対して厳しい世論の一方で，医学専門職員を目指す医学生の間ではこのストへの支持があった。コスタリカ大学医学部の教員と学生は医師たちの要求を支援する意図で，5月17日からの無期限ストを宣言したのである（La Nación 15-5-1982; La República 15-5-1982, 18-5-1982）。医師の卵にとってこのストは，将来の自分たちの給料にかかわる問題であるため，医師と共有する利害関係が存在したと言える。このことは，医学専門職員の政治的団結力の強さの反映だったと考えることができる。

経済危機による給料の目減りは，このストの主な動機だったと考えられる。

医師の基本給料を消費者物価指数でデフレートし実質化すると図Ⅲ-1のようになるため，経済危機と消費者物価の上昇による実質所得の目減りは間違いない。ただし，この時期には経済危機によりほとんどの国民が生活に苦しんでいた。CCSS の統計によると[128]，1982年6月の政府部門を除く給与所得者の平均給料は約4,200コロンであり，医師の基本給料はその約1.9倍の水準だった。CCSS の給料統計は保険加入者のみを対象としているため，低所得の保険非加入者を含めた世間一般の所得と医師の所得の格差はさらに大きかったと考えられる。医師基本給の推移については，82年末の給料体系変更の前後の比較はできないが，図から，81年，82年における実質的な購買力の大幅低下と83年から86年までの急回復，その後の漸進的回復には疑いがない。表Ⅲ-4に示されている中央政府・民間企業平均と比較した医師の基本給料は若干低下の傾向がうかがえる。しかし，これも同様に医師の給料体系の変更による比較不能な部分を含んでおり，基本給よりも高い給料を受け取る医師がほとんどであり，医師には別途手当てがあることを考慮しなければならない。

　5月8日，去る2月の選挙結果に従い，モンヘが大統領に就任した。5月10日，CCSS 新総裁ミランダらとの交渉が始まった（La Nación 10-5-1982）。同日，国会はその第3討論において，問題解決の鍵を握る予算規定第72条の廃止動議を否決した。全 PLN 議員とマラバシ（Guillermo Malavassi）議員（国民運動，サンホセ）がこれに反対票を投じた。賛成票を投じたのは統一党（Unidad）議員と，連合人民の4議員，そしてバルベルデ（Dr. Oscar Valverde）議員（Acción Democrática Alajuelense）だった（La Nación 11-5-1982）。国会第1，第2討論での法案承認にかかわらず主に PLN の反対により第3討論で廃止動議が否決された理由は[129]，「将来の大蔵大臣（Dr. Federico Vargas）が国の状況を考慮しこの規範の廃止を不承認としたから」とされている（DRH 1984: 19-20; La Nación 2-5-1982）。間近に迫った政権交代がこの決定に影響を及ぼしたと思われる。

　問題解決を遠ざけるこの国会の動向に反応して，全国医師組合，SIPROCIMECA，サン・フアン・デ・ディオス病院科学専門職員組合（Sindicato de Profesionales en Ciencias Hospitalarias del San Juan de Dios）らはさらに圧力を強めた。民間の診療室の閉鎖，カルデロン・グアルディア病院の救

第Ⅲ章 労働運動の政策への影響 121

図Ⅲ-1 公共部門医師の実質基本給料(1985年基準) 1980-2000年

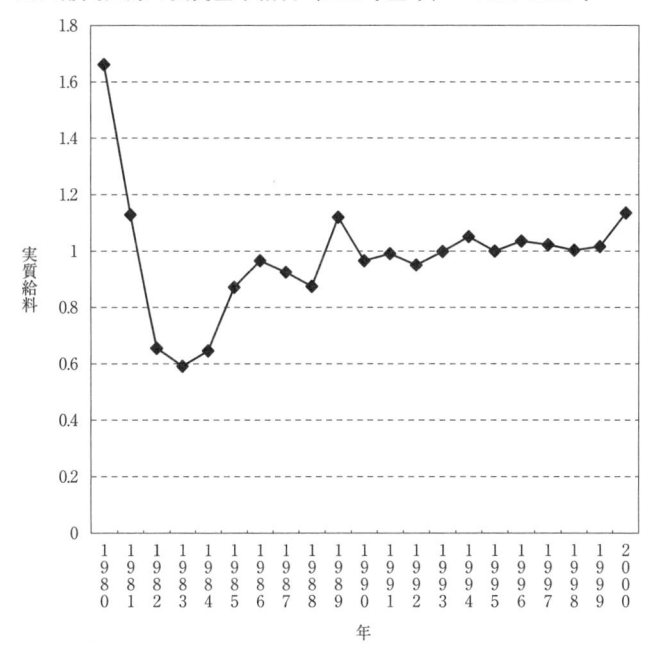

出所:
　医師基本給料…保健省予算各年版より作成。1982年までは「医師1 (médico 1)」,その後は「G1」の基本給料。
　デフレータ…1995年を基準とする消費者物価指数。
原出所:Instituto Nacional de Estadísticas y Censos y Banco Central de Costa Rica.

表Ⅲ-4 医師基本給料と給与所得者の給料月額(各年6月)

年	(1)一般医基本給料	(2)給与所得者平均	(1)/(2)	(3)中央政府平均	(1)/(3)	(4)民間企業平均	(1)/(4)
1980	6,600	2,301.1*	2.87	3,632.4	1.82	1,893.3	3.49
1985	14,950	10,072.7*	1.48	12,612.3	1.19	8,166.6	1.83
1990	39,075	n.d.	n.d.	30,480.3	1.28	19,256.0	2.03
1995	95,001	n.d.	n.d.	99,120.9	0.96	52,985.4	1.79
2000	186,282	143,658.5	1.30	187,819.3	0.99	114,945.4	1.62

*政府を除く。n.d.=入手不能。
出所:(1):保健省予算各年版より作成。1982年までは「医師1 (médico 1)」,その後は「G1」
　　　の基本給料。
　　(2)-(4):CCSS, *Estadística de Patronos, Trabajadores y Salarios* 各年版,HP版より作成。

急サービスや母子病院，国立リハビリセンターの閉鎖が発表された（La Nación 11-5-1982; La República 11-5-1982）。民間診療室のほとんどはCCSSの医師の兼業により成り立っており，医師がこの宣言に従い閉鎖を行えば，患者の選択肢はさらに狭まると考えられた。

しかし，民間病院は組合によるこのストの呼びかけに応じなかった。主要な民間医療施設であるアギラル・ボニージャ（Aguilar Bonilla），クリニカ・ビブリカ（Clínica Bíblica），クリニカ・アメリカナ（Clínica Americana），クリニカ・カトリカ（Clínica Católica），クリニカ・サンタ・リタ（Clínica Santa Rita）からごく少数の医師がストに加わったが，ほぼ通常通りの営業を行った[130]（La Nación 12-5-1982）。争点が公共部門の医師の生活保障にかかわることであり，民間部門の医師の参加が見られなかったことにより，このストは全医師の団結によるものではなく，公共部門の医師によるものと性格づけられた。

給料体系と法律についての医師とCCSSの見解の相違が，両者の合意を困難にしていた。5月12日，保健大臣ハラミージョ（Juan Jaramillo）およびCCSS総裁のミランダ（Guido Miranda），労働大臣サンドバル（Guillermo Sandoval）は全国医師組合とSIPROCIMECAの代表に第1の提案を示した。その内容は，公務員の新給料体系を今後4カ月で作成すること，新医療法制を定める委員会の設置，などだった。しかし，公務員の新給料体系については，当然ながら，医師が全公務員を代表する立場にはなかった。また，医療法制の委員会は前カラソ政権期の1982年初めから存在していたものであり，新提案ではなかった（La Nación 14-5-1982）。また，この提案に，医師側の求めた消費協同組合設立約束反故への補償としての月2,000コロン引き上げは含まれていなかった。5月19日にも保健省において組合代表と政府代表との会合が開かれたが，医師の給料への要求が高すぎるとして政府側がこれを拒否した（La Nación 20-5-1982）。

5月21日付の新聞記事に記された政府から医師への第2の提案は，医師と政府の代表からなる委員会を作り4カ月以内に医師の給料を定める法制を作ること，専従手当て，4時間以上診察を行う医師への手当て，遠隔地勤務への手当ての制定からなるものだった。ただし，この提案にも医師側の求めてきた月2,000コロンの引き上げは含まれていなかった（La Nación 21-5-1982 "Médicos...")。この2度目の政府側提案も受け入れられなかった。5月22日の医師の集会には，SIPROCIMECA のエルマン・チャバリーア（Dr. Hermán Chavarría）事務総長によると，1,700人が集まった[131]。この日，医師はストと圧力，交渉の継続，という3点について確認の決議を行った（La Nación 22-5-1982）。

5月30日，保健省においてサンドバル労働大臣，ハラミージョ保健大臣，ミランダCCSS総裁が労働組合との間で8時間に及ぶ交渉を行い，この場で問題解決への具体的提案がなされた。内容は，給料の9.5％引き上げ，CCSSのみで働く専門職員の専従手当てとして給料の14％，病院勤務手当てとして給料の11％，農村地域手当てとして地域別にそれぞれ給料の10，12，14％，というものだった。提案の給料引き上げ幅は月2,000コロンの引き上げを上回るとされた。しかし，政府側提案では民間診療室を持つ医師はこれらの恩恵を受け取れないとされており，これが全国医師組合との間での争点となった。基本給料は7,800コロンから9,000コロンへ引き上げられ，さらに31日に1,200コロンの追加手当てが受給される。さらに2月に行政府が宣言した1,300コロンとそれぞれのインセンティブが与えられる（La Nación 31-5-1982; La Prensa Libre 31-5-1982）。

さらに細部にわたり交渉は続けられた。6月2日の新聞では，政府側の提案は次のようになった。専従手当てが14％。レジデント医給料が1,000コロンの引き上げにより9,000コロン。インターンの奨学金が870コロンの引き上げで3,300コロン。病院勤務の医師のインセンティブが実質給料の11％。農村地域で働く医師の手当てが給料の10，12，14％。政府側は民間診療所を有しCCSSとINSで部分的にしか勤務しない医師への待遇改善の提案は行わなかった。外来のインセンティブについての新しい提案があり，これは給料の8％とされていたものが9％に引き上げられた（La Nación 2-6-1982; 3-6-1982）。

しかし，この提案も，6月2日に内科外科医師会で開催された医師総会において拒否された。5月13日，5月22日の医師総会による拒否に続く，3度目の拒否だった。『ラ・レプブリカ』の報道によると，その理由は医師側に外来サービスへのインセンティブに不満があったためである。また，ミランダによれば，医師が政府側提案を受け入れなかった理由は，第1に，彼らが将来の給

料について公共部門職員平均給料の3倍という比率の保証を要求したためであり，第2には，政府の権威を喪失させようとする政治的理由があったためである（La República 3-6-1982; La Nación 4-6-1982）。

対立は深刻化した。6月3日には，モンヘ大統領が「医師がストを続けるならば交渉を再開しない」と発言し，ミランダCCSS総裁は「2月の選挙に基づく政治的要因がある」と発言した。一方，医師側も，サン・フアン・デ・ディオス病院，サン・フランシスコ・デ・アシス病院（グレシア），トゥリアルバ病院の救急も心筋梗塞や銃弾による怪我，出産など例外的な症例の場合を除き閉鎖するとし，さらに圧力を強めた。この宣言どおり，6月4日の午後からはサン・フアン・デ・ディオス病院他の救急サービスは例外的なケースを除いて手当てを停止した（La República 5-6-1982）。

政府側も医師側も後退しない構えを見せた。まず，6月5日の閣議において政府は6月7日正午までのスト停止を求めた。停止されない場合にはストの指導者やその支援者，救急サービスを放棄した医師に，法律に従いより強い対応を行う，とした。一方，ストのリーダーたちは牢獄に行かねばならないなら行く，と一時はこの最後通牒をつき返した。彼らは，すべての医師が牢獄に入ればコスタリカの医療サービスはなくなる，とした（La Nación 6-6-1982; La República 6-6-1982）。

両者の溝は埋めがたいと思われたが，政府と内科外科医師会代表との会談が事態を打開した。6月6日午前10：30から6月7日午前0：20まで，政府委員会と6人の元医師会長との間で約14時間の交渉が行われた。交渉により得られた合意は，モラ医師会長（Eric Mora）によると，月額2,000コロンを上回る引き上げが含まれた満足できる内容だった。SIPROCIMECAのチャバリーア事務総長も調整に満足し，7日の正午までに最終的交渉が終わるとの見通しを述べた（La Nación 7-6-1982）。1982年6月7日夜，労働省における8時間半の交渉の後，行政府と医師のリーダーとの間で和解協定が結ばれた。

最終合意内容は次のようになった。4カ月以内に両党委員会で新しい医師法制が編纂されることとなり，それには三つの手当てが含まれる。第1に，4時間を超える外来診察勤務者には基本給料の5.5％に相当する年功手当て。第2に，病院勤務者への手当てとして給料の11％，外来勤務者への手当てとして同

12%。第3に，農村圏への勤務者の手当てとして同10%，12%，14%。さらに，基本給料が1,200コロン引き上げられ9,000コロンとなる。これに行政府により2月に承認された1,300コロンと上述の手当てが加算されることとなる。医師は専従手当てを放棄した[132]（La Nación 8-6-1982; La República 8-6-1982）。また，医師が当初要求した2,000コロンの引き上げは年功手当て，病院勤務手当て，外来サービスへの手当て，地域手当て，を含む各種の手当てという形になった。

　こうして保健医療部門の歴史で最長のストは終わった。1982年6月9日にはモンヘ大統領が和解協定（convenio conciliatorio）に調印し，医師は通常の業務に復帰した。この協定中には公共省（Ministerio Público）が24名の指導者と約400名のスト者に対して始めた刑事訴訟の恩赦規定が含まれていた（La Nación 9-6-1982）。

　以上の1982年ストの経緯からは次のような特徴を読み取れる。第1に，医師のストの主な動機は実質所得目減りへの補償もしくは経済的利益の追求だったと言える。医師の経済状況を維持するための消費協同組合設立の約束の不履行が，ストの直接の原因だった。医師はその補償としての給料引き上げ2,000コロンに強く固執した。当初の給料要求は強く大幅であり，生活苦によるよりも，医師の長い教育課程への見返り，社会的地位の維持が追求されたと考えられる。

　第2に，政府は医師の要求に譲歩し，強い拒否の態度を示さなかった。最終的に給料と手当てについて政府側の大幅な譲歩が行われた。政府側は予算規定の存在により医師側の要求2,000コロンには応えなかったが，その他の恩恵という形で医師の要求を受け入れた。法律制定を約束させたという意味でこのストは最大限の成果を挙げた。年功手当てや病院勤務者への手当て，専従手当て，勤務地別の手当てなど，給料以外の多くのインセンティブが約束された。政府は，ストの指導者と罷業の実施者はスト期間中の給料の不払い以外にはとくに重大な罰を受けないよう配慮した。

　第3に，医師の固い団結に対抗しうる勢力は存在しなかった。医学生を含め，公共部門の医師の団結は強く，当初の要求が通るまで政府側提案を繰り返し拒否した。スト期間中の給料不払いによっても医師のスト継続への意思は揺

らがなかった。最終的に政府との交渉を行ったのが全医師を代表する内科外科医師会の元会長6名だったことは，このストが公共部門のみにとどまらない全医師の運動という性格を有していたことを示している。一方，世論は医師の運動に否定的だったが，最終的な政策決定になんらの影響も与えなかった。政権交代期に行われたストのため長期化し患者は大きな不利益をこうむったが，意見を代弁する団体を持たない患者は政策決定には何の影響も持たなかった。政府が国民による政権の人気の低下を気にする限りにおいて患者と一般の国民の声が代弁されたと考えられるが，これは大きな要因ではなかった。

　スト後に政府と組合との間に結ばれた「和解協定」の中には，のちに「インセンティブ法」に含まれる法律の性格を備えた一連の恩恵が定められた。CCSS人的資源局の文書によると，和解協定の主な論点は次の通りである (DRH 1984: 21-22)。

- 大学インターン，医療サービス，レジデント制度，時間外勤務，院外待機，給料・手当ての仕組み，手当てと各医師の職階，異動と昇進，教育プログラム，医学専門職員の評価システム，その他雇用機関と医学専門職員との間にあるべき良好な関係のために必要な専門職もしくは労使関係にかかわるその他のすべての問題の規制。
- 政府は，CCSSと組合との間に調印，承認された院外待機当番，終身身分保証（inamovilidad），労働の安定性，また，CCSSの以前の総裁によって調印された労働協定の条項を認める。
- 一般的な給料引き上げの際に，医学専門職員の給料は公共部門職員の平均給料引き上げと少なくとも同率で引き上げられる。いかなる理由によっても，医学専門職員の平均給料総額は，同等の職階にある中央政府および独立機関の他の専門職員の全平均給料よりも少なくてはならない。
- 全医学専門職員のカテゴリ別の新しい給料インセンティブシステムが定められる。

この一覧からわかるように非常に多くの労働関係の問題が含まれているが，もっとも重要なのは給料とその他の手当て，および給料引き上げのルールに関するものと言える。

　以上のようなCCSSと労働組合の交渉の経緯を踏まえて作られたのが，

1982年12月22日承認の法律第6836号「医学専門職員へのインセンティブ法（Ley de Incentivos a los Profesionales en Ciencias Médicas）」である。以下，これを「インセンティブ法」と呼び，その内容を紹介する。

インセンティブ法によると，医師は11の職階ごとに給料を支払われる。[133]基本給に対し1年ごとに5.5％の年功手当て（anualidad）が支給される（第1条）。病院勤務により給料の11％の手当て，経営職への勤務により総給料の11％，外来の5時間め以降の各時間について総給料の3％が給付される（第5条）。[134]もっとも報酬の低い一般医（G1）の基本給は9,000コロンで，G11まで1段階ごとに400コロン増加する（第7条）。

大学インターンは一般医の基本給の36.6％の奨学金を受け取る（第8条）。レジデント医の1年目の基本給は9,500コロンで，これは年次とともに基本給に対し5.5％ずつ増加する（第9条）。さらに，CCSSの圏域2, 3, 4でサービスを提供する医学専門職員もしくは他機関で同等職の者は，基本給に対し10％，12％，14％の手当てが農村圏での医療従事者に支払われる（第10条）。[135]

この法律制定以降，給料引き上げは中央政府の公務員の引き上げに準じることとなった。第12条には，中央政府の公務員の給料の一般的引き上げの際に，医学専門職員たちの給料は少なくとも公的な職員の平均給料と同率で引き上げられる，と記されている。これは和解協定に記された内容の法律化である。スト以前から医師の給料は他の民間部門や公共部門に比べ高かったが，この規定により医師の給料面での社会的地位は形式的にもさらに強化されたと考えることができる。

今日の労働組合側からの評価からすると，同法は医師に給料面での満足感を与えた。年功手当ての規定により毎年少なくとも5.5％の引き上げと公務員よりも大きな給料引き上げ，各種のインセンティブを保証したこの法律は，医師の高い給料に絶対的な安定感をもたらした。今日の内科外科医師会会長によると，この法律以降，給料は労働運動の争点とならなくなった（Robles 31-5-2004）。SIPROCIMECAのサラス現事務総長も，同法が医師の給料を安定させたため給料が争点とならなくなったとする。彼によると，その後，この法律の枠を超える範囲での給料をめぐる紛争は考えられていない（Salas 8-5-2004）。

ただし，法律の制定のみで労働運動が沈静化したわけではない。大規模のス

トこそなかったが，労使間の緊張関係も解けたわけではない。1982年のストの後にもCCSSと労働運動との間にはストに至りうる緊張関係が持続されていた。医師の労働組合は法律制定後，上記インセンティブ法第12条の引き上げ比率の算定基準が，基礎給料に対してか給料の総額に対するものかという法律解釈を法廷で争った。89年には，その解釈をめぐる対立が一部の病院のストライキにまで及んだ（La Nación 11-5-1989）。より高い所得を追求するという労働運動の動機付けは継続され，法律解釈の問題という形で維持されたのである。

1982年のストとその後の労使関係から言えることは，給料の問題は労働運動にとってその最重要な争点であり，容易に変更できるものではない，ということである。また，報酬という人的資源管理の重要な部分が労働組合とCCSSの交渉の中でいわば妥協の産物として定められたという事実も重要である。

第3節　1982年のストの背景調査

1982年のストに関しては，CCSSの人的資源局（Dirección de Recursos Humanos）が動機付け理論とアンケートを用いた研究を行っている（DRH 1984）。まず，この研究の存在が最大のストライキの影響の大きさを反映する，と考えることができる。これはCCSSの公式見解と呼べる研究ではないが[136]，当時の人的資源局の関心を反映していることは疑いない。一方，この研究が提供する保健医療部門の職員の仕事への動機付けについての情報は，公的保健医療部門における人的資源管理を対象とする本書にとって貴重である。以下，この研究を参照しながら，医師の動機の側面を検討する。

この人的資源局の研究はコスタリカ保健医療部門でのストを対象に，先進国における経営学の成果が参照されている。人的資源局の研究が参照する動機付け理論は，マズロー，ハーズバーグ，そして，マグレガーである。これらはいずれも，今日において経営学の古典と言ってよい位置づけを有している[137]。以下，人的資源局の理解を基本としてこれらの所説の概要を述べる。

まず，マズローは人間の欲求の階層説を唱えた。もっとも基礎的な第1の欲求は生理的欲求（食事，飲料，空気，衣服，家屋），第2に安全欲求（病気からの安全，給料の保護，退職金支払い，仕事の安全な環境），第3に社会的欲求（メンバー，仕事の同僚，チームにおける人間の友情），第4に自我欲求

（成功の内的感情），第5に自己実現（ある人がなんらかの潜在的可能性を実現したという感情もしくはなにか創造的なことを行なったという感情），という階層である（DRH 1984: 14）。

次に，ハーズバーグは職場で個人の不満足をもたらす要因と動機付けを与える要因は別個にあるとした。彼は「衛生要因」と呼ぶ不満足に影響する外生的要因（企業政策，監視，給料，食事，痛みを避けること，人間関係の質）と「動機付け要因」と呼ぶ仕事固有の満足要因（達成，達成の認識，仕事での成功，自律性，よくなされた仕事への認識，仕事の性格，責任，昇進，など）を分けた。ハーズバーグによると，組織が衛生要因と動機付け要因の両方に働きかける活動を実践した場合，動機付け要因がより強い動機付けの源泉となる。逆に組織がいずれにも働きかけないならば，衛生要因はより強い不満足の源泉となる。衛生要因の満足により不満足は避けられるが，それはインセンティブとしては働かない。よって，衛生要因は予防的とみなされる（DRH 1984: 15）。

また，マグレガーは人間の仕事に向かう動機付けをX理論とY理論という2つの理論を対比することにより整理した。X理論が基づくのは，人間というのは仕事が嫌いでできることなら怠けようとする，という人間観である。これと対立するY理論では，人間は強制されなくとも仕事に向かい，仕事の中に自己実現を感じ，自ら責任を負うと想定される（McGregor 1960；高橋訳：54-55）。CCSS人的資源局の研究では，Y理論による職員の欲求階層の認識を，その組織の目標の実現を最大に達成するために本質的なものとみなす。マグレガーは下位の欲求が満たされると，社会的欲求，エゴの欲求，自己実現の欲求へさらに注意が払われねばならないとする（DRH 1984: 15）。

このような個人の動機付けに関する理論的視点により，「医学専門職員」と「その他職員」へのアンケートが行われている。当然ながら，その直接的な関心は，1982年のストライキの原因となった職員の意識である。

人的資源局の分析では，医学専門職員のストライキを説明する要因として2点が挙げられている。第1に，CCSSの医療普遍化過程において医師の自由業から給与所得者への転換が生じ，民間の診療室を設ける可能性は小さくなり，所得は下がり，社会的地位が失われた。ここで述べられる医師の立場の変化

は，1977年までに行われたサン・フアン・デ・ディオス病院など社会保護協会の病院のCCSSへの移管に伴うものである。[139]

　第2に，インフレとCCSSの経済的困難により医師給料の購買力は小さくなった。人的資源局は，これら2要因は，ハーズバーグの言う衛生もしくは外生的要因に位置づけられ，これらの不充足が不満足のもっとも強力な源泉である，としている（DRH 1984: 22）。[140]

　この人的資源局の研究は医学専門職員とその他の職員について分類してアンケートの集計を行っている。まず，両方の労働者グループのCCSSでの仕事への満足の水準に関しては，医学専門職員の61.1％は「満足」もしくは「非常に満足」であり，38.1％は「不満」もしくは「あまり満足でない」である。逆に，その他職員について同じ質問を比較すると，85.1％はCCSSで働くことに「満足」もしくは「非常に満足」している。「あまり満足していない」，もしくは「不満」はわずか14.3％である（表Ⅲ-5）。すなわち，医学専門職員のCCSSの仕事への満足度はその他職員に比べて低い。

　CCSSで働くことの「医学専門職員」の不満の理由は，80％が「仕事遂行のインセンティブ不足」と「学術的・知的な刺激の不足」，10.2％が「経営面の欠陥」，10.2％はこれらの理由の組み合わせ，「医師の準備不足」，「医療における乏しい自由度」（表Ⅲ-6）である（DRH 1984: 45）。

　表は省略したが，同じ質問への「その他職員」の回答には，インセンティブの不足と緊縮政策への苦情が多い。「不満」もしくは「あまり満足でない」とするその他職員のうち35.3％は「職員の努力への刺激の不足」，「悪い給料」，「器具と物資の不足」を指摘している。42.5％はCCSSによって最近採用された支出抑制策が労働者と保険加入者に害を与えていると批判し，10.1％はCCSSの指導者たちへの不満を示す。理由は彼らが柔軟性に欠け，鈍感で，CCSSの哲学的原則に外れているためである。4.3％は「計画が悪い」とみなしている。理由は患者への医薬が制約されており，職務が過重であるためである。その他の6.4％は「ローテーションによるサービスの不安定性」，「CCSSは要求するが対価を支払わない」，「普遍化により権利が失われる」がある。「学術的刺激の不足」は医学専門職員の不満の主要な理由であり，その他職員の第2の理由である。その他職員は第1に，CCSSにより最近採用された方法

に苦情を述べている (DRH 1984: 45)。

　医学専門職員の満足度にかかわるものでは，職場に関して（表Ⅲ-7），75.9%は「満足」もしくは「とても満足」としている。一方，23.4%は「あまり満足していない」もしくは「不満」としている。同じ質問に対してその他職員は90.4%が「満足」もしくは「とても満足」と答え，8.8%が「あまり満足していない」もしくは「不満」と答えている。職種を問わず，職場への満足度は比較的高いが，医学専門職員の満足度がその他職員の満足度よりも低いことはCCSSの仕事への満足度と同様の結果を示している。

　職場に「あまり満足していない」または「不満」と回答した医学専門職員の，その理由は次の通りである（表Ⅲ-8）。第1位として32.2%は「刺激，動機付け，功績の承認の不足」を指摘している。27.8%は「物的装備，人的チーム，薬剤の不足」について苦情を述べている。15.6%は「監督（dirección）の権限のなさ」，「専門職員への不尊重」，「対話の不足」について苦情を述べており，24.4%は「その他（代理医契約の不安定性，訓練の不足，不健康な物的環境，専門医を特権的に取り扱う官僚システムへの不同意，および複数の回答の組み合わせ）」と「知らない，無回答」と回答した。

　表Ⅲ-9は職場での状況と満足度との関係を示している。この表に示されている通り，職場が置かれている条件については，医学専門職員の50.7%がこれを「快適で適切」とみなしており，14.5%は「快適でも適切でもない」とみなしている。職場とそれへの満足度の状況に関しては，医学専門職員の43.2%はそれを「快適で適切」とし，同時に職場には「満足」もしくは「とても満足」としている。逆に，15.8%は職場が「快適でも適切でもない」とし，同時にCCSSで働くことに「あまり満足していない」，もしくは「不満」としている。32.4%は，「快適で適切」とはみなしていないかもしくは「部分的に快適」としているだけではあるが，職場には「満足」「とても満足」としている（DRH 1984: 49-54）。よって，決定的ではないが，職場の状況は満足度となんらかの関係がある。

　表Ⅲ-10は1982年ストのもっとも重要な動機と考えられる，医学専門職員の給料増加についての意見とCCSSで働くことへの満足度との関係を示している。給料引き上げに関しては，医学専門職員の3.1%のみがこれを「とても良

表Ⅲ-5　CCSSで働くことの満足度　医学専門職員とその他職員

満足度	医学専門職員 数	医学専門職員 %	その他職員 数	その他職員 %
とても満足	80	20.78%	775	48.59%
満足	155	40.26%	675	42.32%
あまり満足していない	110	28.57%	118	7.40%
不満	37	9.61%	21	1.32%
知らない，無回答	3	0.78%	6	0.38%
合計	385	100.00%	1,595	100.00%

出所：DRH 1984：表9

表Ⅲ-6　CCSSで働くことのあまり満足でないもしくは不満の理由　医学専門職員

理由	数	%
仕事遂行のインセンティブ不足	77	52.4%
学術的知的インセンティブ不足	40	27.2%
経営面の不足	15	10.2%
その他の回答（医師の準備不足，医療活動における自由度の乏しさ）	12	8.2%
知らない，無回答	3	2.0%
合計	147	100.0%

出所：DRH 1984：表11

表Ⅲ-7　職場への満足度　医学専門職員とその他職員

満足度	医学専門職員 数	医学専門職員 %	その他職員 数	その他職員 %
とても満足	117	30.39%	798	50.03%
満足	175	45.45%	644	40.38%
あまり満足していない	69	17.92%	120	7.52%
不満	21	5.45%	21	1.32%
知らない，無回答	3	0.78%	12	0.75%
合計	385	100.00%	1,595	100.00%

出所：DRH 1984：表13

表Ⅲ-8　職場で働くことのあまり満足でないもしくは不満の理由　医学専門職員

理由	数	％
刺激，動機付け，功績の承認の不足	29	32.2%
物的装備，人的チーム，適切な薬剤の不足	25	27.8%
監督の権限のなさ，専門職員の不尊重，対話の不足	14	15.6%
その他の回答：官僚システムが行き渡っている，不健康な物的環境，代理医契約の不安定性，訓練の不足，専門医への特権および複数回答の組み合わせ	20	22.2%
知らない，無回答	2	2.2%
合計	90	100.0%

出所：DRH 1984：表14

表Ⅲ-9　職場での状況と満足度　医学専門職員

満足度	職場は快適で適切である				
	合計	はい	いいえ	部分的に	知らない，無回答
とても満足	30.4	18.7	2.3	9.4	0.0
満足	45.4	24.5	5.7	15.0	0.0
あまり満足でない	17.9	6.5	4.1	7.3	0.0
不満	5.4	1.0	2.1	2.3	0.0
知らない，無回答	0.8	0.0	0.3	0.5	0.0
合計	100%	50.7%	14.5%	34.5%	0.0%

出所：DRH 1984：表16

表Ⅲ-10　給料増加についての意見とCCSSで働くことの満足度　医学専門職員

CCSSで働くことの満足度	給料増加についての意見					
	合計	とても良い	良い	普通	不足	知らない，無回答
とても満足	20.8	1.6	9.4	6.6	2.9	0.3
満足	40.2	1.0	8.3	18.2	12.7	0.0
あまり満足でない	28.6	0.5	3.1	7.3	17.4	0.2
不満	9.6	0.0	0.2	2.1	7.3	0.0
知らない，無回答	0.8	0.0	0.0	0.3	0.5	0.0
合計	100%	3.1%	21.0%	34.5%	40.8%	0.5%

出所：DRH 1984：表19

い」(＝十二分の引き上げ），21.0％が「良い」，34.5％が「普通」，40.8％が「不足」としている。すなわち，75.3％が給料引き上げの程度を良いとは考えていない。給料の増加と満足度についての意見を関連付けると，CCSSで働くことに「満足」もしくは「とても満足」とした回答者61.0％のうち40.4％は給料が「普通」もしくは「不足」としている。しかし，「不満」もしくは「あまり満足していない」という38.2％のうち34.1％は彼らの給料は「普通」もしくは「不足」とみなしている。すなわち，不満と給料引き上げの不足感との関連は強い (DRH 1984: 54)。

さらに，給料の状況に関連して，医学専門職員に「医師がその社会的地位を失ったとみなすか」という質問がなされた（表省略）。89.6％が「はい」と答えた。社会的地位の喪失と給料増加についての意見との関連を見ると，「社会的地位を失った」とする人の68.3％は給料を「普通」もしくは「不足」としており，両変数間に重要な関係がある。社会的地位の喪失は疾病母性保険の全人口への拡大，医師数の増加，民間診療所の減少といった医療の社会主義化のプロセス，通貨の購買力の減少，医薬品の不足といった経済危機の影響，最後にCCSSの財政問題にその起源を持っている。事実上のスト行動が組織され実行された理由は，まさにその社会的地位の擁護と回復のためであった (DRH 1984: 58)。

このようなCCSSの給料への不満を背景として，医師の間には民間診療による所得増への欲求が存在する（表省略）。仕事のあり方について，医学専門職員の75.6％は仕事についてもっとも良いのは「CCSSの職員であると同時に民間での自由診療を行なうこと」としている。19.0％は「CCSSの職員のみであること」と回答している。5.4％のみが「自由に仕事を行う」もしくは「他の機関で働くこと」を考えている。これは医師が不満を持ちながらも同時に，CCSSに依存していることを示している (DRH 1984: 58)。4分の3を超える医師がCCSSと民間診療との2重勤務を希望していることに，留意すべきである。

1980年代前半において，組合活動とそのストは医学専門職員からまだ強い支持を得ていたと考えるべきである。この調査では医学専門職員がその他の職員に比べはっきりと組合活動への信頼を表明している（表省略）。「組合運動は社

会労働上の恩恵を獲得するための唯一の方法か」という問いに関しては医学専門職員中，62.87%，その他職員のうち45.01%が「唯一の方法」としている。その理由として，医学専門職員の42.20%は「主要な達成事項は労働組合により獲得されている」としている（DRH 1984: 58）。

また，CCSSと組合の対話の重要性が指摘されている（表省略）。組合との頻繁な対話を維持することのCCSSにとっての重要性に関しては医学専門職員の高い比率（98.46%）が「必要」と意見している。これはその他職員の96.62%によっても支持されている。対話の必要な主な理由は意見を交換し，両者の欲求，義務を知り，合意に達し摩擦を予防するためである。また，ストは給料引き上げを達成するための唯一の方策とみなされていない。職員は対話など，給料引き上げのためのその他の方法があると回答している（DRH 1984: 65, 69, 100-101）。

この研究に示された医学専門職員とその他職員の動機の構成要素のうち，以下の要素はとくに重要である。医学専門職員がその他職員よりもCCSSと職場への満足度が低いとしたこと，給料の引き上げへの不満が職場への不満と強い関係を有していること，社会的地位の喪失をストの主な動機としたこと，組合活動への期待が高いこと，給料引き上げの手段はストのみではなく対話も重要と考えられていること，医師はCCSSと自由診療の両方を望んでいること，である。さらに，動機付け理論との関連で重要なのは，CCSSが衛生もしくは外生的要因の満足を維持するという基本的な要求事項を達成していないため，給料不足や経営方針への不満，仕事の条件への不満などの衛生要因を解決することが動機付けの政策よりも優先されるべき，という結論が示されていることである（DRH 1984: 103）。ストの経緯とこれらの結論をあわせて考えると，医学専門職員のストへの動機付けとして給料の引き上げが重要であることは間違いないと考えられる。

ただし，筆者の見解では，この調査では組合活動の影響が分析されないまま残されている。組合活動は少なからず政治的側面を持っており，医師個人の動機付けと組合活動の方向性とは必ずしも一致していない。1982年ストの当時にはすでに勤務時間における組合活動の容認などの形で活動は構造的にCCSSに組み込まれていた。つまり，組合活動は職業化している。この点を考慮する

と，医師個人の動機付けと組合活動の方向性の間には小さくないへだたりがあると考えられる。したがって，少なくとも労働組合の活動の方向性を分析する必要がある。

また，医師の勤務時間が遵守されておらず，公共施設における労働意欲が低いという課題を指摘することができる。上述のアンケートでは医師がインセンティブの不足や刺激，動機付け，功績の承認の不足を問題としているが，勤務時間の遵守などの人的資源局自身の管理が十分に機能していない可能性も否定できないと思われる。医師の労働意欲の低さは，マスコミなどの報道からうかがう限り，1982年のストの当時よりも時間の経過とともにもっと深刻になりつつある。

以下において，これらの課題への部分的な回答を与える。次節では，組合活動の方向性と勤務時間の規制，および労働組合運動によって外来患者の診察数に制限が置かれているという問題を指摘する。また，労働意欲の低さの実態については，次節と次章で医師のさまざまの不正行為について取り上げる。

第4節　労働運動による診察数制限

本節で検討を加えるのは，CCSSの医療施設の外来における1時間当たりの患者数制限という規制である。1980年代に保健医療部門は限られた予算の中で生産性を高めるという課題を突きつけられた。ところが，診察数制限が医療サービスの生産性を高める上で妨げになったと考えられる。給料やその他の手当てと同様，医師にとってこの診察数制限は，80年代における医師の労働運動の重要な成果である。

本章第2節で明らかにしたように，1980年代に保健医療部門の労働組合の運動は活発だったが，82年のインセンティブ法の制定は医師組合には満足感を与え，その後のストは抑制された。ただし，ストのないことがCCSSと組合との関係が平穏に保たれていたことを示すわけではない。ストライキの後に労働組合との交渉が行われ，その結果結ばれた協定により，診察数制限にも変更が加えられた。

1980年代に結ばれた協定の影響を明らかにするため，まず，CCSSの病院における外来診察（Consulta Externa）の仕組みとその問題点を整理しておく。

CCSSの医療施設では，一般医外来の予約は診察当日にのみ与えられる。予約は当日の医師の診察予定数が一杯になると打ち切られるため，予約を希望する患者は医療施設の開院する朝7：00の数時間前，一般的には早朝5：00頃に施設に行き予約の列に並ばねばならない。ただし，列に並んでも予約が取れる保証はなく，取れない場合には翌日以降，再度列に並ばなければならない（Sanguinetty 1988: 141）。

次に，一般医の場合と異なり，専門医の外来は計画的に行われている。しかし，待機期間が長いことが深刻な問題となっている。1988年のサンギネティの研究では，予約の申し込みをしてから診察当日までの平均待機期間が51日，耳鼻咽喉科では155日とされている。しかも，医師が勤務日の直前に欠勤届を出して欠勤するために管理者や院長が欠勤を知らず，代理の医師を急遽割り当てねばならない場合もあった，とされる（Sanguinetty 1988: 142）。専門によっては手術室などの設備の不足が，長い待機期間の原因となる場合がある。その場合にも，患者は設備が利用可能となるまで外来を利用し，診断を受け薬剤を受け取る場合が多い。したがって，待機期間の長さは設備不足の反映という側面も持つ。

医師の勤務時間にかかわる決定は，労働組合とCCSSとの交渉の中で，CCSS側の譲歩により決まってきた。カラソ政権期には，CCSSの保健医療施設において2つの決定がなされた。第1に，昼食のための休憩時間を廃止し勤務を継続し，その代わり閉院時間を前倒しすることである。が，実際には職員は習慣どおり食事を取るため外出し続けたため，これは実質的勤務時間短縮に等しかった。第2に，勤務時間変更の労使協定により，土曜日の勤務がなくなり，その代わり，平日の就労時間が45分ずつ延長されたことである。形式的にはほぼ同一の労働時間が維持されたが，多くの医師が民間診療のため早い時間帯に帰宅するため，これも実質的な勤務時間削減に等しかった。ミランダはこの決定により毎週土曜の外来診察が8千から1万件失われ，土曜の診察には時間外診療の報酬を支払わねばならなくなったとする。さらにミランダは，以上2つの決定により外来の費用が22％上昇した，としている（Miranda 2003: 151, 189, 314; 16-6-2004; 19-7-2004）。

続いて，その後のコスタリカの医療部門の制約となる一般医の外来診察数削

減という重要な政策決定が1980年代に行われた。まず，84年9月13日付の「1982年4月のCCSSとSIPROCIMECAの和解協定再交渉」と題する文書がある。この文書の第42条f）およびg）に，1時間当たりの患者数制限が次のように記してある（CCSS-SIPROCIMECA）。

> f) 外来で働く一般補助医（＝一般医）は時間当たり6名の患者を手当てする。新患者1名は再来患者2名に相当すると理解される。
> g) 専門補助医（＝専門医）は時間当たり4名の患者を手当てする。新患1名と再来患者3名と理解される。

すなわち，この文書では診察数の制限が一般医6名，専門医4名とされている。[141]

次に，重要な政策の変更は，1987年12月にCCSSと全国医師組合との間に定められた和解協定である（CCSS, Gerencia Médica 1987）。この和解協定は多岐にわたる決まりを定めているが，今日問題となっている外来での待機リストの一因となっていると思われるのは，その第57条である。

> 第57条：外来において手当てを受ける患者の数
> 外来で働く一般補助医（＝一般医）は時間当たり5名の患者を手当てする。新患者1名は再来患者2名に相当すると理解される。
> （中略）
> 専門補助医（＝専門医）は外来において1時間当たり4名の患者を手当てする。新患1名と再来患者3名と理解される。

この第57条の合意により，その後CCSSの外来では1時間当たりの診療数が一般医では5名，専門医では4名と定められた。すなわち，一般医の時間当たり診療数が6から5へ削減された。さらに，1987年の協定と同じ時間当たり診察数制限の規定は，CCSSと全国医師組合の間で再度結ばれた92年の和解協定110条[142]，同じく92年のCCSSとSIPROCIMECAとの和解協定第41条[143]にも定められている。[144]

この規制の存在の表向きの理由は，より多くの時間を患者に向けるために患者数を制限することにある（Miranda 1990: 92）。1時間当たり4人または5人というのは患者1人15分もしくは12分にすぎない。患者の症状はさまざまであり，1名の患者に数分で済む場合もあれば1時間の診断を必要とする場合もあるため，それを考慮して上記のような数字が決められている。症例によっては一人の診断に1時間を要する場合もある[145]。すなわち，この規定は患者1名への診察時間を確保し医療の質を維持するために設けられた，という解釈である。医療の質がこの規定を正当化する言い訳として用いられているのである[146]。

　これに対し，これを強い労働組合の交渉力によりなしえた「労働弱化」と考える医師もある。この和解協定締結時にCCSS総裁を務めたミランダと保健大臣を務めたモスは，この労働組合との和解協定がCCSSの病院の時間当たりの診察数を減少させていることを共通して指摘する（Miranda 16-6-2004; Mohs 24-6-2004）。ミランダのきわめて率直な言葉によれば，これらの協定は「医師が同一の給料でより少なくしか働かないためのもの」である（Miranda 16-6-2004）。1時間当たりで交渉が行われているために時間当たり1件の診察数の削減は約17％もの診察数を失うことになる。このような交渉方法自体が労働組合側に有利な仕組みである可能性がある。あるいは，この結果からすると，CCSS側の交渉技術または能力に問題があると考えられる。

　重要なことは，この外来診察の制限は医学的な根拠により生まれたルールではないということである[147]。一般医が専門医よりも多くの診療件数を設定されていることについては，医師労働組合の中にさえ，専門医のほうが限定された範囲の診療を行うためより多くの件数を定めることが適当という考え方もある（Rodríguez 12-5-2004）。この点からしても，この件数の規定は医療技術的な観点から定められたものではない。この規定はむしろ，専門医が一般医よりも高い社会的地位を有するという医師界での階層関係から生まれたものと考えられる。

　したがって，仕事の量が多くならないようにするというマグレガーのX理論的な医師像を想定しながら，この規定を解釈することのほうが自然である。この見解はさらに次の事実により支持される。第1に，両者により合意される時間当たり診療件数は歴史的に減少の傾向にあった[148]。また，全国医師組合組合

長によれば，時間当たり診察件数を増加するという提案はCCSSから全国医師組合に対し何度も行われたことがあるが，受け入れられなかった(Rodríguez 12-5-2004)。すなわち，この外来診療件数制限はCCSSと医師組合との政治的均衡の上にあり，CCSSの譲歩がそのまま時間当たり診察件数の減少という形で表れていると考えることができる。その力関係は医療サービスの不可欠の鎖を構成し，強い団結力を持つ医師集団が，毅然とした対応に訴えないCCSSに対し常に優位に立つ労使関係と共通の構図を持っている。これらの点からして，この診療件数制限は医師組合の政治力と医療サービスを増加させたいCCSS経営陣との政治的産物である。

第2に，一般に，CCSSの医師は当日に予約を入れている患者の診察が終わると，診察時間が残っていても帰宅し民間診療を行うことが少なくない。が，これはいわば公然と黙認されている。空白の診察時間に予約のない待機患者が診察されることはない。医師は1日8時間という診察時間の契約をCCSSと結んでいるが，そのすべての時間が診察には費やされない。大病院の専門医療において待機リストに並ぶ患者は常に多いが，午後になるとまだ診察時間でも待合室は閑散とする。

ここで，待機リストに関する問題点を整理しておく。サンギネティは，専門医の待機リストの特徴は古い患者の比率が高いこと，と指摘している。その意味は二通りに解釈され，説明されている。第1に，専門医と一般医では処方できる薬の範囲が異なることが長い待機リストの原因となっている。なぜなら，一般医に診断を受けた患者が必要な薬の処方を受けられなかった場合には再度専門医の待機リストに加わり専門医の診断を受けねばならないためである(Sanguinetty 1988: 142-143)。ただし，彼は同時に，一般医が処方できる範囲の薬を超えて処方している現場の例を紹介しているため，これは形式的解釈にすぎないと考えられる。

第2の，サンギネティがより重視していると考えられる解釈は，専門医が同一患者に繰り返し予約を与えることが長い待機リストの原因となる，というものである。この手口はフランス語で「回転木馬（carrrousel）」と呼ばれる[149]。その目的は，手当てを必要としない来るはずのない患者で自分の診察時間の予約を一杯にし，CCSSの医療施設の診察室から午後の早い時刻に立ち去ること

を可能にすることである。午後の早い時刻に医師が診察室を立ち去る理由は，民間診療に多くの時間を充てるためと考えられる。同じ研究では多くの医師が，CCSS の医療施設で診察を受けるために訪れた裕福な患者に，CCSS 所属の医師が個人の診療所でもっと良い診察を受けることができると指南する，と記されている（Sanguinetty 1988: 143）。CCSS の医師が民間の自分の診療を紹介し患者を誘導することは半ば公然と行われているのである。医師が民間診療により大きな時間を充てたいと思いながらも CCSS への勤務を辞めないのは，このようにして患者を誘導し確保することが動機になっていると言われる。

さらに，一般医，専門医ともに頻繁に行われていると言われる手口が「予約の圧縮（comprensión de citas）」である。既述の通り，CCSS と労働組合間の和解協定により医師は 1 時間に 4 件もしくは 5 件までの予約しか受け付ける義務を持たない。よって，1 日 8 時間の勤務で取り扱える診察件数は32件または40件となる。予約の圧縮とは，この32件から40件の診察を午前中の早い時間に終え，午後には民間診療所で診察を行うことである。ほとんどの CCSS の医療施設では医師へのタイムカードによる勤務時間の管理は行われていないため，これは容易である。そのために，すべての患者の予約を早朝の時間帯に入れ，患者を待合室に待機させる。「回転木馬」と組み合わせれば，もっと早く帰宅することもできる。予約の圧縮のみであれば，1 日当たりの診察件数は変わらないため，医師の良心の呵責も小さいと考えられる。

これらに共通した問題点は，医師が民間に診療所を構えていることにより，CCSS における医療施設の長い待機リストはむしろ彼らの経済的利益につながる可能性のあることである。民間の診療所を構えている限り，CCSS での医師は仕事に自己実現の場を求めるマグレガーの Y 理論の想定する専門職員になるとは想像しがたい。むしろ，CCSS での待機リストが長いほうが民間診療の可能性が大きく，民間診療による医師の所得増加の可能性が高い。また，患者も長い待機リストの存在により CCSS の医療施設よりも民間診療を医療への入り口と考える傾向が生まれるのである。

以上のように，医師の勤務時間と 1 時間当たりの診察件数の規制が医師の生産性向上の妨げとなっており，CCSS の病院の一般医と専門医の待機期間の長

さは常態化および常識化している。それをいくつかの数字により確認することができる。

まず，1980年代の一般医診察件数の実際の推移についてミランダは，次のような特徴を指摘している (Miranda 1990: 87)。ストライキの結果，81年に比して82年の診察件数は減少した。87年の労働組合との協定以降，一般医の診察数制限が6人から5人に削減された結果，翌年，診察件数48万件の減少が見られた。[152] 昼間の診察の麻痺，早い閉院時間，土曜の半日の労働時間が失われたこと[153]により救急患者が増加した。救急は時間外診察と化しており本物の救急手当ての質を下げた。医師の時間当たり診察件数の低下により通常の診察における手当ての能力が下がり，救急サービスの負担が大きくなった。

また，この規制の影響は長期的な医療サービスの生産性低下によって確認できる。一般医診察において外来手当ての患者数は時間当たり6人の規制の下で，1983年に時間当たり病院5.7，クリニック5.5，85年において病院5.5，クリニック5.4，87年に病院5.35，クリニック5.2と低下した。88年からは時間当たりの診察件数規制が5人に減らされ，病院4.6となった。クリニックでは指標が作られていないが，同様に減少が見られた，とされる。88年における外来への規制は診察45万件の減少と，非生産的支出1億8千万コロンの増加を意味している (Miranda 1990: 92)。

ミランダはさらに，専門医の診察においても毎年契約時間当たりの診察件数の減少が見られたと記している。まず，CCSSと労働組合との協定では，時間当たり4件の診察が設定されてきた。1981年と87年の時間当たり診察件数を比較すると，それぞれ小児科で3.5件と3.2件，産科3.5件と3.3件，婦人科3.25件と3.4件，外科3.55件と3.5件だった[154] (Miranda 1990: 92)。明確ではないが，件数の低下傾向がうかがえる。

生産性低下の傾向は公開されているCCSSの長期の統計によっても確認できる。図Ⅲ-2，図Ⅲ-3に見られるように，1980年代以降，CCSSの医療施設の契約医療時間は延びているにもかかわらず，1時間当たりの診療数は徐々に低下している。82年の時間当たり診察数の落ち込みはストライキによると考えられるが，80年代の半ばまでは1時間当たり4.5件だった時間当たり診察件数は88年に4.1件となり，89年に4件を切ったのである。その後，CCSSの診察

数はさらに趨勢的に減少している。労働組合との間に結ばれた和解協定は、この時間当たり診察数の減少の一因となっていると考えられるのである。

　時間当たりの生産性の低迷は、他の医療サービスへのゆがみをも生んでいる。図Ⅲ-4に示されているとおり、一般医、専門医の診察数に比べ、救急医療の利用が増加している。これは、長い待機時間／期間によって生じる時間と労力の無駄を省略したい患者による利用が増えているためと考えられる。トゥリアルバのウィリアム・アレン病院の救急サービスを対象とした研究では、患者の52％は救急でない患者だった（Sanguinetty 1988: 142）。この問題はウィリアム・アレン病院にとどまらず、CCSSの病院一般に当てはまる傾向と考えられる。同図から、より長期的には1980年代半ばから2000年にかけて、一般医の診察や専門医の診察よりも高い比率で救急の患者が増加していることがわかる。これを一般医の外来の問題の反映と捉えることができる。

　ただし、診察件数の規制の妥当性を論じるには、実際にコスタリカの医療施設において診察1件当たりに割かれている時間についての調査が不可欠である。この点についてもミランダが情報提供を行っている。彼によれば、病院1つ、首都圏のクリニック1つ、農村部のクリニック1つにおいて、患者506名を対象に、CCSSとコンサルティング会社である開発技術社（Development Technologies Inc.）との共同調査が実施された。その結果は図Ⅲ-5に示されている。これによると、一般医により診察に費やされた平均時間は4.3分だった。全診察の25％は2分以下、35％は3〜4分、23％は5〜6分だった。10分を費やしたのは全診察の約3％のみだった。この調査は、契約時間の43％が無駄になっていると推計している（Miranda 1990: 92）。

　ミランダが、外来診察数制限と医療サービス生産性の低迷の関連を指摘した歴史的文脈も重要である。PLN政権下で4年間のCCSS総裁の任期を2度務めたミランダは、1987年の全国医師会との交渉の当事者であった。彼によれば全国医師組合の最大の関心事項は外来の時間当たり診察件数だった（Miranda 19-7-2004）。彼は医師組合の1時間当たり診察数の制限を、その当事者たる全国医師組合主催のセミナー『コスタリカの医療サービスの評価』で、多くの医療行政に携わる医師の前で講演したのである。それは全国医師組合を始めとする組合関係者への痛烈な皮肉であったと受け取ることが可能である。

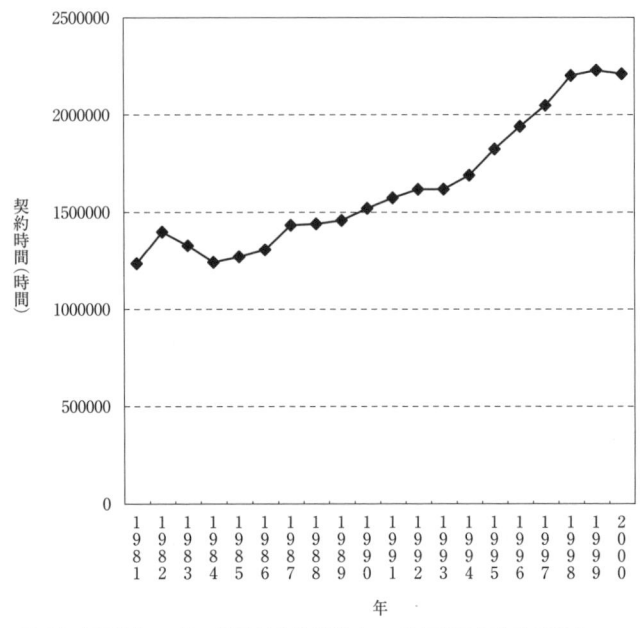

図Ⅲ-2　CCSSの医師との契約時間数　1981-2000年

*「契約時間数」=「一般医契約時間数」+「専門医契約時間数」
出所：CCSS *Anuario Estadístico* 各年版より作成。

　このセミナー以降，労働組合の圧力により医療が高コストになっていることが政権担当者の間で共有された認識となった。ミランダによると，コスタリカの保健医療部門の改革は，1989年のこのセミナーが起源である[158]。このセミナー参加者名簿にはミランダに次いでカルデロン政権期にCCSS総裁を務めたヒメネス（Elías Jiménez Fonseca），それに続くフィゲーレス政権で同職を務めたサラス（Alvaro Salas Chaves）の氏名も挙げられており[159]，このセミナーがその後の医療政策にかかわる要人の会合だったことは間違いない。
　さらにミランダ本人によれば，カルデロン政権に代わり彼が総裁の座から去ってからも再度講演依頼が行われたため，彼は別のフォーラムにおいてもう一度同じ内容の講演を行ったのである（Miranda 16-6-2004）。このことから，医療政策担当者の間でのこの講演への注目度が高かったと考えることができる。8年間CCSSの総裁を務めたミランダという有識の医師兼行政官が労働

図Ⅲ-3　CCSS 医療施設の時間当たり診察数　1981-2000年

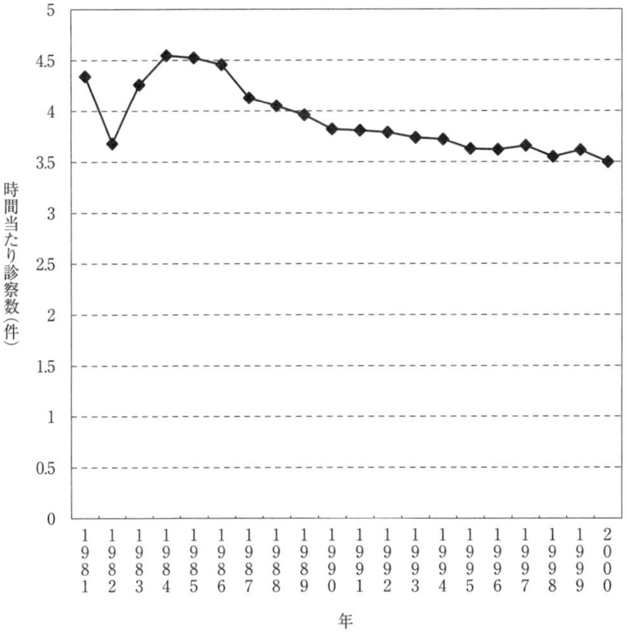

*「時間当たり診察数」＝（「一般医外来診察数」＋「専門医外来診察数」）／「契約時間数」
出所：CCSS *Anuario Estadístico* 各年版より作成。

組合と CCSS との協定により医療の生産性が低迷していることを指摘したことのインパクトは，非常に大きかったのである。

　ただし，診察数制限の廃止を望む方向で医療政策の責任者が合意しているわけでもない。2004年に筆者が行った面談調査では，1982年から2002年まで CCSS 総裁を務めた4人の意見は，診察数制限について否定的という点で一致しているが，政策については微妙な違いがある。サラスは，廃止したほうが良いのでは，という筆者の意見に黙ってうなずいた（Salas 10-8-2004）。ピサは廃止が望ましいという意見である（Piza 19-8-2004）。ミランダおよびヒメネスは，時間当たりの診察数制限を廃止するよりも，診察に割り当てられる時間をすべて診察に用いることを目標にしている（Miranda 16-6-2004; Jiménez 13-8-2004）。医師にとっては1件当たり15分という診察時間は決して長いもので

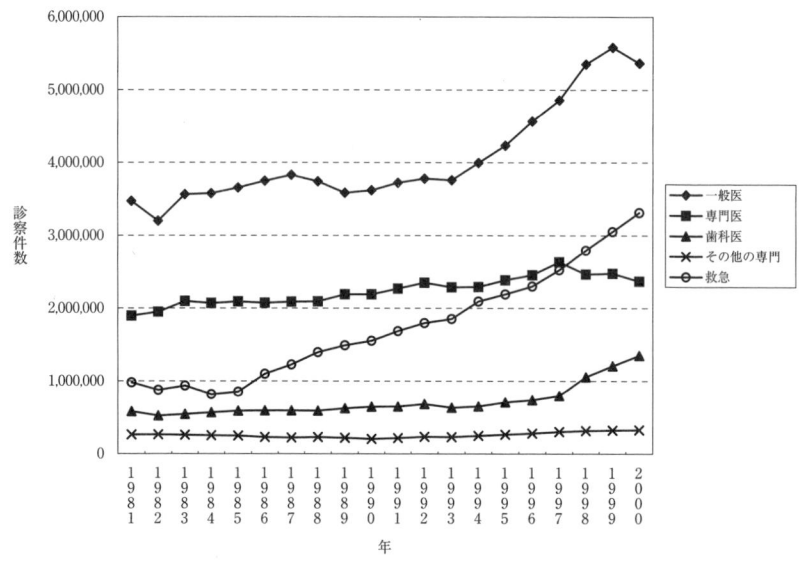

図Ⅲ-4　CCSS 疾病母性保険専門別外来診察数の推移　1981-2000年

出所：CCSS *Anuario Estadistico* 各年版より作成。

はなく，それを十分な診察に充てることが医療の質を充実させる上で必要，というのがミランダとヒメネスの見解である。おそらく，組合からの廃止への反対の強さの認識により，見解の差が生まれていると考えられる。

　診療数制限は時間当たりの診察件数を定めているが，医師の契約は1日の勤務時間を基本としているのであるから，労働組合との協定の存在を無視すれば，診察件数のみこなせば帰宅してよいという主張の法的な根拠は乏しい。待機リストの長いことを考慮して，診察件数をこなした後も診療時間中は希望者のいる限り診察を行うことが法的にも，医師の倫理の上でも正当と考えられる。現存する施設と人的資源を用いて，患者へのサービスを無理なく増加する余地が残されていることは疑いない。

　一般医療および専門医療サービスの供給不足を解決するためには，2つの方法が行われてきた。[160] 第1に，医師との契約数もしくは契約時間数の増加。第2に，閉院後の非伝統的な時間帯における医師との契約，の2つである。第1の方法にはCCSSの財源と政策上の制限があり，契約時間は延びているにもか

図Ⅲ-5 CCSS疾病母性保険医療施設の一般医診察所要時間

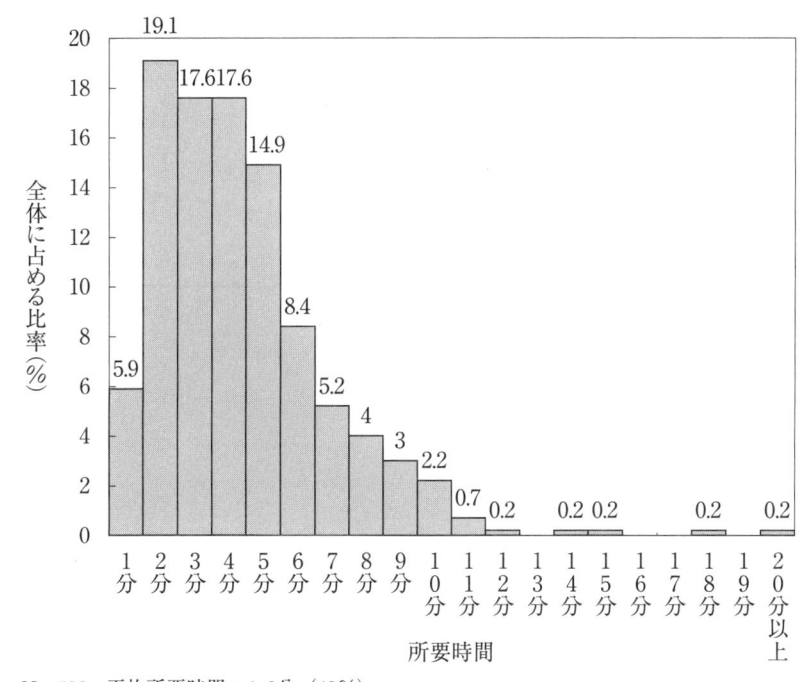

[棒グラフ: 1分 5.9, 2分 19.1, 3分 17.6, 4分 17.6, 5分 14.9, 6分 8.4, 7分 5.2, 8分 4, 9分 3, 10分 2.2, 11分 0.7, 12分 0.2, 13分 0.2, 14分 0.2, 15分 —, 16分 —, 17分 —, 18分 0.2, 19分 —, 20分以上 0.2]

縦軸：全体に占める比率（％）
横軸：所要時間

N＝506。平均所要時間＝4.3分（43％）。
出所：Miranda 1990: 100
原出所：Development Technologies Inc.

かわらず生産は低迷している。第2の非伝統的時間帯における専門医との契約はピサ総裁の時期に試みられたが，すでにCCSSに勤務している専門医との通常の形態での契約だったため，専門医は経済的なメリットを感じず，契約を望まなかった。まだ，抜本的な問題解決の方法は試みられていないと言わねばならない。

　本節では，労働運動の結果，医師の外来において時間当たり診察数の制限が置かれており，それが医療サービス生産性の向上を妨げる要因となっていることを指摘した。この点の改革は，保健医療部門改革が進む中でも試みられていないため，政治的理由による難しさが保健医療部門の医師決定者の間でよく認識されていると考えられる。

第Ⅲ章要約

　医師を中心とする保健医療職員の労働運動は非常に活発であり，これまでに多くのストライキが行われた。医療機関の職場が鎖状の構造を持っていることから，医師に限らず，医療関係者の集団はストにより要求を実現する強い圧力団体である。ストに対応する保健大臣，CCSS総裁も医療職の世界の一員であり，スト抑制の強い対応が行われたことはない。

　CCSSが発足してまもなく，医師の利害を代表する団体として全国医師組合が発足した。最初のストが1946年に行われたが，その主な争点は高額所得者が社会保険の受益者とされることによる民間医の利益の損失を防ぐことだった。これは例外であり，その後行われたストのほとんどは給料の引き上げを求めた医師やその他職員の運動だった。

　最大のストは1982年の4月から6月に起こった。これは経済危機の最中であり，かつカラソからモンへに政権が交代する瞬間だったため，長期化した。このストライキの結果，インセンティブ法による医師の給料体系が確立され，医師には満足感が与えられた。一方，CCSSにとっては法律により定められた給料という構造的な支出要因となった。

　スト後行われたCCSSのアンケート調査では，CCSSで働くことの満足度について医学専門職員はその他職員よりも満足度が低い。その主な理由はインセンティブ不足である。職場への満足度もその他職員よりも低い。主な理由は刺激，動機付け，功績の承認の不足にある。給料への欲求がCCSSで働くことの満足度と関係を持っている。

　同アンケートにおいて医師のストライキの動機が経済危機による医師の給料の目減りによる社会的地位の喪失と関係が深いという結論が導かれた。これはハーズバーグの衛生要因に基づく動機と言える。また，大多数の医師は公共部門と民間診療の2重勤務を希望している。ただし，この研究では労働組合活動と医師の勤務時間に関する人的資源管理の不十分さについては完全な分析が行われていない。

　組合の強い労働運動はCCSSの医療施設のサービスにも影響を及ぼしている。外来の大きな問題は一般医療においても専門医療においても待機期間の長

いことである。一般医療の外来では患者が早朝病院で列につかなければ診察を受けることができない。専門医療の場合，専門によっては待機期間が数カ月に及ぶ場合もある。

　ところが病院は午後になると閑散とする場合がある。その主な原因は医師が公的医療施設よりも民間診療を優先しようとすることにあると考えられている。1987年に労働組合とCCSSとの間で結ばれた和解協定はさらに，時間当たりの診察件数を削減することによりCCSSの医療施設のサービスの生産高を制限する要因となった。

　実際の診察所要平均時間は診察件数制限が想定する時間を大きく下回っており，制限の根拠は乏しい。診察件数制限が医療サービスの生産性向上を妨げているという認識についてCCSS総裁経験者4名は一致している。ただし，その対策としては，制限の廃止が望ましいという見解と，医師の勤務時間の完全な診察への充当を目指す見解とがある。

注

107) 以下の記述は次の文献による。Rosenberg 1991: Capítulo IV.
108) ローゼンバーグの研究はこの給料上限をめぐる戦いを主題としている。Rosenberg 1991.
109) このような強い反対がその後静まり，今日の普遍的な社会保険制度が形成されたことは意外とも思われるが，ミランダが指摘する世代による意見の違いがこの点を説明すると考えられる。外国で医学を修めたばかりの若い医師はまだ民間診療の顧客を持っておらず，外国で社会保険制度やベバレッジ報告についての見聞を持ち，否定する要因を持っていなかったためである。Miranda 2003: 224-225.
110) 今日の会員数は約4,000名，会費は毎月，一般医（G1）基本給料の2.5％相当。
111) 今日の会員数は約2,700名，会費は毎月，一般医（G1）基本給料の1.5％相当。
112) ある元CCSS幹部の見解では，SIPROCIMECA設立目的の一つはそれまで唯一の医師組合として有力だった全国医師組合を弱め力の均衡を図ることにあった。
113) 医師が多くの患者に就労不能認定を与えることによりCCSSからの補助金を増加し，その財政を脅かすという方法である。
114) モス医師。
115) ラミレスとロハスは，CCSSのストライキの発生の原因として次の要因を挙げている。Ramírez y Rojas 1981: 111-112. a) 労働者の諸問題への対応における中間管理職の管理能力の欠如，b) 意思決定の過度の集中，c) 労働者・雇用主代表の知識と個人の責任お

よび訓練についての哲学不在, d) 問題解決と決定への労働者の参加不足, e) 行政規範と規則の誤った手続きと不尊重, f) 紛争の経緯・環境を考慮しない罰則の適用, g) 伝統的権威主義的上司, h) 特権的職業および専門職が生んだ平等性欠如, i) 労使関係の組織への支援と後援の不足, j) 組合のリーダーたちに向けられた拒否と軽蔑, k) 時代遅れの労働規則, である。人的資源管理の技術的な側面に属するものが多く, その方法に問題のあることを示唆している。

116) ただし, 頻発するストの合間に対話が続けられたこともあるため, 対話の維持を望まないのがCCSSの不変的な立場とは考えられない。ラミレスとロハスの見解は1970年代までのストを対象とした特徴と考えられる。

117) 医療行政経験の豊富な次の2名がこの点に合意する。Miranda 16-6-2004; Mohs 24-6-2004.

118) Unión Médica Nacional 8-7-2004.

119) Nación 29-1-1977; Miranda 16-6-2004.

120) SIPROCIMECA事務総長任期はSIPROCIMECA提供資料に基づく。

121) Rodríguez 12-5-2004.

122) 本書第Ⅳ章参照。

123) 原出所：Garita, N.; Poltronieri, J. 1996. *Informe sobre la estructura de opinión pública en Costa Rica*（mimeo）, San José, Costa Rica.

124) 非伝統的な時間帯とは, 午後3時以降の閉院時間を指す。この時間帯に病院の設備を利用して患者の手当てを行うことが実験されたこともある。

125) これは院外待機当番250コロン, 実質労働時間1時間300コロンに引き上げられた。

126) 公共部門の医療施設以外に民間部門への就労をしないことへの報酬。

127) この他にも医師の待遇の悪さを主張する意見は報道された。「医師の給料は約300ドルでこれは〔中米もしくはラテンアメリカ〕地域で最も低い。最低賃金は一般医で7,800コロン, 専門医で8,200コロンである。」Dr. Rodolfo Ramírezの言葉。Universidad, 7/13-5-1982.

128) CCSS, *Estadística de Patronos, Trabajadores y Salarios* 各年版。

129) コスタリカ国会は1院制。法案の国会承認には3度の可決を得ることが必要。

130) クリニカ・カトリカでは35名の医師のうち1名のみが患者の手当てを拒否した。クリニカ・ビブリカでは, 12名の医師の75％がCCSSにも勤務しているが1名もストには加わらなかった。サンタ・リタには8名の医師がいるがストには至らなかった。La Nación 12-5-1982.

131) この数字が正しければ, 集会への参加者数は, ストに加わった歯科医, 薬剤師, 精神科医, 医師, 微生物検査士の合計2,185名の77.8％に達した。

132) また, 医師が要求した給料の将来の引き上げ率を公務員の平均給料のそれの3倍に維持することの保証については, サンドバル労働大臣は返答を避けた。歯科医, 微生物検

査士，薬剤師，社会学者などの医師以外の専門家の基本給料は500コロンの引き上げで8,300コロンとなる。彼らには5.5％の年功手当てが支払われ，外来1時間当たり1.5％の手当てが加算される。病院従事手当てと農村圏域の手当ては同様に与えられ，さらに専従手当ての項目により11％が支払われる。

133) これまでは8の職階に区分されていた。
134) これは通常の職員の年功手当ての比率よりも大きい。
135) この規定により，レジデント医は大学院学生でありながらG-2の専門医基本給（9,400コロン）を上回る基本給と年次引き上げを得ることになった。
136) Miranda 10-8-2004.
137) たとえば，次のテキストにはこれらの理論が紹介してある。奥林康司 2003.
138) 原出所は，Howell, William 1979. *Psicología Industrial y Organización: Sus Elementos Esenciales*（Edittorial El Manual Moderno. S. A. México），p.57.
139) 病院移管前，社会保護協会所属の医師は1日4時間程度の勤務でCCSSの病院勤務者よりも低い給料で，民間診療に多くの時間を費やしていた。病院移管により，1日8時間の勤務を行う給与所得者となり，民間診療は減ると人的資源局は考えたようである。しかし，実際にはCCSSに8時間勤務を行いながらも，医師の民間診療は続いた。報告書の述べるような医師の社会的地位の低下は，病院移管によっては生じなかったと筆者は考えている。
140) さらに，経済危機に伴い為替レートの急激な切り下げが行われたため，輸入品により測った購買力はさらに大きく低下したと考えられる。
141) また，この協定は交渉したSIPROCIMECAに所属する医師のみならずすべての医師に適用される。
142) Unión Médica Nacional 1992.
143) CCSS, Gerencia Médica 1987.
144) 救急サービスは例外であり，1時間当たり12名の患者を診察することもある。
145) ロドリゲス全国医師組合組合長の見解。典型的と考えられる。Rodríguez 12-5-2004.
146) 交渉が1時間当たりの診察件数となっている点も，労働組合の力の優位を示していると思われる。1時間当たりの診察件数であるために，小数点以下を考慮しない交渉となることが自然になってしまう。しかし，1時間当たりの診察件数が1名減れば，それは8時間勤務の医師1名につき，1日で8名の診察件数の減少を意味することになる。仮に1日当たりの患者件数であれば，より細かい数字の交渉もありうると考えられる。
147) Robles 31-5-2004.
148) 労働組合とCCSSとの交渉の結果，診療件数が削減されてきた。当初存在しなかった診療数制限が年を追うごとに強められた。一般医・専門医の別なく8名，続いて6名となり，さらに一般医6名，専門医5名となってから87年の協定に至った。Rodríguez 12-5-2004.

149) 「回転木馬」についてはミランダも言及している（Miranda 2003: 246）。ある大病院の管理者は，その可能性を認めているが，第Ⅴ章で取り上げる経営契約の導入後，その頻度はかつてよりも少なくなった，とする。その根拠は，統計上，初診の患者が多くなっているためである。これは1987年の協定により初診患者の診察が時間当たり診察の件数の上で重く計算される仕組みになっていること，第Ⅴ章で紹介する経営契約においても初診に重い UPH が設定されていることが再診以降の患者を多く診察することのインセンティブを失わせたためと考えられる。

150) また，診察時間に自分の個人経営の診察室の患者を CCSS の医療施設を用いて有料で診察する不正「ビオンボ」が行われることもあり，これが待機リストに影響する可能性もある。ビオンボについては第Ⅳ章で述べる。

151) 元 CCSS 職員からの聞き取り。

152) ミランダは，1件当たりのコストは450コロンとなり，2億1,600万コロン（=48万×450）の損失が生じた，とする。

153) 後述。

154) このミランダの研究は，筆者の知る限り，労働組合の診察数制限の実際の診察数への影響を主張する唯一の研究である。

155) ハラミージョ元保健大臣も平日の外来の混雑が休日における救急の混雑につながっている，という見解を示している。Jaramillo 1993a また，民間医の利用もこの公共部門の混雑の反映と見ることができる。

156) ロドリゲス全国医師組合長が専門医の時間当たり制限件数を一般医よりも多くすべきと考えていることから，専門医の所要時間もこれと大差ないものと想像することができる。

157) Piza Escalante, Manuel *et al.* 1990.

158) ただし，改革の具体的提案は行われていないため，このセミナーを改革の直接の起点とみなすことには無理がある。

159) Miranda 1990: 219.

160) 結論部で再度生産増加のための方法を検討する。

第Ⅳ章
保健医療部門改革

　第Ⅳ章では部門の市場主義的改革期における政策形成の過程を示し，その過程に影響を及ぼした要因の整理を行う。本章が対象とする市場主義的改革期には，国外要因としての市場主義経済思想が政策形成のあらゆる面で重要な働きをしたと考えられる。

　第1節「経済危機の影響」では，経済危機後，国際開発金融機関の経済安定化政策および構造調整を通じて，市場主義思想の導入が活発化したことを指摘する。

　第2節「保健省とCCSSのサービス統合」では，部門の無駄を省くために進められた保健省とCCSSのサービス統合の進展について，部門の構造要因との関連も含めて記述する。

　第3節「代替モデルの検討」では，経済危機以降試行錯誤された，公的保健医療部門の改革の代替モデル案を整理し，部門の構造的要因との関連でそれぞれの性格を明らかにする。

　第4節「医師の不正の実態」では，人的資源管理の面での重要課題であり，市場主義的改革への世論を高める一因となったと考えられる，医師の不正の実態について記述する。

　第5節「市場主義思想の改革への影響」では，ラテンアメリカ諸国での保健医療部門の市場主義的改革の内容を確認し，コスタリカで政権交代にもかかわらず市場主義的改革が継続された理由として，超党派の専門家集団の形成を指摘する。

　最後に，本章を要約し，部門の構造と市場主義思想との関連を中心に，保健医療部門および同部門の人的資源管理に影響を及ぼした要因の確認を行う。

第1節　経済危機の影響

　コスタリカが経済危機に至った経済メカニズムは，この当時の他のラテンアメリカ諸国とほぼ同様である[161]。1970年代における2度の石油危機は非産油国コスタリカの交易条件に打撃を与えたが，コーヒー価格の上昇がこれを一部相殺し，同時に海外民間部門からコスタリカ公的部門への資金流入が起きたため，国内公的投資とプラスの成長率が維持された。ただし，それと裏腹に公共部門に対外債務が累積された。よって，70年代末から世界的な高金利が生じると，カラソ政権期の公共投資の維持と自国通貨の高い為替レートというマクロ経済政策の組み合わせとあいまって，対外債務サービス支払いの増加と資本流出が進み，対外収支を困難に陥れた。より長期的には，輸入代替工業化戦略が限界に達していた[162]。

　マクロ経済指標は1980年代初頭から悪化し82年を底とした。実質GDP成長率は81年−2.3％，82年−7.3％に低下し，一方，70年代に5％前後だった失業率は81年8.7％，82年9.4％に達した。貧困線を下回る人口は1970年代末に全人口の25％だったが，1982年には40％に達した（CCSS *Plan Estratégico Institucional* 1991-1994: 3）。赤字が続いていた貿易収支は一時黒字となったが，これは貯蓄以上に投資が抑制された結果であり，経済成長率の犠牲を伴っていた。この時期は，70年代の石油危機時にも成長率を維持したコスタリカ経済の最大の危機だったと言える。

　経済危機による保健医療サービスの悪化は不可避だった。まず，給与所得者の所得減少と中央政府の財政難が保健省プログラムの縮小に直結した。農村部での保健活動は経済危機の後，衰退し，1981-82年には空ポストを埋めることも，燃料やスペア部品を購入することもできなかった。財政難により保健省はトイレ建設や地方水道水の改善を中止しなければならず，地方医療拠点の保健所では補助職員の雇用が抑えられ，閉鎖を余儀なくされる場合もあった。79年に達していた農村部受益者数71万7,500人（住民の60.9％）は81年には64万人（同51.9％）と絶対的にも比率の上でも低下した。79年の比率は84年に61％に至るまで回復されなかった。地域保健プログラムでは，79年に240の施設による受益者数は60万人（対象人口の63.3％）だったが，82年には21の施設が閉鎖

され，受益者数は46万2千人（同42％）に低下した（Mata and Rosero 1988: 86; Miranda 2003: 151）。

　この時期，CCSSの疾病母性保険普及は停滞を余儀なくされた。政府負担による加入者を含む医療保険加入者数の対前年増加率は1970年代には年間8％の率で推移していたが，81，82年には1％を下回った。年金保険の加入者数は81年に対前年マイナス成長となり，83年までは80年の加入者数を下回った。これは，普及が限界に接近したことのほかに，失業者の増加による保険料納入者の減少，所得の低下による保険料納入逃れの増加，経済のインフォーマル化の進展が影響したものと考えられる。[163]

　経済危機の健康への影響について，因果関係を明らかにすることは難しいが，危機がさまざまな経路で影響したことは疑いない。とくに貧困層への影響は大きかったと考えられる。[164] まず，コスタリカ政府の文書には次のような要旨の記述が見られる。経済危機は死亡率には影響しなかったが，低開発の病理であるマラリアのようなほぼ根絶されていた問題が再燃し，アメーバ症（Amibiasis），腸内寄生虫，肝炎，鉄分不足からの貧血による退院が増加した。主要な死因は循環器系疾患，腫瘍，外傷，中毒となった。未熟児や先天的異常が増加した（CCSS *Plan Estratégico Institucional* 1991-1994, p.7）。同様に，モーガンは，栄養不良で入院した子供は1981年の152例から82年には322例へと増加し，マラリア，乳児死亡率，出生時低体重児の増加が見られた，としている（Morgan 1988: 31, 34, 35）。さらに，医師であるアルバラードも，経済危機の後の保健予算の減少により，86-87年の期間に麻疹，髄膜炎（meningitis vial）などの流行病，マラリア，肝炎，インフルエンザなどの病気が増加した，としている（Alvarado 1988: 83）。

　保健医療サービスの悪化に追い討ちをかけたのが，既述の1982年のストライキである。ストの結果，CCSSは医師側の要求を受け入れ，給料を引き上げたが，この処置により新しい医師との契約は抑制を余儀なくされた（Morgan 1988: 36）。また，グエンデルとトレホスによると，医師のストライキは，政府がその直後に発表した緊縮政策を正当化する機能を果たした。ストが1カ月半に及んだにもかかわらず医療手当ての不足による死者は出なかったため，人々の健康を危険にさらすことなく同機関の支出抑制が可能という主張が登場

した。同様に，保守派はストをきっかけにCCSSへの国の支出を不必要とみなし，外来・入院の民営化を主張した（Güendell y Trejos 1994: 34）。

　一方，経済危機への対応に関する見解の相違により，カラソ政権末期にはコスタリカと国際金融機関との関係が冷却化した。1982年1月頃からカラソ大統領はIMFを非難する発言を繰り返した。IMFからカラソ大統領への経済政策に関する助言が行われたが，大統領はこれを主権侵害とみなして憤慨し，拒絶した。IMFは学校や病院，学校食堂，水道，橋，道路の建設中止を条件として融資の申し出を行ったが，同政権はこれを受け入れなかった。3月にはIMFの求める水道，電気，ガソリン，電話料金の引き上げ，増税，公的支出の急削減，社会保険料の引き上げ，給料の凍結は受け入れられないとして，同機関との交渉を行わないとした（La Nación 16-3-1982）。

　しかし，1982年にモンヘ政権が成立すると，IMFとの不仲は解消された。累積債務をきっかけとする経済危機に陥った他の諸国と同様，同政権は経済安定化と構造調整に取り組んだ。経済危機直後には財政赤字削減によるインフレの沈静化と為替レート切り下げによる対外収支の改善，中長期的には輸入代替工業化モデルからの脱却と非伝統輸出産品の振興が図られた。言うまでもなく，これらの背後にあったのはIMFと世界銀行の主唱する市場主義の経済思想である。これ以降，経済危機の主な原因を政府による不適切なマクロ経済運営と市場への不要な介入に求める見解に基づき，公共部門の改革が進められた。従来の国有銀行中心の金融システム，福祉国家的社会保障制度，開発戦略としての国営企業の改革などの形で，コスタリカの経済体制は転換を強いられた。貿易面では，輸出振興の政策が採用された。

　モンヘ政権は経済安定化のための堅実な財政赤字縮小を目指した。政権発足後当初の100日間はモンヘ政権による「緊急計画」，後にはIMFとの「スタンドバイ」協定と呼ばれる緊縮政策が採用された。緊縮政策の一環として，予算執行規範，財政節度の規範が形成された。1982年10月19日承認の法律第6821号「予算機構設立法」により公共部門の予算政策を形成する役割を担う「予算機構（Autoridad Presupuestaria)[165]」の設立が定められ，投資や債務，賃金，形成された政策の財源の手当て，一般的予算執行の操作などの全側面で影響力を発揮した。さらに83年12月に財政均衡法（Ley de Estabilidad Financiera）が

承認され，職員の契約，債務および投資の制限が行われた（Güendell y Trejos 1994: 30）。

この危機の真っ最中1984年9月に中央銀行総裁に就任し，その後アリアス政権においても同職にとどまった経済学界の重鎮リサノ（Eduardo Lizano）博士は，2004年に筆者が行った面談において，「この時期の新しい経済政策採用の主な動機は経済危機への対処かそれとも経済思想の影響か」という質問に対し，「何よりも経済危機への対処のために新しい政策が採用された」と回答した（Lizano 13-3-2004）。

彼の回答からすると，この時期の経済政策の転換は市場主義的経済思想の潮流に沿っていたが，それは思想の転換が政策形成に直結したのではなく，経済実勢の必要が生じた際に当時主流の思想が採用されたと見るべきである。また，当時の経済情勢からすると，一般的に解釈されている通り，経済危機を国家による市場への介入主義の失敗とみなし国際機関の推奨する市場指向のマクロ経済政策と開発戦略を採用する以外に，政策転換の可能性はなかったと考えられる。モンヘおよびアリアス政権が速やかに安定化・構造調整へ向かったため，国際開発金融機関から政策転換への強い圧力を受けることはなかった。

福祉国家的性格を残しながらも，国の方向性には市場主義的修正が迫られた。IMFとのスタンドバイ協定，対外債務の再交渉に続き，世界銀行から1985年に第1次構造調整融資を，89年に第2次構造調整融資[166]を受けた。その融資条件として課されたのは，公共部門の支出と職員数抑制などの安定化策と緊縮政策，関税引き下げ，国有持ち株会社CODESAの傘下にある子会社40余社の民営化など，競争活発化と公共部門の民間移行という市場指向の政策だった。開発戦略も70年代までの輸入代替工業化から80年代には輸出指向工業化へと転換した[167]。ただし，国有銀行はそのまま国有を維持され，国有保険公社（INS），コスタリカ電力庁（ICE），石油精製公社（RECOPE）などの大規模国有企業は残された。また，社会保障制度の枠組みへの改革もなされなかった。

中央政府とそれ以外での独立機関とでは財政危機のインパクトは異なる形で現れた。中央政府の予算承認に依存していた保健省と教育省は，緊縮政策の下で直接的に支出削減を進められた（Sanguinetty 1988: 111）。これに対し，独

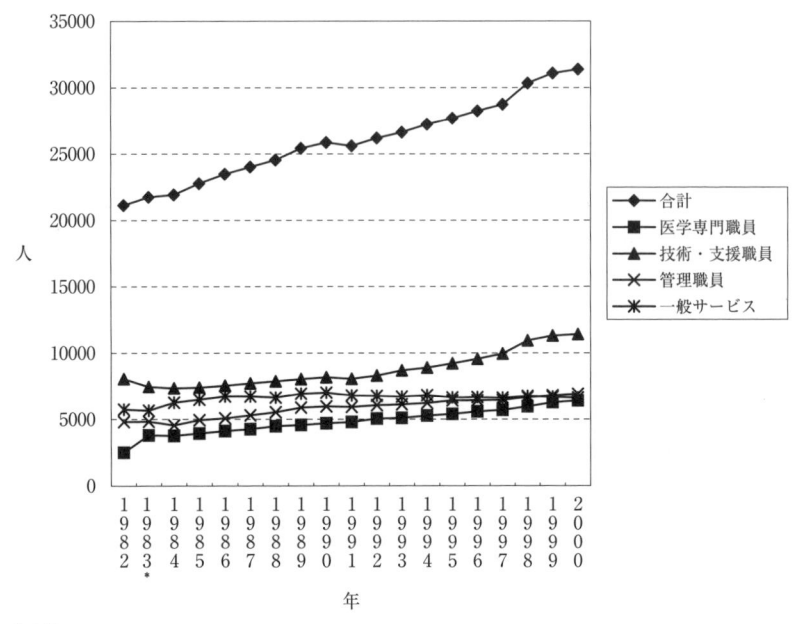

図Ⅳ-1　CCSS職員数の推移　1982-2000年

凡例：合計／医学専門職員／技術・支援職員／管理職員／一般サービス

*11月
出所：1982年：CCSS, *Memoria Annual*; 1983-：CCSS, *Anuario Estadistico*. 各年版。

自の収入源を持ち赤字・コストの一部を利用者や保険加入者に負わせることができるCCSSなど，独立性を備えた諸機関は，中央政府からの予算制約を受けなかった。CCSSでは，職員の増加は抑制されたが，医学専門職員を含め，総数は増加を続けた（図Ⅳ-1）。

ただし，当然ながら，経済危機によりCCSSの財政は悪化した。名目値では1978年の黒字から79年以降初めて4,800万コロンの赤字に転じ，累積赤字は82年までに20億コロンに達した。統計により若干の相違はあるが，70年代の終わりにCCSSの疾病母性保険の財政は，実質値で収入・支出ともに増加しその後急落した。消費者物価上昇率でデフレートした分析では収入・支出とも82年が底となった（図Ⅳ-2）。実質収入は80年の16億コロンから82年に8億コロンへと半減した。実質支出は80年の18億コロンから82年の9億コロンに，やはり半減した（CCSS 1985b）。

さらに，物価上昇と為替レートの調整はCCSSの購買力を著しく損ねた。

図Ⅳ-2 CCSS疾病母性保険の実質収入・支出・収支 1980-2000年

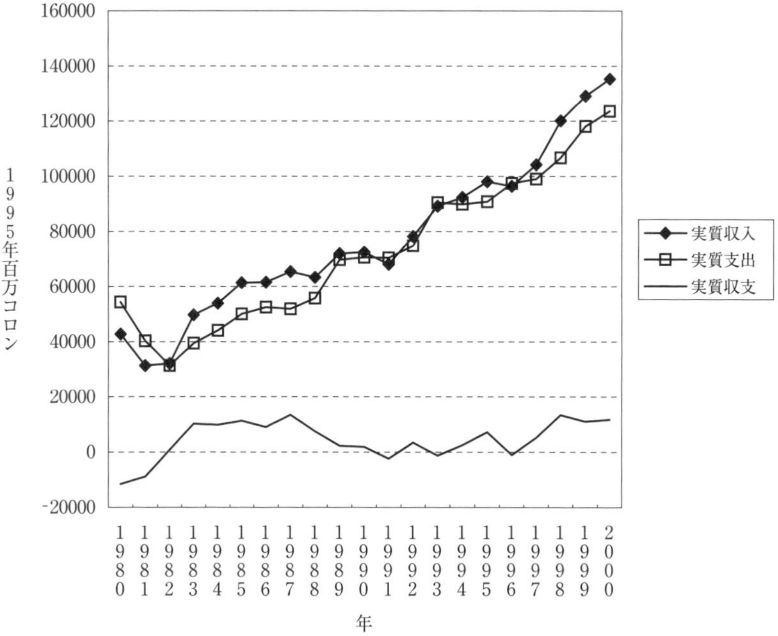

*デフレータは1995年を基準とする消費者物価指数。
出所：CCSS *Anuario Estadístico* 各年版より作成。

ミランダによると，1979年から82年の間，疾病母性保険制度の収入と購買力は60％低下した（Miranda 1990: 87）。次に，モーガンによると，自国通貨コロン切り下げ措置は，80％が輸入品であるCCSSの医療器具，供給品の購買力を失わせた。それまでCCSSと中央銀行との間には他の業種とは異なる特別の為替レートを適用する協定があったが，その見直しも行われた[168]。このような措置により輸入商品価格は400％の上昇となり，82年末にはCCSSの資金不足により医療関連財や薬品850万ドル相当が，料金未払いのまま，保管される事態が生じた（Morgan 1988: 36）。

底にあたる1982年のCCSSの財政赤字（名目）は10億コロンに，国の国としての債務と雇用主としての債務は13億コロンに上った。これらはそれぞれ同年GDPの約1.0％，1.3％に上る大きさである。一方，雇用主の支払い遅延は5億コロンだった。さらに対外債務が2千万ドルあり，さらに別に他の政府機

関から徴収される項目による債務を負っていた。また，疾病母性保険は同じCCSS の運営する障害老齢死亡保険（IVM）制度に20億コロンの債務を負っていた。また，IVM 保険自身も年金支払いのための留保資金の実質価値を失っていた。81年6月のCCSS 理事会においては，在庫用品500と薬剤200の不足が報告された（Güendell y Trejos 1994: 33; Miranda 2003: 151）。

　CCSS はこの時期に国内の他機関で行われたような行政権の直接的介入を受けることなく，財政と経営の緊縮政策を実現した。IMF 職員は経緯をよく理解しており，ミランダ総裁の方法を支持していたため，常套手段である圧力には訴えなかった。こうしてCCSS は民営化計画に向かうことなく，社会保障の継続性の保証を得ながら，支出削減目標を達成することができた（Güendell y Trejos1994: 33）。国際金融機関の意向に沿った緊縮政策の実施が，民営化という形での市場主義思想の実現の可能性を遠ざけ，むしろ自律性を保った形での財政再建策を可能にしたと言える。

　危機的財政状況を前に，CCSS の運営は短期的対応と中長期的な対応を必要とした。前者は財政難からの脱出を，後者は構造的な高コスト要因の排除を目指す対応だった。まず，短期的対応として，医師のストライキ後まもなく発表された財政安定化計画は，薬剤の分配と生産，労働の規制，行政統治組織，財政問題などの側面を持っており，サービスの削減を骨子とした。患者に無料配布されてきた薬剤には，一連の規制が定められた。基礎表は900から500に削減され，1人当たりの薬品数は3までに制限された。注射器のような投入財の再利用と器具購入への厳しい統制が定められた（Güendell y Trejos 1994: 34, 36）。新機材の購入禁止，年金前倒し支給による職員の退職促進，職員の恩給の廃止がなされた。コンタクト・レンズ，歯列矯正のような奢侈的な医療器具・サービスの無料提供が廃止された（Trejos y Valverde 1999: 7）。

　もっとも重要な収入面での改革は，1982年11月にIMF との合意に基づいたCCSS の収入増加計画だった。医師のストライキ後まもなく，新聞での宣言において，ミランダ総裁は拠出引き上げの必要を訴えるとともに，支出削減への努力を約束した。続いて，83年の1月から，労働者の疾病母性保険拠出が4.0％から5.5％へ，雇用主拠出が6.75％から9.25％へ，政府の拠出は3.25％から1.25％へ変更された。3者合計の拠出率は14％から16％への引き上げとなっ

た。年金生活者が年金から支払う拠出率，独立労働者の拠出率も引き上げられた。このほかにも，CCSS理事会の構成員の変更やCCSSの機能の拡大が行なわれた（Güendell y Trejos 1994: 35）。CCSSの実効収入の約7割は拠出によるため，この拠出引き上げの財政への効果は明らかだった。再び78年を基準とした実質の数字では，83年から疾病母性保険の収入は大幅に増加した（CCSS 1985b）。名目値の「収支／支出」および「収支／収入」の比率で見た図Ⅳ-3においても，82年から83年にかけての財政収支の改善は歴然としている。

このような拠出引き上げにもかかわらず，財界や労働者から政府およびCCSSへの強い攻撃は生じなかった。理由の一つは，CCSS幹部の努力とされ

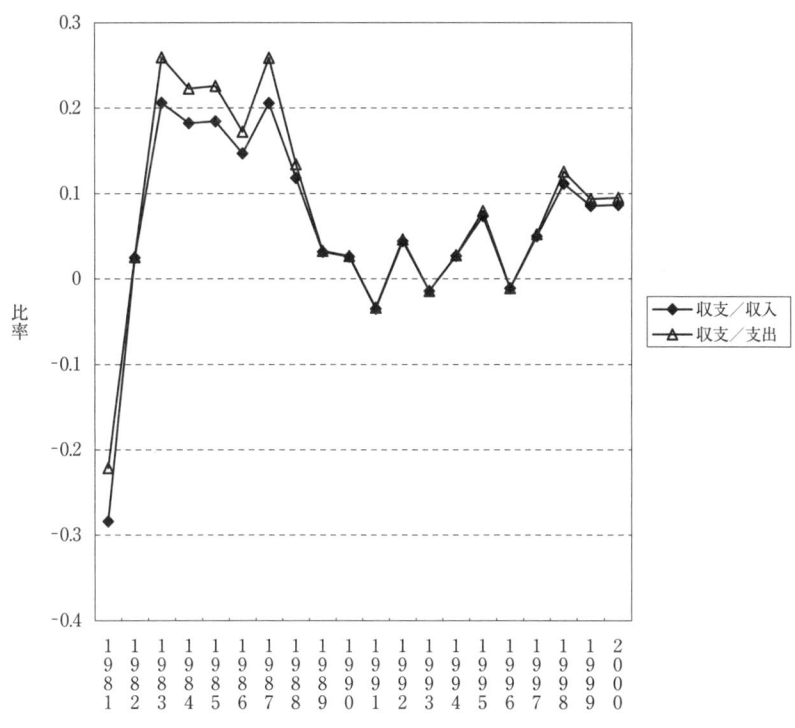

図Ⅳ-3　CCSS疾病母性保険収支の収入と支出との比率　1981-2000年

*収入，支出ともに正の値で計算。
出所：CCSS *Anuario Estadístico* 各年版より作成。

表Ⅳ-1　CCSSの疾病母性保険拠出比率の推移

合意日 年.月.日	拠出給料制限 （コロン）	比率（%） 雇用主	労働者	国	合計	超過分（%） 雇用主	労働者	国
1942. 8.28	300	3.5	3.5	3.5	10.5	colspan:なし		
1946.12. 9	400	2.5	2.5	2.5	7.5	なし		
1958.10.30	1,000	2.5	2.5	2.5	7.5	なし		
1960. 8. 5	400。超過分 2,000まで。	2.5	2.5	2.5	7.5	なし	1.0	1.0
1965.10. 1	1,000	5.0	3.5	2.0	10.5	なし		
1966.11.11	1,000	5.0	4.0	2.0	11.0	なし		
1971. 5.26	1,000。超過分 3,000まで。	5.0	4.0	2.0	11.0	1.5	1.0	0.5
1971. 5.26	3,500	5.0	4.0	2.0	11.0	1.5	1.0	0.5
1971. 5.26	4,000	5.0	4.0	2.0	11.0	1.5	1.0	0.5
1971. 6. 1	5,000	5.0	4.0	2.0	11.0	1.0	1.0	1.0
1974. 4. 4	5,000	4.75	2.5	0.25	7.5	2.0	1.0	0.25
1974. 5. 1	5,000	6.75	4.0	0.25	11.0	2.0	1.0	0.0625
1974. 5.24	6,000	6.75	4.0	0.25	11.0	なし		
1974. 5.24	8,000	6.75	4.0	0.25	11.0	なし		
1975.10. 1	無制限	5.0	4.0	2.0	11.0	なし		
1977. 6. 6	無制限	5.0	4.0	2.0	11.0	なし		
1981. 7. 9	無制限	6.75	4.0	3.25	14.0	なし		
1982.11.25	無制限	9.25	5.5	1.25	16.0	なし		
1987. 1.15	無制限	9.25	5.5	0.75	15.5	なし		
1988.12. 6	無制限	9.25	5.5	0.25	15.0	なし		

*家族保険に18歳未満児含む。
出所：Miranda 2003: 139-140; CCSS 1986: 27.
原出所：Actas Junta Directiva.

る。この引き上げの受け入れのため，CCSS 総裁に就任したミランダは財界主要団体（cámaras patronales）を回りその必要性を訴えた。これらの団体が条件として課した支出抑制策適用への意思も示した。彼らの努力の甲斐あり，その必要性への理解を得た（Güendell y Trejos 1994: 35; Miranda 16-6-2004）。いくつかの労働者組織，とりわけ左翼に属するものは同意しなかった[170]。しかし，この抗議は拠出引き上げを中止させるほど強くはなかった。グエンデルとトレホスはこのときのミランダ CCSS 総裁の働きを評価している（Güendell y Trejos 1994: 33）。

　筆者も CCSS 幹部のこのような努力を認めるにやぶさかではないが，政治構造の側面は軽視できないと考える。すなわち，組織化されていない保険加入者からの強い反対運動は起きにくい。財政に関する情報も，保険加入者が十分に持っているわけではないであろう。拠出の変更が CCSS 理事会により行われるという意思決定の仕組みからしても，その手続きは比較的容易であり，大きな議論や抵抗を引き起こしにくい。表Ⅳ-1 に見られるように，1981年から82年の給与所得労働者の，疾病母性保険拠出の引き上げ幅は大きく，経済危機という環境を考慮すると，給与所得者への負担はとくに大きかったが，医師の場合に見られた実質購買力低下に反対する動きは起こらなかった。

　拠出引き上げの結果，労働者・雇用主・国が CCSS に納める疾病母性保険の拠出率は合計16％となったが，この拠出は，高齢化がまだ進んでいないことを考慮すると，国際的に見て高い。その直接的原因として保健医療部門の医学専門職員の政治力の強さにより彼らの給料や手当ての抑制は難しく，そのしわ寄せが組織力に欠ける保険加入者の拠出高に回されている可能性がある[171]。いわば，保健医療職員という少数者の個々の大きな，そして総額としては小さな利害が優先される結果，保険加入者という多数派の個々の小さな，けれども総額としては大きな利害が犠牲にされていると見ることができる。

　保険加入者の場合とは対照的に，組織化された労働者の恩恵の廃止は，それがもっともな理由に基づくごく小さな恩恵の廃止であれ，容易ではない。その事例がこのときにも見られた。1982年8月，財政危機を背景に，CCSS 職員の社会保険拠出免除特権の廃止が発表された。職員の拠出を免除する規定に正当と思われる理由はなく，公平性の観点から問題があると考えられるため，財政

難から危機への対応の中で職員も例外扱いしないという方向性が示されたのは無理もないと考えられる。しかし，CCSS職員たちは，この特権廃止に抗議した。給料から差し引かれる保険料と同額の給料の引き上げを実施するというCCSSの提案により抵抗はようやく沈静化した（Güendell y Trejos 1994: 34-35）。組織化された労働者の場合，小さな既得権の譲歩にも困難が伴うのである。

　一方，中長期的支出の抑制のため，CCSSの人的資源の増加が制限された。危機の直前，カラソ政権において，CCSSのサービスの生産は伸び悩む一方，職員数は増加していたが[172]，この後の職員数は「予算機構」が厳しく抑制した。CCSSのポストの空席について1982年12月に出版されたCCSS人的資源局『人的資源分野における新しい政策』は，現在空席もしくはその後の空席となるポストは利用しないとした。また，82年9月1日に3カ月以上空席だったポストで臨時代理職員が占めなかったポストは，自動的に廃止されることとされた。例外的場合以外に，CCSSは新しいポストを作ったり時間外労働を許可しないという人件費抑制策が基本的方針となった（CCSS DRH 1982）。その結果，1986年から2000年までに全人口は242万人から382万人へ1.57倍の増加だったが[173]，CCSS職員の合計は2万3,482人から3万1,381人へ1.34倍の増加にとどまった。

　このような職員ポストの抑制は，若い組織化されていない医学生への負担のしわ寄せと見ることができる。まず，一生涯にわたる医療界でのピラミッドの中にあり将来CCSSで勤務を希望する若い医師がこのようなしわ寄せに異議を申し立てることは困難と思われる。公共部門に職を得ることのできない医学生に不利益が生じたとしても，彼らが組織化されていない限り，政策形成につながる強い力を発揮することはできない。教育を受ける医学生と公共部門における就職との数的整合性を計画することの技術的困難さとあいまって，その後この問題は触れられないままに放置されている。

　その一方，すでに職を得て労働組合などの保護を受ける職員の給料は，CCSSの構造的支出となっている。給料や諸手当は疾病母性保険支出の過半を占める最重要項目である。給料・手当ては，すでに前章で見たストの産物であるインセンティブ法によりその給料が定められている。各年の給料等の支出

(Sueldos, Prestaciones Legales, Servicios Profesionales) と同年の疾病母性保険の収入および支出との比率の推移を見た図Ⅳ-4からわかるように，給料等の支出は全支出の約半分を占めている。この図はいわば，保健医療部門人的資源の政治力を可視化したものと考えることができる。

給料の分類をさらに細かく見ると，「通常給料（Salarios Ordinarios）」と「非通常給料（Salarios Extraordinarios）」に大別されている。基本給や医学専門職員インセンティブ法に定めてある各種の恩恵は「通常給料」として分類されている。たとえば1993年の通常給料の総額は221億9,932万コロンであり，そ

図Ⅳ-4　CCSS疾病母性保険の給料支出の同保険収入と支出に対する比率 1979-2000年

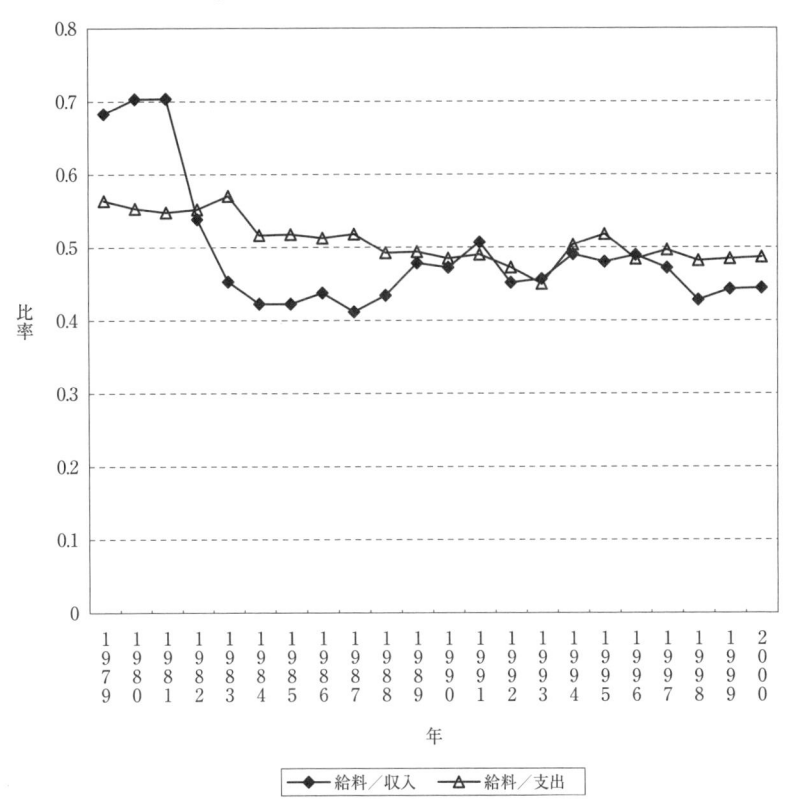

出所：CCSS *Anuario Estadístico* 各年版より作成。

れは同年疾病母性保険支出総額の36.1%に相当する。一方，非通常給料の総額は同年48億6,391万コロン，同7.9%に相当する[175]。つまりこの年，支出の44%が給料に向けられている（CCSS *Memoria* 1993）。これに福祉国家への各種の拠出等が加わり，人件費が構成される。1990年代前半の疾病母性保険支出に占める人件費の比率は57〜67%で推移している（Ickis *et al.* 1997: 92）。

経済危機時の「職員の給料確保」と「保険加入者の負担増」という政策の組み合わせにより，CCSSの財政が小康を得たことは間違いない。図IV-4中「給料／収入」として示されている給料等の支払いの疾病母性保険収入に対する比率は1980年まで7割に上っていたが，82年には急低下し，83年以降40%から50%の間で安定した。1982年の急激な「給料／収入」比率低下の一因は，この年に行われた43日間のストにより，その間の給料等の支払いが不要となったためであり，83年以降その後の比率の低下は拠出引き上げによる分母＝収入の増加の結果である。このときの引き上げにより，83年から87年まで，疾病母性保険は収入および支出に対し約20%もの黒字を続けることができたのである。ミランダによると，83年から86年の間に疾病母性保険制度により記録された黒字はIVM年金制度に対する累積債務への返済等に充てられた（Miranda 1990: 87）。

このような財政再建達成のための政策形成において犠牲にされたのは，保険加入者やまだ職を得ていない若い医師であり，利害を優先されたのは，すでに職を得ている医師やCCSS職員という組織化された集団であった。患者へのサービスの劣化，総額として大きい拠出金引き上げといった保険加入者への負担増，および若い医師の就職機会を遠ざけることにより，医師の高額の給料・手当てが維持されたのである。

第2節　保健省とCCSSのサービス統合

1980年代のCCSSの政策の多くは経済危機への短期的な対策だったが，その一方で中長期的改善のため保健医療供給体制の改革も行われた。本節では保健省とCCSSのサービス統合とEBAISの導入というこの時期の供給体制改革の過程を取り上げる。

この時期にサービスの統合や代替モデル検討が行われたのは，患者当たりコ

ストの趨勢的な上昇が見られたためである。たとえば，ミランダは，経済危機以降の保健医療政策が対応を求められた最大の課題は，患者当たりのコストの上昇だった，とする（Miranda 16-6-2004）。図Ⅳ-5の通り長期的には患者当たりコストは右肩上がりだが，これを80年代前半は低下傾向，90年前後は増加傾向と見ることもできる。イッキスらは，80年代半ばまでのコスト低下傾向は規模の経済により可能になった，という見解を示している(Ickis *et al.* 1997: 4-5)。

　その一方，イッキスらは1987年以降の実質コスト上昇の要因について，次の諸要因を挙げる。経営機能の効率的規模を上回ったこと[176)]，機関内および機関間のサービスの協調と統合の問題が通常以上に複雑化したこと，意思決定が複雑化したこと，CCSSの医師の在籍者数における「専門医／一般医」の比率の上昇，人口の高齢化，である（Ickis *et al.* 1997: 5）。彼らの研究が示す，近い将

図Ⅳ-5　疾病母性保険の診察と入院1件当たり実質コスト　1975-95年

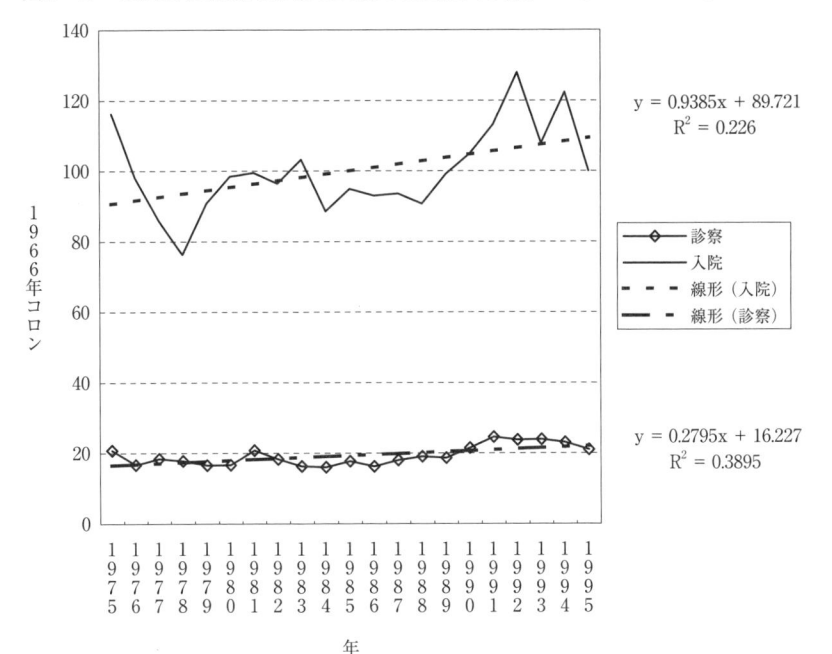

$y = 0.9385x + 89.721$
$R^2 = 0.226$

$y = 0.2795x + 16.227$
$R^2 = 0.3895$

出所：Ickis *et al.* 表87のデータを基に作成。

来赤字になるという予測は，疑いなく，多くの関係者の心配を代弁したものだったと考えられる。

　患者当たりコスト上昇の構造的要因として，次が挙げられる。第1に，疾病構造の変化である。プライマリケア戦略など，比較的安価な方法で成果の出る疾病への対策が中心だった健康転換の段階は1980年代までという見解が一般的である。これ以降はより医療コストの高い慢性的疾患が支配的となり，人口構成も高齢化し，先進国と同様，高い医療支出を余儀なくされると予想されていた。このことは70年代の急速な保健医療政策の改善の成果とも言えるため，抜本的解決は困難である。

　加えて，CCSSが高価な医療施設設備を必要とする治療に多くの経済資源を割り当てることが，財政負担を大きくしている可能性がある。ハラミージョによると，CCSSの病院では心臓や肝臓移植のような，受益者が少なく障害を伴う生活の延長のための治療に多額の支出を行なっている。にもかかわらず，外傷と一般の救急の増加による病床の飽和，手術室不足，機材・看護婦・准看護婦の不足，眼科，整形外科，泌尿器科の技術不足による手術制限がある。また，毎日のように薬剤の枯渇が報告されており，被保険者は市場でこれを購入しなければならなくなっている（Jaramillo 16-1-1993）。

　患者当たりコスト上昇の第2の原因は，給料と手当ての支出である。1982年のストライキの結果，医療専門職員のみに適用される給料体系が法律化された。サービスの低下を被った患者や拠出料の引き上げを被った給与所得者等の他の集団に先んじて，医師が所得を回復した。支出抑制の必要があっても，保健医療部門最大のストライキによって作られたという経緯からすると，制度を変え給料を抑制することは容易ではない。その後給料支出という構造要因は，CCSSの財政にとっての強い制約となった。

　第3に，医療サービスの生産量を抑制する要因として働いているのは，すでに指摘した診察件数の制限である。診察数が制限されると診察される患者数が抑制され，患者当たりのコストを算出する際の分母が頭打ちとなるため，同指標は上昇する可能性がある。1987年の12月，全国医師組合との和解協定により1時間の診察件数が減らされた。高い保健医療指標を有するにもかかわらず，外来の混雑が患者の不満などの原因になっていることを考えると，この制限の

否定的な意味合いは大きい。

　1982年の経済危機に加え，このような構造的患者当たりコスト上昇要因の存在により，保健医療部門の抜本的改革が検討された。まず，保健省とCCSSとのサービス統合は経済危機最中の1982年から開始された[177]。その大目標は，供給体制の重複を避け行政を合理化し資源のより効率的な利用を可能にすることである。グエンデルとトレホスによると，このサービスの統合を進めた要素は次の3つである（Güendell y Trejos 1994: 48）。

　1）治療・生物学中心医療へのCCSS高官の疑問。
　2）財源難により保健医療部門の従来の投資水準を維持できないこと。
　3）保健省とCCSSの間の協調。

　これらの要素についてはいずれもサービス統合が解決策となりうる。第1点への解決は保健省のプライマリケアのCCSSへの取り込みによる合理化と低コスト化。第2点への解決は中央政府の財政難の影響を受ける保健省のサービスのCCSSへの移管により，重複を取り除き投資費用を捻出することによる。第3点への解決は保健省とCCSSの役割分担を明確化するなどの再編成による。

　モンヘ政権の間統合方針が維持された。1982年11月の行政令第13989号が保健省とCCSSとの機関間委員会を設置し，83年1月の行政令第14222号は保健協会（Juntas de Salud）と社会保障との協働を定めた。保健協会とはCCSSの指名した地域代表者，地方公共団体（Municipalidades），地方開発協会（Asociación de Desarrollo Local），CCSSと保健省の代表からなる住民参加を促す組織である。さらに，行政令15133号は「国による加入者」への手当ての規制やID発行を保健省の職務とし，CCSSがサービスを提供するという分担を定めた。さらに，84年12月，保健大臣とCCSS総裁がサービスの統合と協調の協定に調印した。この協定が予防を保健省の役割とし治療をCCSSの役割とすると定めると同時に，社会的最弱者である「国による加入者」へのサービス提供の規則化，物的プラント・機材・自動車の保健省とCCSSによる共有，CCSSによるワクチンの調達，労使関係の明確化など具体的な統合策を定めた（Miranda 2003: 153, 214-215）。

　統合には困難もあった。協調の自律メカニズムは作られず，大部分の場合，

現地での各主体の組織構造は投資の重複を避けられなかった。車の割り当て，薬の配分，公務出張の支払い等の方法の機関による違いと，予算の割り当ての差異が非合理を生み，サービスの質と効率性を損ねた。統合目標にはサービスの質向上と共同体参加も含まれていたが，これらについて大きな改善は見られなかった（Sanguinetty 1988: 25, 32）。

グエンデルとトレホスの研究によると，モンヘ政権の統合方針を修正したのは，アリアス政権の新保健大臣モスだった。サービス統合は一時凍結され，1987年12月に，保健省とCCSSの間にケアサービス協調の仕組みを作るための新協定が調印された。この統合政策の修正により生まれたのが「地方保健システム（SILOS: Sistema Local de Salud）」である。これは，同年にPAHOにより提言されたモデルだった。地域6，保健区26，SILOS86からなる新しい保健医療システムが開発され，89年にSILOSの発展のための法的枠組みを設立する政令が公布された。SILOSはヘルスセンターとヘルスポストと薬箱を持っている。81の郡（cantón）のそれぞれがひとつのSILOに組織され，そのSILOはCCSSのヘルスセンター，ポスト，クリニックとCINAIを持つ（Güendell y Trejos 1994: 50）。

サービス統合とともに保健医療部門における支出のCCSSへの一元化が進んだ。図Ⅳ-6の通り，1985年を基準年とした研究によれば，その前後の期間においてCCSSの支出は81年の底から後は右肩上がりの上昇を示した。これとは対照的に，保健省，国立保険機構（INS），上下水道公社（A y A），コスタリカ大学の支出は趨勢的には上昇しておらず，ほぼ横ばいだった（Durán y González 1994）。

重複するサービスの一元化という方向性は，無駄を避け限られた資源を有効に用いるという意味で原則的に正しく，医療政策形成者の間での合意を得ていたと考えられる。よって，統合政策は90年代にも続けられた。プライマリケアにおけるEBAISモデルの導入は部門改革の中心の一つであり，統合政策と類似の側面を持つ。統合に続くこのモデル導入により，重複が避けられ，CCSSが本格的にプライマリケアを提供し，保健省は部門の指導という役割に特化することになったのである。

まず，EBAIS導入の背景となったのは，1990年代の初め，カルデロン政権

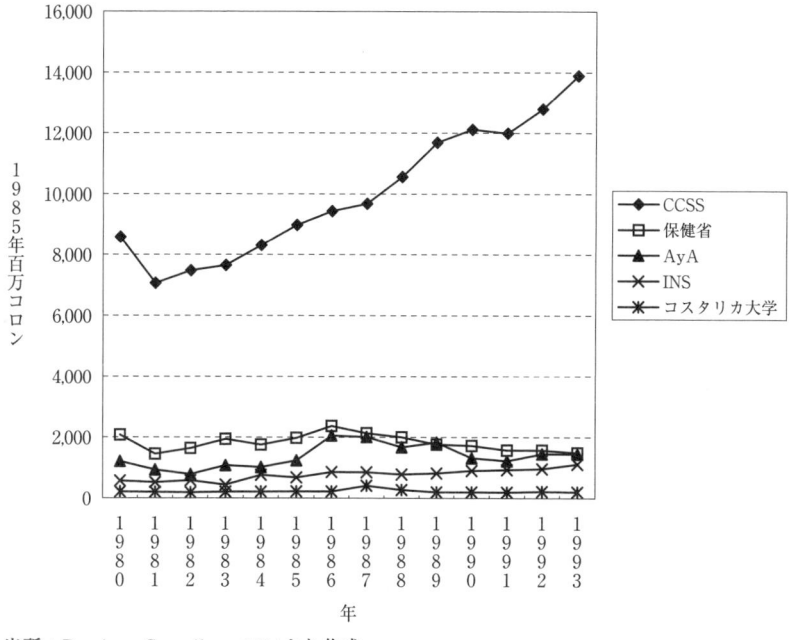

図Ⅳ-6　機関別保健医療への実質支出　1980-93年

（縦軸：1985年百万コロン、凡例：CCSS、保健省、AyA、INS、コスタリカ大学）

出所：Durán y González, 1994より作成。

の下で，保健政策の低迷が起こり，全国の保健指標の悪化が見られたことである。マラリアは80年代に300から800件の間で推移していたが，92年に6,959件，93年に5,033件に増加していた。デング熱は60年以来発生していなかったが，93年に4,061件，94年に13,913件発生した。はしかは89年に33件発生していたが，91年に6,340件発生し，44名が死に至った（Castro 1998: 18）。このような健康に関する望ましくない情報の存在が，医療関係者に改革を急がせる根本的要素として作用したと思われる。

　この間，保健省のプログラムは適切に機能していなかった。1991年から93年の間，構造調整の延長上にある国家改革の下で進められた労働移動プログラム（Programa de Movilidad Laboral）により，保健省の労働者295名が省を離れた。予算削減から物資不足が起こり，住宅訪問やプライマリケア活動監視のための移動にも支障が生じた。多くのヘルスセンターとヘルスポストが閉鎖され，器具の不足は日常的になった。プライマリケア技師500名が不足していた。

職員は動機付けを失った。政策の方向性に関する情報もなかった。財源提供主体から保健省への不信もこれに加わった。保健省では予算の完全な消化ができないことがしばしばあり，プライマリケア予算の不足も，保健省が DESAF に正しい形で必要な予算を提示していないことが原因となっていたためである (Castro 1998: 18)。

1994年5月にフィゲーレス (José María Figueres Olsen)[180] が大統領に就任すると，彼は「保健医療分野全国緊急事態 (Emergencia Nacional en el Campo de la Salud)」を宣言した (decreto No. 2321-S)。これはデング熱，マラリア，はしかへの対策を行い，プライマリケアプログラムの再振興を趣旨としていた。そのため全国土を90の保健区に分割し，農村部を含む全国にサービスを提供する意図で EBAIS を800置くという目標が全国開発計画で定められた。EBAIS は農村部と国の周辺地域に優先的に配置されることとなった。すなわち，より社会的な公平に配慮した配置が進められることとなった (Castro 1998: 18-19)。

従来，地方の保健医療体制は保健省の下に組織されたヘルスポストによるものであり，患者はここで標準化された診療を受けていたが，総合ケアたる EBAIS モデルでは単なる保健医療の普及ではなく，各共同体の経済的，社会的，文化的文脈を考慮した包括的健康づくりが指向された (Ickis et al. 1997: 125)。新モデルの下での EBAIS は一般医1名，准看護婦1名，技術者2名以上により構成されるチームであり，病気の予防とプライマリケア，衛生活動の促進，保健医療教育活動を主に担当する。各チームは約4,000人の住民を担当する。設置目標は800とされた (PAHO 1999: 11)。

総合ケアという概念は1978年のアルマ・アタ会議から発展したものであり，このモデルは70年代に成功した保健省の経験を基礎としていた[181]。ただし，EBAIS は CCSS の下に組織され，保健省の役割は保健医療部門の指導に限定された (Güendell y Trejos 1994: 7-8; Castro 1998: 10-11)。が，ある医師によれば EBAIS は1970年代の「壁のない病院」のコピーであり[182]，同様にミランダは「壁のない病院」も SILOS や EBAIS も同じもの，と述べる (Miranda 16-6-2004)。良く似たモデルだったことは確かと考えられる。

プライマリケアの改革は保健省と CCSS の間の業務分担の再編を伴った。

1993年に米州開発銀行との間で調印された融資協定の下で，保健省とCCSSの役割が変更された。保健省は保健医療部門の指導を，一方，CCSSは健康増進，予防，リハビリなどの役割を担うこととなった。従来保健省が行ってきたプライマリケアは徐々にCCSSへと移管されることとなり，健康増進と環境改善，乳幼児手当てのみが保健省の役割として残された（Sojo 1998: 75）。これに伴い，保健省職員のうち1,700名がCCSSの保健区に移籍されることになった（Calderón 1993: 13）。

保健省職員のCCSSへの移籍については，保健省の高官と保健省の組合との間に6カ月間に及ぶ交渉が行われた。1995年5月23日に保健医療部門の責任者たちと，保健省の組合前線との間に協定が結ばれた[183]。その中で労働者たちは，労働法典，集団協定，専門職の特別法制，個々の労働契約による既得権が維持されることを約束され，CCSSでの労働条件が知らされた後に，各職員の合意の下で移籍が実施されることになった。96年末に77名，97年1月に169名，同9月に354名，合計600名の職員が予算機構の承認を得て移籍した（Castro 1998: 5, 25）。

EBAISモデルの普及に伴い，物的資源と人的資源の再編成が進められた。EBAISへの人的資源配置は次のような手続きで進められた。まず，現地および地域レベルでの必要性の明確化が行われる。この職員配置の要請はCCSSの近代化班（Unidad de Modernización），CCSSの責任者，保健省が行う会議において分析される。必要な場合には，地域レベルと再度協議が行われ，合意に至るとCCSSの医療担当支配人（Gerencia Médica）が予算機構に職員ポストの承認を申請する。CCSSは承認されたポストに予算を付けねばならない。予算修正の申請が必要な場合もありうる。こうしてポストが有効となる（Castro 1998: 23）。

フィゲーレス政権（1994-98年）の下で，EBAISの普及という政策は高い優先順位を与えられた。この時期にまだ予算機構による職員ポスト増設の抑制は続いていたが[184]，95-97年の間に1,180のポストが新設された。新設ポストの約半分573名はプライマリケア技術補助員（ATAPS）だった。これに続いて多かったのは医師199名，准看護婦125名，薬剤技術員112名だった。政治的な支援と，大統領，大蔵省，政府のさまざまのレベルからの支援によりこの人的資

源配置には高い優先順位が与えられ，ポスト承認は容易に進んだ（Castro 1998: 23）。こうして90年代末には，保健医療部門の他機関に比べ，さらにCCSSの実質支出が伸びた。

1980-90年代の統合をスムーズに進めた要因は，サービスの重複が非効率を生んでおり，統合に大きな資源節約効果があること，政府と医療政策形成者の間で統合のメリットについて合意のあったことに加え，同一職であっても保健省よりCCSSの実質所得が高いことである[185]（Miranda 16-6-2004; Piza 19-8-2004）。インセンティブ法で定められている医療専門職員の給料の他，保健省とCCSSの間には手当や計算方法による給料の相違が年収にして約1カ月相当分存在した（Piza 19-8-2004）。この要素の存在により，職員の権利を守るための労働組合との協定締結は必要だったが，その手順を踏めば，それ以外に強い抵抗が見られなかった。組織化された労働者の利害にかなうことは，サービス統合という人的資源の移籍を含む大改革成功のために不可欠の要素だったと考えられる。つまり，この改革は，労働組合の反対を招かない範囲にあったため，遂行された。その意味で，意思決定者は，労働組合の選好を意識した政策の選択を行っていたと言える。

第3節　代替モデルの検討

次に，サービス統合に平行して検討された，保健省とCCSSを中心とする保健医療サービス供給の代替モデル選択における政策形成の過程を見る。検討されたのは「企業医療」，「混合医療」，「家庭医療」，「自由医師選択」，「英国モデル」，「協同組合によるクリニック経営」，「総合ケア」である。代替案検討の主な動機は，上昇する患者当たりコストの他に，保健医療施設に見られる外来の混雑の縮小と官僚主義的ケアからの脱却，つまりサービスの質の向上だったと言える。結果を先に記しておくと，最終的に，これらのモデルは部分的採用にとどまり，全国レベルで採用されたものはない。新モデルの適用を妨げた要素に注意しながら，代替案の実験過程を観察する。

新しいサービス提供方法は1970年代，社会保障制度の普及と，雇用主負担の増加とともに求められていた。このとき，企業に特化した医療サービスの提供を求める声に応え，80年に「企業医療（Medicina de Empresa）」が導入され

た。企業は職場の労働者への診察のため医師と契約を結びその報酬を支払い，CCSSは処方された薬，必要とされる検査，専門的手当ての便宜のすべてを提供する。この仕組みで，企業は診療アクセス改善により労働者の欠勤のコストを下げることができ，CCSSは通院施設の混雑を緩和でき，患者は，医師と患者との継続的な人間関係を持つことができた，とされる。86年，CCSSの外来の9％が企業医師プログラムだった。その後契約企業は増加し，2000年の診察件数は年間70万件に及んでいる（República de Costa Rica, Unidad Preparatoria de Proyectos1993: 4-5; Miranda 2003: 311-312）。

次に，「混合医療（Medicina Mixta）」は企業医と同様の方向付けを持つプログラムである。1980年，最初のネオリベラルの風とともにCCSS民営化へ向かう空気がやってきた，とミランダはこのプログラムを評している。81年から始まったこのモデルでは，利用者は自分の選んだ医師の診療を受け，民間診察室で直接そのコストを支払う。CCSSは検査と医師が処方する薬を提供し，この患者がより専門化された医療を必要とするならばサービス網を利用する。ミランダはこれは一部のみ満足すべき結果だったとする。なぜなら，薬剤その他のサービスのCCSSの負担が大きくなり，大きなコストが発生したためである。その後このシステムの患者は増加し，90年には年間約17万件，2000年には約27万6千件の診察を行うに至った（Miranda y Asís 1989; Miranda 2003: 312）。

さらに，コロナドの「家庭医療（Medicina Familiar）」プロジェクトが挙げられる。1988年，CCSSと保健省によるサンホセ県のコロナド郡総合センター開所により家庭医プログラムの実施が決められた。これにより新しい総合ケアモデルを試すことが目標とされただけでなく，家庭医療における住民サービスの訓練にも同センターは利用されている。この場合には伝統的契約形態が維持されたが，病気の予防と健康増進活動に重点が置かれ，医師と患者の関係には新たに理屈づけがなされた。

このような代替案の検討は，注意深く反対を避けながら行われたが，全国展開には至らなかった。理由の一つは民営化と解釈されることへの恐れである。グエンデルとトレホスによれば，カラソ政権期，混合医療システム導入が医師である国会議員により試みられた際，これを民営化と受け取られないよう情報

のコントロールが行われたことがあった (Güendell y Trejos 1994: 28)。つまり，民営化への反対運動の広まりを恐れたのである。

さらに，モンヘ政権においても，国会においてケアモデルの変更が2度試みられたが，全体会での議論には至らなかった。これ以来保健医療政策の方向付けについては何の行動も起こらなかった。ミランダ総裁は医療制度の疲弊を指摘していたが，普遍的社会保障制度の維持を重視しており，その立場は診療における個人の自由を重視する保守派と対立していた (Güendell y Trejos 1994: 37)。この記述に従えば，ミランダはいくつもの代替モデルを実験しながらも，社会保障制度の現状維持を方針としていた。

その後，ケアモデル再構築の提案は2つの形をとった。人頭払い，つまり，英国モデルと，クリニックと病院の協同組合による経営である。モンヘ，アリアスとPLNの政権が続いたことによりこれらのモデルの検討にも継続性が見られた。まず，1985年，CCSSの4委員会はサービス改善の検討を行った。第1の委員会は新モデル，第2の委員会は財政上の可能性，第3の委員会は個々の専門職員へのインセンティブ，第4の委員会は「家庭医（médico familiar）」の名称での医師育成促進プログラムをそれぞれ検討した。

英国モデルとは，加入者の所属によって医師への支払いが行われる人頭払いシステムである。担当する家庭数に比例して担当医がインセンティブを受け取る仕組みでは，医師が病気の治療よりも予防に関心を持ちやすいとされる。グエンデルとトレホスによると，その導入はミランダ自身の考えによるものだった (Güendell y Trejos 1994: 38)。先進国の中で低コストで公的・普遍的医療を実現した英国が手本とされたのは，自然と考えられる。英国のナショナル・ヘルス・サービスのジャーマン（Brian Jarman）医師がその適用の検討のため同機関の職員とともにコスタリカに長期滞在した (Miranda 2003: 315)。コスタリカ大学とCCSSは，4月からサンホセから北東の小さな施設ペレグリナ（Peregrina）でこのモデルの先導プロジェクトを試みた (La Nación 27-3-1985; 28-3-1985)。

さらに，新しい人頭払いの実験プロジェクトが1987年1月19日，バルバ（Barva de Heredia）の保健省のヘルスセンターにCCSSの職員が加わる総合ケア施設で始まった。ここでは，人々は担当医を選択することができた。[186] この

モデルは共同体の要請に応えて近郊圏に拡大された。人頭払いシステムでは各加入者の選択により，定められた数の加入者が医師に割り当てられた。医師への報酬は，割り当てられた人数に直接比例する。健全な競争はサービスの質にプラスの効果を持つ，とされる。87年6月の新聞報道によると，このプログラムは住民から好意的に受け止められた[187]。

このプログラムに採用された医師5名は勤務前，医療施設の機能，訪問医療，地域会合への参加などについて，1カ月の研修を受けた。診察後の患者からの問い合わせへの対応，救急への対応，週末のローテーションの仕組みも作られた。医師の収入については，登録された個人の数と時間外労働（家庭訪問，地域訪問，週末勤務）に基づく収入のほかに，休暇の権利相当額，ボーナス，さらには就労不能相当額までが上乗せされた。その結果，ここで勤務する医師は，通常の施設に勤務する経験年数5年の一般医のそれを約60%上回る金額を受け取ることになった（Miranda 2003: 316）。

この実験に当たっても，CSSSの行政と労働組合の小競り合いが起きたが，住民の意見により収束を見た。新プログラムについての情報提供のため，CCSSは対象地域住民のあらゆる組織の会合への参加を準備したが，ミランダ総裁が驚いたことには，CCSSの労働組合は地域住民によるこのプログラムへの反対運動を引き起こす意図で，家庭訪問や公民館での集会への住民招集を試みたのである。幸い，住民は即座に労働組合の招待を拒絶し，提案された新プログラムを全面的に支持した（Miranda 2003: 316）。

こうして実験プログラムは組合の反対運動から救われたが，一方，実験そのものの結果は成功とは言い難い。グエンデルとトレホスによれば，医師数が十分ではなく，基礎的サービスのみ提供されたため，小規模共同体ではサービスの質改善に必要な競争が起こらなかった。総合ケアに当たる医師とその他職員の活動は本質的には期待された通りに変化しなかった。ミランダによると，この施設のある医師が，モデルの趣旨に反し，対象地域内に個人クリニック開設を試みた。CCSSは，新モデル不適応の医師を1年目に交代させねばならなかった。バルバの2年後には別の人頭払いモデル施設が開設され，より良い実績を挙げたが，全国的普及の試みは行われなかった。モデルは医師の自由選択を望む人々からも支持を得たが，官僚が抵抗し政治的意思決定が足りなかった

(Güendell y Trejos 1994: 38; Miranda 2003: 316-317)。

　次の試みは協同組合（COOPESALUD）によるクリニック経営である。このプロジェクトは非政府による経営と総合ケアという2点において重要である。1980年代半ばから，代替モデルの一つとして予防から治療までを一括する総合ケアと協同組合による経営が検討され，パバスの新設クリニックでの実験が進められた。総合ケアの実施団体としては保健基礎チーム（EBAI）が設けられた（Marín y Vargas 1990: p. 40）。これは90年代にEBAISとして全国展開されたモデルの原型である。

　協同組合によるクリニック経営は，公衆衛生と保健医療経営の専門家である若い医師のグループから総裁のミランダへ，1986年に初めて提案された。このグループの何人かはかつて人頭払いモデルの作成に参加したが，CCSSの官僚主義による抵抗に不満を持ち，非政府の組織形態を考えた（Güendell y Trejos 1994: 42）。協同組合への経営委託は，人的資源の面では，緊縮政策下のCCSSにおいて，新ポストを設けずにサービスの提供を増加させる策でもあった（CCSS職員　26-4-2004）。

　サンホセ郡パバス区[188]に設立されたクリニックはバルガス（Mauricio Vargas）医師とマリーン（Fernando Marín）医師により組織された協同組合（COOPESALUD, R. L.）が経営を行った[189]（Ickis *et al.* 1997: 109）。アリアス大統領が公的に社会保険に医師の自由選択が取り入れられるべきと発言したことと，経済計画省が推進した公的活動の民間への移転を意図した経済民主化プログラムが進められたという2要因が，このプロジェクトを後押しした（Güendell y Trejos 1994: 42）。1988年8月3日から社会保険のサービスの提供を始め，89年2月6日から保健省のプログラムを開始した。パバス保健区を管轄するCOOPESALUDの職員は医師28名を含む173名だった[190]（Marín y Vargas 1990: 36, 47）。

　協同組合モデルは，クリニック経営の民営化と受け取られ，政治問題と化した。これを民営化とみなすCCSSの労働組合が抵抗を示し，反対運動を起こすために住民の訪問を始めた。住民はサービスの悪化を心配しこのプロジェクトに反対したが，受益者負担なしという条件の維持が保証されたため，強い抵抗には至らなかった。次に，CCSSと協同組合との契約に関し法律上の問題が

生じ，国会での議論が必要となった。さらに，パバスから紹介した患者が民間クリニックからの紹介とみなされ，他の病院から受け入れられないという組織運営上の妨害が起こった（Güendell y Trejos 1994: 42-46; Miranda 2003: 319）。

　発足後のこのプロジェクトへの評価は多様で，揺れ動いた。パバスでは，待機期間なしに患者へのサービス提供が行われた。地域にプライマリケアのEBAISが設けられた（Miranda 2003: 320）。が，カルデロン政権のカストロ保健大臣（Carlos Castro Charpantier）はプロジェクトへの無関心を表明し，契約を更新しない可能性を表明した。実際には1990年にプロジェクトの更新が調印されたが，ヒメネスCCSS新総裁（Elías Jiménez）は，新聞紙上で，共同体がサービスの質の改善をもたらしても，この方式は高価につく，と述べた（Güendell y Trejos 1994: 46）。

　よって，CCSSは1990年の11月と12月に2つの評価を実施した。第1の評価は，治療の組織は同様の他のクリニックに比べ資源割り当てが改善された，とした。第2の評価は，加入者への世論調査に基づき，受けたケアに関する一般的な高レベルの満足（約95％），医師と患者との適切な関係，X線とラボ（96％）および薬局（90％）のような支援サービスに関する非常に好意的意見，待機時間の大幅縮小とそれに関連した好意的意見が見られた。これらは，通院サービスの新供給モデルとしてとても望ましい，と結論付けられた（Güendell y Trejos 1994: 46）。

　さらに，ヒメネスCCSS総裁がUSAIDに依頼して行った外部評価もまた，プロジェクトに肯定的だった。この調査によれば，パバスクリニックでCOOPESALUDが提供したモデルは患者の満足，保険へのアクセス，サービス提供の水準，対象人口区域の受益者数，混合サービスの提供，共同体の必要の明確化において成功している。さらに，診療の平均コストは類似の他のクリニックよりも少ないため，コスト・有効性の観点から優れていた。このような理由により，伝統的モデルに代わるモデルとしてこのプロジェクトは認められた。これらの評価の結果，ヒメネス総裁の考えは変化し，その後開設されるクリニックを新しい協同組合に委託するとアナウンスした（Güendell y Trejos 1994: 47）。

しかし，協同組合モデルの評価には異論もある。労働組合はCOOPE-SALUDによるパバスクリニックの経営は補助金を受けており，その財政的な成功の主な理由はここにある，とみなす。さらに，CCSSは協同組合企業にクリニックの経営を委託してもCCSSは何の経済的メリットも受けないとする。加えて，伝統的モデルの根本的な変更でありうるため，総合モデルの成功はクリニックの経営の民営化を正当化しない，とする。この点については，クリニックのマリーン医師も同意しており，彼はパバスクリニックの成功は必ずしも協同組合だったことによるのではなく，総合ケアモデルによるものだったとしている（Güendell y Trejos 1994: 47）。すなわち，EBAIの働きが評価されたが，協同組合の活動にまだ明確な評価が与えられていない。

　パバスクリニックの成功は，協同組合への経営委託よりも総合ケアモデル（EBAI）による，とするならば，その成功例は1990年代にEBAISという形で全国展開されたと言える。モデルのうち成功したと考えられる部分が選択的に後の改革に影響を及ぼしているという意味で，堅実な政策形成が継続されている。と同時に，パバスのクリニックで労働組合の反対が起きたのは協同組合との委託契約が民営化と解釈されたためであるから，組合の反対の強い部分の展開はしなかったことも，政策決定者の意思決定の一部である。

　このように，さまざまなモデルが試みられたが，最終的に全国展開されたのはサービス統合とともに生まれたEBAISのみである。人頭払いは，コストなどの問題によりモデルの普及をあきらめざるを得ないものだった。企業医や混合医療や家庭医モデルも，期待されたほどの効果ではなく，コスタリカの保健医療部門が世界的に稀な成功を収めていることを思えば，改革という危険を冒すほどの魅力のある代替モデルは存在しなかった。

　そのほかに，政治的な側面から，実験されたモデルが全国展開されなかった理由は，次の3つと考えられる。第1に，この時期のCCSS総裁ミランダとヒメネスは，いずれも急進的な改革を望まず現状維持に近い立場を取った。実験プロジェクトで良好な結果が出ればそれを継続したが，モデル全体の変更という危険を冒すつもりはなかった。第2に，労働組合を中心に，国民一般による民営化への強い反対があった。民営化と受け取られかねない提案は，発表をはばかられるほどだった。第3に，大目標である患者当たりコストの削減に確

実に接近できるモデルが見つからなかった。期待されたモデルは，民営化にまつわる政治的要素もあって，プロジェクトの評価は多様になった。

これらのプロジェクトの経験により，民営化に対する労働組合の反対とその実施の困難さが明らかになったと考えられる。多くのモデルが実験のみに終わった理由について，ミランダ元総裁は，ケアモデルの変更には強い抵抗が存在する，と筆者に述べた（Miranda 19-7-2004）。この時期に保健医療行政により提案・検討された改革のうち，保健省とCCSSとのサービス統合とEBAISモデルの普及が進んだことと，代替モデルの模索が実験のみに終わったことを比較すると，保健医療部門職員と労働組合の反応が両者の進展の程度を決める要素として働いたと考えられる。

このような経験を経て，保健医療部門の政策決定者たちは，患者当たりコストの上昇や待機リストという問題を抱えつつ，社会保障制度の維持とサービス統合という既得権益に大きな影響を及ぼさない政策形成を選択したと思われる。1990年代には，これが経営契約という選択肢に至る道筋になったと考えられる。

第4節 医師の不正の実態

労働組合の反対を避ける形で部門改革が進むのと平行して，1980から90年代にCCSSでの医師の不正に関する多くの新聞報道が行われた。報道の多くはスキャンダルを好む新聞の偏見的報道ばかりではなく，ある程度の事実に基づいていた。これは公共部門の人的資源管理の制度や方法，医師の動機付けや倫理観にかかわる重要課題である。同時に，利用者の不満を高める可能性があるため，徐々に政策決定者が重視せざるを得ない問題となった。医師の不正報道は，いわば，改革気運を高める役割を果たしたと考えられる。

一般に，公的医療サービスを提供する医師の勤務態度への市民の見方は厳しい。調査によると，CCSSのサービスに関しては，市民の55.5％が医師がその地位を悪用しているという意見に賛同し，58.5％が人々が社会保険を悪用している，という見解に賛成している。病院サービスに関しては64.9％が悪化したとみなしている。45.5％がクリニックのサービスが悪いと答えている。67.1％はCCSSの行列は縮小されていない，と回答している（PEN 3: 64）。

報道に頻出する主な不正を次のように分類することができる[191]。不正の第1の型は，職員による薬剤の持ち出しである。とくに，向精神剤，麻薬や興奮剤，アルコールなどが闇市場で売買される[192]。医師や職員が持ち出す場合とともに，利用者が必要以上に受け取った医薬品を横流しする場合が考えられる。これらは国外で売買される場合もあると言われる。

第2の不正の型は，機材などの盗みである。医師は社会的に尊敬される地位を有しているため警備のチェックが甘くなる傾向があるが，医師が医療機材や消耗品を個人経営の診療所で利用するために持ち出す場合があると言われる。医師が公的施設と民間施設を行き来する現状では，その誘惑は常に存在し，小さくないと考えられる。

第3の不正の型は，「ビオンボ(biombo)」である。ビオンボとはスペイン語で「屏風」のことであるが，コスタリカの医療の文脈では民間診療所とCCSSの病院を兼務している医師が，民間診療所の患者にCCSSの施設を用いた処置を有料で行う行為を指す隠語として用いられる[193]。これは不正だが，民間診療よりも安価に行うことにより患者にとっても早く治療を受けられるという意味でメリットになる場合もありうる。

第4に，就労不能（incapacidad）の場合の補助金の不正受給がある[194]。就労不能の補助金制度とは，医師の診断を経て欠勤した保険加入者に，その給料の半額をCCSSが支払う仕組みである。CCSSの職員への医師による就労不能認定は民間部門に比べ非常に多く，1987年には月平均3,491件に上り，CCSS職員の17％が欠勤という事態が生じる原因となっている。この他にも学歴詐称などの不正があるとされる。

いずれも経済的な動機や，CCSSの仕事に対する消極的な姿勢が不正の根本にあり，防止策がとられていないことに問題があると考えられる。このような不正は決して新しいものではなく，1980年代の新聞にも散発的な記事が見られた。しかし，90年代になると非常に多くの新聞記事が『ラ・ナシオン』にひんぱんに掲載された[195]。一方，これに対する医師の労働組合（SIPROCIMECA）の反論も同じ『ラ・ナシオン』に紙面買取広告の形で繰り返し掲載された。いわば医療関係者と新聞記者との間で，CCSS内部の医療職員の勤務上のモラルの有無について，世論に訴える宣伝合戦が行われたのである。

主要新聞のこのような記事掲載には，いくつかの含意があると考えることができる。すなわち，実際に病院での犯罪と不正が多いこと，80年代以降の保健医療部門改革の気運の高まりによりCCSSの欠点が再点検されたこと，市場主義的経済思想の影響により公共部門の医療の非効率性に関心が向かったこと，保健医療部門改革もしくは民営化を期待する勢力の存在[196]，である。ただし，新聞の記事掲載件数と実態との間には小さくない乖離があると考えられるため，記事による情報だけで不正の実像に接近することは難しい。

　セルコネらの研究が[197]，この問題を扱った。彼らは，CCSSの病院の不正の実態調査を行った（Cercone *et al.* 2000）。調査方法は，1998年12月から99年1月までの間に行われた6公立病院の[198]（1）医療職員，（2）看護職員，（3）入院と外来の利用者，（4）病院長・管理者・看護長の4グループを対象とするアンケートである。多くの質問事項のうち，医療職員と看護職員への質問において，待機リストと不正にかかわる次の興味深い結果が出ている。

　表Ⅳ-2に示されているように，医師と看護婦の間には不正の認識に関する回答に小さくない乖離が見られる。しかし，不正の種類で両者ともに高い回答を示したものがある。それは，「待機リスト」「不必要な集金」「手術室の利用」「個人診察の患者の再課金」「手術のための順番取り」などの不正である。医師の回答指数は看護婦よりもかなり低いが，ゼロではない。このことは，不正の存在を示唆する結果として重要な意義があると考えられる。

　また医師の欠勤（ausentismo médico）の動機について，次の結果が示されている。まず，欠勤には，勤務時間における医師の完全な欠勤，遅刻，早退のすべてが含まれる。医師の欠勤は病院の非効率の主な原因のひとつである。医師の約80％，看護婦の98％が医師の欠勤の証拠がある，と指摘している。利用者へのアンケートでは，60％が「待機時間の問題をこうむった」としており，その理由は次の表Ⅳ-3のとおり，医師の勤務態度にかかわるものが多い。まず，待機の理由については57.6％が「医師が遅刻した」としている。67％近くが医師の不完全な勤務を待機の原因としている。この不正の頻度に関する認識については，表Ⅳ-4の通り，医師と看護婦の約85％が欠勤の発生は「毎日」もしくは「週に1，2回」と回答している。セルコネらは，これらの結果から，欠勤の頻度は時折ではなく，日常的であるとしている（Cercone *et al.* 2000: 34

表Ⅳ-2　評価された不正の方法の指数（0〜10の段階）

明らかにされた側面	医師	看護婦
手術のための順番取り	3.6	6.7
手術室の利用	3.9	7.1
薬剤の処方	2.8	6.2
ラボ検査	2.9	5.9
待機リスト	4.2	7.5
特別検査	2.7	6.4
不必要な集金	3.9	7.2
職員の契約	3.1	5.6
個人診察の患者の再課金	3.5	7.1
回答数	107	282
無回答数の比率	31.4	27.6

＊0は不正が存在しないことを，10は非常に高いことを意味する。
出所：Cercone *et al*. 2000: 33.

表Ⅳ-3　利用者による予約での待機理由（％）

理由	比率
合計	100.0%
医師が遅刻した。	57.6%
医師が早退した。	3.2%
医師が欠勤した。	2.8%
医師が来なかった。	3.0%
カルテがなくなった。	2.1%
その他の理由	31.4%
回答数	907
無回答の比率	2.26%

出所：Cercone *et al*. 2000: 34.

表Ⅳ-4　欠勤発生の頻度（％）　情報提供専門職員のタイプ別

頻度	医師	看護婦
毎日	64.0%	63.9%
週に1,2回	23.0%	20.1%
月に1,2回	6.0%	5.3%
年に時折	7.0%	10.7%
回答数	100	338
無回答の比率	35.8%	13.3%

出所：Cercone *et al.* 2000: 35.

-35)。

　この調査結果は，新聞による医師による不正の報道が決して大げさなものではなく，医師には頻繁に欠勤があり，その発生頻度は深刻であることを物語っている。また，このような調査結果は，医師が公共部門での勤務を好んでいないことをうかがわせるものである。そしてその理由として，医師は「低い給料」を挙げる。医療専門職員の中でもっとも高く，中央政府の職員よりも高い給料体系と年功昇給制度を持ち，給料以外のさまざまの恩恵を持つ医師だが，不正行為の原因として低い給料を挙げることから，医師の給料への要求は未だ満たされていないと考えざるを得ない。一方，「低い給料」を原因として挙げた看護婦は少なく，また，医師とは異なり看護婦の高い比率が「医師がさまざまの場所で働く」ことを不正の一因として指摘した。これは医師以外の職業人に共通する常識的見解と思われ，欠勤の原因と民間診療所等での勤務との関連をうかがわせる結果である。

　さらに，この調査ではビオンボと関連の深い質問もなされている。繰り返しになるが，これは，医師がCCSS施設を用いて民間診療の患者を有料で治療する行為である。CCSSの保険制度では患者から料金徴収を行わないことが原則であるため，この行為はもちろん不正である。ビオンボは個人所有の診療所に十分な設備を持たない医師がCCSSの設備を利用したいために行うだけでなく，医師が患者からの要求によって行う場合も多いと考えられる。CCSSの長い待機期間により治療が遅れるよりは，不正な支払いを行ってでも早く治療を受けたいという患者が少なくないためである。

表Ⅳ-5　欠勤行動の原因についての意見　専門職員タイプ別（肯定的回答の％）

示された原因	医師	看護婦
低い給料	37.2%	6.9%
大きく延長された夜勤	11.5%	16.4%
過度の作業負担	31.4%	16.2%
公共部門が利益を与えない	25.0%	17.7%
勤務評定がない	26.9%	49.2%
組織の一部であると感じない	25.6%	13.8%
院長たちが行為に寛容である	34.0%	65.6%
習慣による	20.5%	32.3%
動機付けの欠如	30.8%	11.5%
医師がさまざまの場所で働く	25.6%	68.7%
統制の欠如	17.4%	66.1%
契約形態	16.7%	11.0%
回答数	153	385
無回答の比率	1.9%	1.2%

出所：Cercone *et al*. 2000: 36.

　ビオンボの発生により問題となるのは，次のような場合だと考えられる。すなわち，第1に，経済的な余裕のない患者がCCSSの施設で治療を受けることが難しくなること，第2に，この支払いに魅力があるため，医師には待機リストを長いままに維持しようとし生産増による待機リスト短縮への動機付けが働かないこと，である。ビオンボがしばしば行われているならば，不正が温存され効率化への動機が働きにくいという意味で，医師の人的資源管理は十分機能していないと言わねばならない。

　ビオンボの頻度が無視できる水準にとどまっていないことが，表Ⅳ-6に示されている。同表の通り，民間患者の設備使用の頻度は，医師の55.7%が「毎日」もしくは「少なくとも週1回」と回答している。同じ2つの回答は看護婦の85.1%にも上る。「ほとんどなし」「一度もなし」と回答したのは医師の27.9%，看護婦ではわずかに4.1%だった。

　ビオンボは，待機リストの問題に直接かかわる不正である。ビオンボが頻繁に行われているとすれば，待機リストに関し次の含意を述べることができる。

表Ⅳ-6　民間患者の物的設備使用の頻度（％）　情報提供者専門職タイプ別

頻度	医師	看護婦
毎日	20.6%	47.6%
少なくとも週1回	35.1%	37.5%
少なくとも月1回	16.5%	10.7%
ほとんどなし	18.6%	2.5%
一度もなし	9.3%	1.6%
回答数	97	317
無回答の比率	37.8%	18.7%

出所：Cercone *et al*. 2000: 37.

　第1に，保健医療システムは完全に飽和しているわけではなく，待機リストに並ぶ患者の治療を行う余力を持っている。第2に，ビオンボが行われると，手術室の利用などを通じて，通常の患者の待機期間をさらに延ばすことになる。したがって，ビオンボの制御は待機リストへの対策としても重要である[199]。第3に，コスタリカの高い保健医療指標はサービスへのアクセスを普遍化・公平化することによったと考えられるが，ビオンボの存在は経済的な余裕のある患者を優遇するという意味での不公平がまだ残されていることを意味する。

　第Ⅱ章，第Ⅲ章で詳しく見たとおり，CCSSに勤務する医師は教育から職場まで続くピラミッドの上位に位置し，労働組合による組織化も進んでいるため，保健医療部門においてもっとも強い立場にあると言える。その医師により多くの不正が行われているという事実は，現状における人的資源管理の不十分さとその方法改善の必要を示唆している。不正抑制の観点から，人的資源管理の改革が必要である。とくに，医療施設で何が行われているかという情報を外部に出すことと説明責任の徹底により不正を抑止することが必要と考えられる。第Ⅴ章で取り上げる経営契約の諸機能のうち情報の開示と説明責任の履行部分は，不正の抑制に強い関連を持っている[200]。

第5節　市場主義思想の改革への影響

　1990年代の保健医療部門の改革は，組合の抵抗により民営化が困難で，診察

表Ⅳ-7　公立病院における民間患者の手当ての実施の起源（肯定的回答の％）

実施の起源	医師	看護婦
患者がそれを要求する	59.0%	41.5%
医師が患者と協力したがる	39.7%	16.7%
医師が機材と器具を持っていない	19.2%	39.7%
待機期間を短縮するため	26.3%	31.0%
技術の問題	9.0%	5.6%
習慣による	8.3%	22.8%
「宿泊サービス」*の欠如	36.5%	16.4%
個人的サービスの欠如	19.2%	27.9%
医師との友人関係	17.9%	30.0%
回答数	140	359
無回答の比率	10.2%	7.9%

*患者の現金支払いによる優遇的サービス。
出所：Cercone *et al*. 2000: 38.

数制限によりサービス生産の増加が困難，という厳しい制約の中で進められた。患者当たりコストは上昇傾向にあり，医師の給料はインセンティブ法による構造要因となっており，改革は難しかった。その一方，医師の不正報道により部門改革の必要性が叫ばれていたため，社会保障制度を維持しつつ職員の仕事への動機付けを高める人的資源管理の側面を有する経営方法が部門改革の切り札として登場したことは，部門の必要をよく反映していた。

　1990年代に多くの国で保健医療部門の改革が進められているが，その動機はほぼ共通して疾病構造の先進国化，医療の高額化，人口の高齢化等を背景としたコストの上昇，サービス生産の低効率，市民の不満，保健医療部門職員の不満である。サービス供給者が公共部門に属する場合には，官僚的で非人間的なサービス提供も多くの国に共通の問題だったと言える。さらに，経済・経営の観点から人的資源管理におけるサービス提供者への動機付けのレベルでは，サービス生産と報酬との間の関連のなさが根本的問題と考えられる。

　すでに高い保健医療指標を達成していたコスタリカの保健医療部門は，サービスと薬剤の患者自己負担を行なわず普及度の高い仕組みを完成していたという点で，世界的注目に値する成功を収めていた。よって，部門改革はコスタリ

表Ⅳ-8　CCSS の全国病院比較

	カルデロン・グアルディア病院	サン・フアン・デ・ディオス病院	メキシコ病院
病床数	522	841	514
退院当たりコスト	82,800	108,400	128,230
入院1日当たりコスト	15,700	15,130	18,770
診察数	545,900	388,800	287,600
退院数	32,000	36,800	24,500
平均滞在（日）	5.2	7.0	6.7
病床占有率	88.7%	85.9%	89.0%
予算（百万コロン）	4,733	4,758	4,900

出所：Ickis *et al*. 1997: 107. 調査年不詳。
原出所：CCSS 1994から作成。メキシコ病院院長から提供。

カの保健医療指標が，所得が同等以上の他国よりも優れていること，もしくはラテンアメリカの諸国の中で全国的保健医療システムの発展において成功した国であることを意識しながら進められた。[201]

　とはいえ，本書がすでに問題の一部を指摘したとおり，人的資源にかかわる側面のみでも，改善を要する課題は少なくなかった。1990年代に改革の対象となったシステム上の問題を次のように整理できる。第1に，医療支出が増加しているにもかかわらず医療の生産が伸びず，患者当たりのコスト上昇が起こっている。コスト増加の一因と考えられるのは，統合が進んだにもかかわらずまだ残されていた CCSS，保健省，民間によるサービス供給の重複である。たとえば，調査機関には大学，INISA，INCIENSA など重複があった[202]（Carvajal 12-6-1990）。この重複を整理することがこの時期の改革の課題となった。

　医療サービス生産の伸び悩みは，病院の飽和と待機リストという現象として表面化する。主要全国病院における飽和の様子が表Ⅳ-8 に示されている。これはカルデロン・グアルディア病院，サン・フアン・デ・ディオス病院，メキシコ病院の3全国病院が，86%から89%という高率の病床占有率に達していることを示している。反面，地域病院では50%（プンタレナス）から30%（ニコヤ）の間にあり，対照的に低率である。地域病院および周辺病院における低い利用度はこれらの施設における人的資源と器具の不足，また患者が全国病院で

手術を受けることを選択することによる。病院システムの飽和を解決するには，地域と周辺レベルでの予算を拡大し，患者紹介を改善し，全体として病床あたりの投資を少なくすることが必要，とされる（Ickis et al. 1997: 106-107）。

外科への需要はサンホセの全国病院に集中している。たとえば，メキシコ病院では整形外科と血管外科の待機期間は24カ月である。カルデロン・グアルディア病院においては手当てを受ける患者の43％は救急患者であり，多くは全国病院でなくても治療できたものである。その結果は，高コストの病院で手当てを行うことによる入院1日あたりの超過コスト発生と[203]，予定されていた他の活動の遅れである。こうして全国病院に生じる外科の14から30カ月という長い待機期間に，患者の苦情が集中する。サービスの停滞は同部門の主なギルドと組合により事実として認められているが，彼らはそれをCCSSの拠出徴収逃れと支払い遅延，および政策の変更と改革などの要因のせいにする。公共部門のサービスの停滞のもうひとつの結果は，民間サービスへのより多くの需要である。民間医療サービスを購入する経済的余裕のある家長と家族（推計70万人）は，よりひんぱんに民間病院を利用することになる（Ickis et al. 1997: 106; 132）。

第2の問題としては患者の不満がある。1990年，3万世帯超を対象に開発学際コンサルティング（Consultoría Interdiciplinaria de Desarrollo: CID）により行われたものとクリニックが行ったものをあわせた利用者へのアンケートでは5つの面での問題点がとくに指摘された。すなわち，「管理部門と患者の悪い関係」「医師と患者の間の悪い関係」「長い待機期間」「薬剤の質の悪さ」「すべてが悪い」というものである。全国レベルでは社会保険の利用者の20％がそのサービスに不満であり，この数字は都市区ではとくに高く43％になる[204]（Carvajal 15-6-1990）。もちろん，これらの利用者の意見を鵜呑みにはできない[205]。しかし，これらの批判のうち人間関係にかかわる「管理部門と患者の悪い関係」「医師と患者の間の悪い関係」は伝統的な官僚主義の弊害とみなせるものであり，「長い待機期間」は医療生産の伸びの低迷と関係する問題であり，いずれも信憑性は高い。これらの点が利用者によっても指摘されていることは，課題として重視する必要がある。

保健医療部門改革において中心的役割を果たした「近代化プロジェクト班

（Unidad de Proyecto Modernización）」リーダーのサエンス（Luis Bernardo Sáenz）は改革が進められる理由を次のように整理している。第1に，ケアモデルが治療中心となっていること，第2に，実質支出が伸びているにもかかわらず医療サービスの生産性が上昇していないこと，第3に，調達や技術，予算執行において組織が集権化していること，第4に，医師による病気の手当てのみではない部門全体への視点が不足していることである（Sáenz 1998: 86）。サエンスの立場からして，これらが改革の公式的な動機と考えてよい。

　保健医療部門改革の始まりに関しては，政策決定者の間でも見解が分かれる。前章において紹介した，1989年に全国医師組合が開催したセミナーを改革の始まりとするミランダとは異なる見解もある。ミランダ同様CCSS総裁経験者のヒメネスとサラスは彼の見解を半ば受け入れられるが，その他にも保健医療部門改革のための医療政策専門家のフォーラムが行われたため，画期の明示はできない，とそれぞれ筆者に述べた（Salas 10-8-2004; Jiménez 13-8-2004）。少なくとも，1989年のセミナーで保健医療部門の問題点は指摘されたが，その解決策や改革の方向性が明らかにされたわけではない。求められる処方箋は国際機関の市場主義的思想に求められた。

　この時期に特殊だったことは，世界的な開発戦略の転換が保健医療部門改革を進める重要な要素として働いたことである。やや逆説的ではあるが，保健医療部門の改革の背景として，1990年代になり世界の開発潮流が市場万能主義的傾向から少し離れ，保健医療を含む社会開発を重視する傾向に転換しつつあったことが重要である。世界銀行は当時，新古典派経済学から「市場友好的（market friendly）」なアプローチへ方針の微調整を進めていた。つまり，世界銀行は社会部門への融資強化の方針とともに保健医療部門改革を進めたのであり，市場主義ではあったが原理主義的ではなく，現実的政策を指向していた。この思想的潮流がコスタリカの保健医療部門改革に影響を及ぼしたと考えられる。

　1980年代に構造調整を進めた国際開発金融機関は，90年代には社会開発を重視するようになった。90年以降 UNDP は人間開発指数の発表を始め，教育や保健を重視する流れを作った。世界銀行の93年版『世界開発報告』のテーマが「健康への投資」だったことは，その潮流の上に位置づけられうる（世界銀行

1993)。また，95年にはデンマークのコペンハーゲンで社会開発サミットが開催された。このような開発の重点の変化は，保健医療部門への関心を高めた。世界銀行の保健医療部門への融資はそれまで病院建設などのインフラ整備に集中していたが，部門改革への融資がこの時期の趨勢となった。[208]

このような世界の開発政策の潮流の一方で，この時期，保健医療部門改革が世界的潮流となっていた。[209]多様な保健医療システムを有しているにもかかわらず，医療費の抑制などを主な動機としてヨーロッパの主要国が改革に向かい，米国でも同様の改革の検討が行われた。多くの発展途上国も受益者数増加など未完成の保健医療システムに特有の課題を抱えながら，これに追随した。WHO，UNICEF，世界銀行などの国際機関もこのような流れを後押しした。具体的な改革の方法としては，患者の自己負担導入，総枠予算，DRG（Diagnosis related groups; 診断群別定額制）[210]採用，医療の購入者と提供者の分離，公的保険者と民間医療提供者との契約，政府の介入削減，分権化，病院間での競争，プライマリケアの強化などが比較的共通に用いられている（長谷川他1998）。一見してわかるように，この方法の中には市場主義思想の影響と考えられるものが少なくない。

表Ⅳ-9は先行研究に基づき，「発展段階と保健医療システムの分類」と「施策の目標と力点」という観点から，ラテンアメリカ諸国の保健医療部門改革の進捗状況を整理したものである。発展段階は購買力平価で換算した1997年の一人当たりGDPを基準に，低所得国から第Ⅰ段階（5,000ドル以下）の貧困国（Ⅰp〔poor〕＝1,800ドル以下，Ⅰl〔low-income〕＝1,801～5,000ドル），Ⅱ＝5,001～12,000ドル，Ⅲ＝12,001ドル以上，とするシャオの分類を用いている（Hsiao 2000）。さらに，ラテンアメリカの保健医療システムはA＝「分断されたシステム」，B＝「公的統一的システム」，C＝「規制された混合保険システム」，D＝「単一保健医療システム」[211]というマディエスらの分類を利用した（Madies *et al.* 2000）。さらに，ソホによる保健医療部門改革の進捗状況の整理を利用した（Sojo 1997）。

ラテンアメリカ諸国では，感染症や寄生虫症，周産期に発生する主要病態による死亡は相対的に少なくなり，循環器系疾患が増加しつつあった（長谷川他1998）。市場主義的な思想の広まりに加えて，疾病構造転換に伴う保健医療コ

表Ⅳ-9　ラテンアメリカ諸国における保健医療部門改革　1995年

発展段階と保健医療システムの分類	国	施策の目標と力点 ／ 部門形態					経営					財源		公平性	
		NHS（国民保健医療サービス）の形成。	省による指導の強化。	地方の保健医療システム強化。地方の保健医療システムの分権化された主体の強化。	公と民の組み合わせの変更。社会保障の規制。	民間保健医療市場の規制。	病院経営の再編。	財源、保険者、規制、評価、サービス供給者の機能分化と特化。擬似市場の推進。	公的供給者との契約。	個人と機関の実績に応じた誘因と罰則。	人的資源管理の改善。	人頭払いの利用。診断または処置群別の包括支払い。DRG／PPS	財源の基盤と公平性の向上。	普遍的基礎供給。供給の統一。	普遍的または対象を限定したプログラムによる受益者数増加。
I pA	ニカラグア	○	○	○	○		▲			▲	▲			◎	◎
A	ホンジュラス	▲	▲	▲	▲				▲				▲	▲	▲
A	ボリビア	▲	▲												
A	グアテマラ	▲						○						▲	◎
A	エクアドル	▲	○		▲		▲							▲	◎
I lA	エルサルバドル	▲	▲	▲	▲	▲									
A	パラグアイ	▲	▲											▲	
A	ドミニカ共和国			▲											
A	ペルー	▲	▲	○	▲	▲									
C	コロンビア	○	○	○	○	○	○	○	○	○	○	○		○	○
A	パナマ	▲	▲												
A	ベネズエラ	▲	▲	▲											
B	コスタリカ														
A	メキシコ	▲										▲	○		
D	ブラジル	◎	◎	○	▲	▲	○	○	○	○	○			▲	◎
II C	チリ	○	○	○	○	○	○	○	○	○	○	○		▲	◎
C	アルゼンチン	○	○	○	○	○	○	○	○	○	○	○		○	○

◎：実施中の施策。○：実施初期にある施策。▲：宣言されたが未実施の施策。

（出所）Sojo 1997, IMF, Madies *et al.* 2000に基づき筆者が作成。

ストの上昇，人口の高齢化など共通の問題のあったことが，このような部門改革の広まりに強い影響を与えたと考えられる。さらに，このように諸国がそろって改革に向かうのは，世界銀行，米州開発銀行が融資をてこに市場主義的性格の強い改革を進める意図を持ち，諸国の政策形成への助言を行っているためである。すなわち，これらの国際開発金融機関において形成された市場主義による保健医療部門改革の思想潮流が，これら諸国において実践されているのである。

さらに同表のソホによる政策の整理から，この当時高い評価を得ていた保健医療政策が英国のNHSと人頭払い，分権化，省による指導，個人への誘因と罰則による動機付けなどであることを読み取れる。すなわち，「地方の保健医療システムの強化」「DRG／PPSの導入」「NHSの導入」「省による指導の強化」「人頭払いの利用」「公と民の組み合わせの変化」「公的供給者との実績に応じた契約」「財源，保険者，規制，評価，サービス供給者の機能分化と特化。擬似市場の推進」「個人と機関の実績に応じた誘因と罰則」には，あるべき保健医療政策の方向性が示されている。

コスタリカで進められている改革の目標と具体的手段との対応は，それぞれ次の通りであると考えられる。「NHSの形成」および「地方の保健医療システム強化」＝サービス統合とEBAISシステム，「公と民の組み合わせの変更」＝企業医や協同組合による経営，「人的資源管理の改善」＝経営契約による目標の設定，「普遍的基礎供給。供給の統一」および「普遍的または対象を限定したプログラムによる受益者数拡大」＝EBAIS，である。これらが，世界的に強まった市場主義的な思想潮流のコスタリカ保健医療部門における表現だったと言える。

コスタリカの保健医療部門における市場主義的改革導入の過程をより詳しく述べると，次のようになる。カルデロン政権期（1990-94年），次の大統領選挙への出馬を予定していたフィゲーレスが医療専門家を集めて開催した部門改革を検討するための約10名の小集団が，その後の改革の方向性を定める国内要因として重要な役割を果たした，とCCSS元総裁のヒメネスとサラスは口をそろえる。これは大統領の座を狙ったフィゲーレスが，政策上の準備のために組織した会合だった。しかし，構成員は自党のPLNに限定されておらず，カル

デロン政権下で総裁を務めたヒメネスや，のちのサラス総裁も参加しており，いわば超党派の保健医療部門有力者の専門委員会であった[212]（Salas 10-8-2004; Jiménez 13-8-2004）。こうして，保健医療部門改革の方向性は，国内ではこの超党派グループにより維持された。健康が党派間の対立を超えた問題として重視されるという伝統は，この機会においても守られた，と見ることができる。

しかし，政策形成に直接的な影響を及ぼしたのは，このような国内の動向以上に，米州開発銀行と世界銀行からの融資である[213]。まず，米州開発銀行の融資は1993年12月3日付法律第7374号「保健医療サービスプログラムとアラフエラ病院建設への米州開発銀行貸付」として国会承認された，4,200万米ドルの融資協定である（Ley 7374）。これは現地負担分1,800万ドルを伴い全体で6,000万ドルに上るプロジェクトで，アラフエラ病院の建設，国の農村圏における総合ヘルスセンター11とヘルスポスト119の建設のための融資が含まれていた（Calderón 1993: 6; Ickis et al. 1997: 124）。

次に，世界銀行による保健医療部門改革融資は，1994年10月25日付法律第7441号「保健医療部門改革プロジェクトのための国際復興開発銀行の貸付」として国会承認された。2,200万米ドルの融資協定である（Ley 7441）。この資金は主にコンサルタント業務（860万ドル），職員の訓練と給料（530万ドル），機器（450万ドル）に向けられた（Ministry of Health 1995a; PAHO 1999: 10; Ickis et al.. 1997: 124）。現地拠出1,000万ドルと合わせ合計3,200万ドルの計画だった（República de Costa Rica, CCSS 1993）。世界銀行の融資は，保健医療部門改革の上では米州開発銀行のそれよりも重要だった。

このときまで，コスタリカの保健医療部門には二国間，多国間によるさまざまな形態の援助が行われてきた。主体としては米国政府が主であり，形態としては公衆衛生活動や病院建設，上下水道の設置，PL480による食糧援助などが進められてきた[214]。しかし，保健医療部門の全体にかかわる政策形成に大きな影響を及ぼす意図で行われたのは，これら国際開発金融機関の援助が初めてだったと考えられる。

1993年のカルデロン大統領から世界銀行総裁への書簡には，保健医療部門改革の目的は次の点にあると記されている。a）政策決定における指導を担えるよう保健省を強化すること，b）治療・予防・リハビリサービスの重複を避け

統合を進めるため，手当ての機能を CCSS に移管すること，c) 地域・地方行政レベルにおける分権化，d) 保健医療ファイナンスの新しい型をつくること，e) サービス供給者として新しい管理方法を備えた第三者の参加，f) 全国的な健康の優先度と地方の疾病状況に合わせ再定義された保健医療手当てのサービス提供方法を個人と家庭に適用すること，g) 健康増進策と社会参加の推進，である（Calderón 13-9-1993: 5）。

仮にこれらの融資がなければ改革はもっとゆっくりとしか進まなかったであろう，という見解はこの前後の政策決定において国内組織および国外の組織において重要な地位にあった人々に共有されている。1990年まで保健大臣を務めたモスは，90年代の改革は国際開発金融機関からの融資がなければ進まなかっただろう，と述べる（Mohs 24-6-2004）。融資協定の締結を行ったヒメネス元CCSS総裁も，これらの融資がなければ改革はもっとゆっくり進んだだろう，と述べる（Jiménez 13-8-2004）。世界銀行職員として政策形成のコンサルティングに当たったセルコネも，融資がなければ急速な改革は進まなかったであろう，とする（Cercone 15-7-2004）。これらの証言から，保健医療部門改革はもともと国内にあった改革への動きに，国際開発金融機関からの提言と融資を得て結実したものと考えることができる。

世界銀行のプロジェクト目標は，保健省の指導と公衆衛生の推進者としての役割を強化し，保健医療サービスのインフラ改善を推進することだった。具体的にはその主な方法は次の二つだった。第1に，1次レベルのケアモデルの最適化である。その目的は全人口へのサービス提供の推進，通院サービス網のための機材等の提供，質保証システムの操作化，EBAIS 運営のための技術支援だった。第2に，CCSSの制度的強化である。組織，構造，財源，予算システムの強化と適正化，拠出逃れのCCSS財源への影響に関する調査，現在の拠出水準の保険経理上の再検討などである。このプロジェクトは1998年7月に完了することになっていた（República de Costa Rica, CCSS 1993）。

このような内容を含んだ融資協定の締結は，当時国際開発の世界で認められた市場主義的思想に基づく改革のコスタリカへの導入に，直接つながるものだった。なぜなら，これらの法律には，コスタリカ政府が世界銀行の「最終選抜者リスト（Lista corta）」に記載されたコンサルティング会社の指導を受け

て保健医療部門改革を進めることが定められていたからである。この最終選抜者リストに世界銀行の好む助言を行うと期待されるメンバーが名前を連ねることにより，直接世界銀行が政策形成に携わらなくとも，その嗜好が政策形成に反映される仕組みがあったのである。

一方，国内にもこのような部門改革を進める要因が存在した。一般に，発展途上国の保健医療政策は政権交代の影響を受けやすいが，コスタリカでは政権交代にもかかわらず改革の方向性が維持されたのである。保健医療部門の改革はその時期を広く取れば，アリアス政権期からロドリゲス政権もしくはパチェコ政権にまで至ると考えることができる。よって，この間，与野党の逆転が3度起こったにもかかわらず市場主義的方向の改革が継続されたのはなぜかという設問をすることができる。

その理由を国外からの要因と国内要因に分けて考えることができる。まず，国外からの要因と見ることのできるものとしては，第1に，導入された改革の方向性が市場主義を背景に持つモデルであり明確だったことである[215]。1990年代において国際開発の世界では市場指向への傾倒はやや弱まったとはいえ，生産的でない公共部門を改善するための処方箋としては，部門を市場に近づけること以上の処方箋はないと考えられる。世界銀行の処方箋は経済学的な考えに沿ったものであり，コスタリカ国内の保健医療専門家の多くはその考えの影響を受けたと考えられる。

国外からの第2の要因としては，世界銀行をはじめとする融資と外国からのコンサルティングが，改革継続の担保となったことがある。世界銀行をはじめとする海外からの専門家の継続的関与により改革の方向性が維持された。融資協定はカルデロン政権期に国会承認を得たものであり，その破棄は国会議員や行政関係者に交渉の時間や労力，他の重要議案の棚上げ等というコストを生じさせるため，慎重にならざるを得ない。協定の破棄によるメリットとしてこれらのコストを上回るほどのものは見当たらない。

一方，国内要因のうち，政権交代が保健医療政策に大きな影響を与えなかった理由としては，第1に，党派を超えた少数の専門家による改革への関与を挙げることができる。医師の間に保健医療の専門家としての結束が働いており，政策の方向性には政権交代を超えた合意が存在する。この専門家グループの中

で問題点の認識と処方箋が共有された。

　より具体的に，政策の継続性を維持した人事面の要素を取り上げる。まず，カルデロンからフィゲーレスへの政権交代期に改革の方向性を維持する上で重要だったのは，サラス医師（Alvaro Salas Cháves）の人事だった。サラスは大統領就任前のフィゲーレスの召集したチームで保健医療改革の検討を行っていたにもかかわらず，カルデロン政権の下でこの部門改革プロジェクトのリーダーに任命された（Salas 10-8-2004）。この後，さらに，サラスは1994-98年，PLNのフィゲーレス政権の下でCCSSの総裁を務めた。[216)]したがって，サラスの政策は政権交代にもかかわらず継続された。

　EBAISモデルの導入において重要な役割を果たしたと考えられるのは，マリーン医師（Fernando Marín）の人事である。保健医療部門改革の導入は1980年代から進められてきた代替モデル検討の延長にあったと言うこともでき，フィゲーレス政権で実際に改革の柱であった「経営契約」を導入する際に重要な役割を果たしたのは，保健副大臣を務めたマリーンだった，とサラスは述べる。マリーンにはパパスのクリニックで院長として総合ケア，協同組合モデルの試行プロジェクトを運営したため，改革のメリットについて他の職員を説得することのできる経験を持っていた（Salas 10-8-2004）。彼の経験が生きる人事が行なわれたことにより，政策の継続性が保たれた。

　さらに，1998年のフィゲーレスからロドリゲスへの政権交代においても，改革の枠組みは維持された。このときの政策の継続性を維持する上ではピサの人事が重要だったと考えられる。ロドリゲス政権でCCSSの総裁に選ばれたピサ（Rodolfo Piza Rocafort）は，1970年代以降総裁の地位を占めてきた医師ではなく，法律家だった。その就任理由について，ピサ本人は，カルデロン政権期に彼が国家改革計画に参画していたことと，年金制度改革が総裁就任時の重要課題だったことを挙げる。国家改革計画は構造調整以降の市場指向の導入により非効率な政府を改善するために進められたが，その計画の中の約30％は保健医療部門の改革だった。したがって彼は保健医療部門改革の方向性をよく把握しており，保健医療部門改革を進める意図を持っていたロドリゲス大統領とも既知の関係にあったため，総裁に抜擢された（Piza 19-8-2004）。こうして，ピサの下で経営契約は2000年以降全国の保健区，クリニック，病院に広められ

た。

　さらに，この時期の保健医療政策の政策決定の上で，2大政党の間での大きな対立は見られなかったことが，部門改革の継続を支えたと考えられる。とくに，1995年，カルデロンとフィゲーレスの間で構造調整政策の継続について合意がなされたことは，市場主義的改革への追い風となる要素だった。以上の国外要因と国内要因の双方により，保健医療部門改革は政権交代にもかかわらず継続された。

第Ⅳ章要約

　経済危機はIMFの安定化政策と世界銀行の構造調整をもたらした。これをきっかけに市場主義に基づく開発戦略への転換が進んだ。この世界的市場主義の潮流は1990年代に修正され，社会開発が重視されるに至ったが，公的保健医療部門の効率化を図るには市場に近づける仕組みを導入するほかなかった。保健医療部門ではまず短期的な経済危機の影響が財政悪化の形で現れたため，拠出の引き上げと支出削減が進められた。

　中長期的な問題としては疾病構造の先進国への接近，医療技術の高額化，職員の高給，診察件数の制限による1980年代からの保健医療部門の患者当たりコストの上昇，待機リストの長さ，官僚主義的・非人間的手当て，患者の不満，などがあった。

　財政難と中長期的問題への対応のため，保健省とCCSSとのサービス統合が進められた。職員移籍に際し，保健医療部門責任者と保健省の組合の間に既得権を維持する協定が結ばれた。その後カルデロン政権期における保健政策悪化によりEBAISモデルの導入が進んだ。サービス統合が容易に進んだ背景には，保健省よりもCCSSの給料が高いことがあった。

　さらに，英国モデル，協同組合への経営委託，などの代替モデルの実験が行われた。パバス区のモデルでは協同組合との経営委託契約と総合ケアが実験された。前者は労働組合からの反対を招き，全国展開されなかったが，後者は90年代にEBAISモデルの原型となった。組合の反対のない改革のみが選択されたことが政策形成の特徴である。

　一方，1990年代，医師の不正についての報道が増加した。手術の順番取り，

欠勤，公的病院における民間患者の診療などの形を取った。その動機は主に経済的なものであり，公的病院の混雑と民間診療の容認がそれに拍車をかけている。これは利用者のCCSSへのサービスへの不満を刺激し，改革を進展させる一助となったと考えられる。医療専門職員の経済的動機がクローズアップされ，職員への動機付けの問題が重視される環境を作った。

　カルデロン政権期，フィゲーレスの選挙準備の中から部門改革の超党派専門家集団が形成された。カルデロン政権時，米州開発銀行と世界銀行の融資協定が結ばれた。これを受けて保健医療部門の改革が進められた。保健医療部門改革は世界的な潮流であり，ラテンアメリカ主要国の多くがそれに取り組んでいる。その方法論には分権化や経営の改善など市場主義的な思想が反映されている場合が多く，コスタリカの改革もこの潮流の中にある。国際機関の選択したコンサルティング会社との契約が被援助国に求められるため，改革の方向性も市場主義的な方向性を与えられる。

　コスタリカでの改革の主な内容は，保健省の指導役割の強化などのほか，次章で取り上げる経営契約だった。部門改革の間にアリアスからカルデロン，カルデロンからフィゲーレス，さらにロドリゲスへと対立政党への政権交代が続いたが，国内では専門家の間に改革の方向性と継続の超党的合意があった。市場主義の推進を後押しする政治環境が整えられていたといえる。

注

161) 累積債務問題については次を参照。Sachs 1985；細野・恒川 1986；中村 1987；石見・伊藤 1990；寺西 1995。
162) この時期の経済政策について，拙稿を参照。丸岡 1995a; 1995b。
163) CCSS職員より示唆を得た。
164) ニカラグアで起きた内戦と経済危機の影響でコスタリカへの移民が増加し，保健医療指標の悪化につながった，という報告も行われている。
165) 大蔵大臣（議長），国家計画経済政策大臣，コスタリカ中央銀行総裁，諸大臣，予算機構メンバーにより構成される。
166) 日本との協調融資。1989年度。有償資金協力124.68億円。
167) 当時の経済政策については次が詳しい。González y Camacho 1990.
168) 以下で為替レート協定変更への懸念が表明されている。Brenes 1984: 94-95.
169) Miranda 2003: 139-140に基づく表Ⅳ-1参照。ただし，CCSS（1986）*Memoria* を参照

の上，誤植と見られる政府拠出部分の数字を訂正した。
170) ミランダ総裁が労働者を代表する協同組合，連合（solidarista），および社会民主的傾向の組合（sindicato）と交渉したことを示す痕跡もある。Güendell y Trejos 1994: 35.
171) そのほかの要因としては高負担・高福祉の政策と非効率的経営がある。具体的には，第1に，医療に加え薬剤等への支出も保険の対象とされていること，第2に，就労不能（incapacidad）の場合には公庫から労働者の給料の一部を現金支出により補填する仕組みであること，第3に，収入面の要因として，貧困者からは拠出の徴収を行わず手当てが行われていること，第4に，拠出逃れが多いこと，などが考えられる。
172) CCSSの患者への診察数が1979年の640万から1980年，81年の540万へと0.84倍に減少したが，失業者救済のため，職員数は79年から81年の間に18,800人から22,093人へと1.18倍になった。理事会開催のたびに職員の増加が行われた。La Nación 29-6-1982; Miranda 2003: 151.
173) さらに，より医療を必要とする高齢者の人口に対する比率もこの間に上昇した。
174) 政府の支払い遅延などを除いた実質収入である。
175) 非通常給料の内訳は多い順に時間外勤務，夜勤，医師の宿直，医師の院外待機，休日出勤，レジデント医の当直などである。
176) 筆者の見解ではイッキスらの「規模の経済」説は因果関係が漠然としている。1987年のCCSSと全国医師組合との和解協定を考慮していない。また，彼らはその後の財政予測も行っているが，これは入院，外来，救急の患者が毎年一定比率で伸びるというごく単純な前提に基づいており診察数制限他の要因を考慮していないため，十分でないと思われる。
177) Decreto Ejecutivo No. 13989（26-10-1982）; CCSSと保健省の協定（21-12-1984）。
178) Jaramillo 1984.
179) もう一つの目玉は次章で取り上げる経営契約である。
180) 1948年の内戦に勝利したホセ・フィゲーレス・フェレールの実子である。
181) EBAISモデルを，後述するパパス区のクリニックでSILOSの下に組織されていたEBAIが普及したものと見ることもできる。
182) Rojas 9-5-2004.
183) 保健省組合前線を構成するのは次の組合。SITECO, ANEP, SINAE, SINAESPA, SINPROSA.
184) 法的には1984年2月24日付の法律第6955号「財政均衡法（Ley para el equilibrio financiero del sector público）」が重要である。
185) この点について次に指摘がある。Trejos y Valverde 1999: 26-27.
186) ミランダは医師の選択を家族で行わず個人で行う仕組みにしたことが誤りだったとしている。Miranda 2003: 315.
187) 住民520名からのアンケートでは90%がこの新モデルを知っており，うち98.6%はこれ

188) パパス区は9.33平方キロメートル，人口5万人。重要な工業地帯であるとともに全家庭の80-90％に相当する中下層所得人口の居住区でもある。同時に高所得層居住区も含まれる。Marín y Vargas 1990: 36-37.

189) のちに，チバス区他のクリニックでも協同組合モデルが採用された。

190) のちの研究では次のようになっている。医療職員30人（うち一般医12人，救急医6人）。入院サービスなし。1996年のクリニック運営予算は約6億コロン。財源はCCSSの運営予算，寄付と多国間・二国間協定による動産・機材購入支援，特殊サービスの場合の利用者自己負担。予算は年間ベースで承認され（住民1人当たり年間30米ドル），人口の医療面の特徴の診断に基づき優先順位が決定され，資源が与えられる。運営予算の65％は人的支出，残りは薬剤，物資，供給物，公共サービスに向けられている。Ickis *et al.* 1997: 109-110.

191) 2004年にはCCSS高官の製薬会社との癒着が明るみに出たが，ここでは高官の不正ではなく通常の保健医療施設に勤務する医師の不正のみを取り上げる。

192) これらの薬剤が麻薬取引業者の手を介して中等教育の学校でも普及しているとの報道まである。この悪弊を排除するためにCCSSは在庫管理システムの導入，不正を行った7名の職員の解雇などを行った。ミランダCCSS総裁自身，80年代には民間薬局で薬剤が高価となったために薬剤の盗みが広まったと述べた。La República 15-6-1985. このような報道は90年代，2000年代にもしばしば行われている。

193) 医療における不正についての整理は次を参照した。"El nuevo virus hospitalario". Editorial. La Nación, 1-2- 1994. p. 13 A.; Castillo 2000.

194) 就労不能手当ての不正認定とは，CCSSの現金給付を受ける就労不能手当ての診断が売買される可能性の問題である。就労不能手当ては低所得で職業上のリスクの高い民間企業よりも高所得でリスクが小さい公共部門職員に多く与えられている。また現実に不正受給の場合の報道がある。1988年，ミランダCCSS総裁と労働組合が新聞広告上で論争した。次を参照。Miranda 2-9-1988; 14-9-1988; SIPROCIMECA 4-9-1988.

195) 筆者が面談を行った少なくない医療関係者，CCSS職員も1990年代に病院での不正に関する記事が増えたという見解に同意した。また，Pardo E. 1995を参照。

196) 保守系とされる『ラ・ナシオン』紙を含む。

197) セルコネは元世界銀行職員であり，近代化プロジェクト班のメンバーだった。

198) サン・フアン・デ・ディオス（San Juan de Dios），サン・ビセンテ・デ・パウル（San Vicente de Paúl），モンセニョール・サナブリア（Monseñor Sanabria），グアピレス（Guápiles），マクス・ペラルタ（Max Peralta），サン・ラファエル・デ・アラフエラ（San Rafael de Alajuela）

199) ただし，ビオンボが抑制されても医師が診察や治療の数を増やさないならば待機リストへの影響はない。

第Ⅳ章　保健医療部門改革　203

200) セルコネが経営契約の導入において重要な役割を果たしたことから，不正への対策も経営契約導入の動機の一つであり，彼が不正に関する論文を記したことは改革への世論形成を意図していたと考えてよいと思われる。

201) このような位置づけは公的な文書に見られる。たとえば，República de Costa Rica, Unidad Preparatoria de Proyectos1992: 1; República de Costa Rica, Unidad Preparatoria de Proyectos1993: 2.

202) マリーン医師（Dr. Fernando Marín Rojas, Gerente de Coopesalud, R. L.）の見解。彼は他に，医療機関が各自の担当地域の需要や疾病の原因などを十分に把握しておらず，資源の非効率的な利用の原因となっていると指摘している。Carvajal 12-6-1990.

203) イッキスらは30,000コロンとしている。Ickis et al. 1997: 106.

204) マリーンも，「外来と専門医予約の長い待機時間」「管理職員の悪い取り扱い」「医師と患者の間の悪い関係」「薬剤の質の悪さ」を問題として挙げている。Marín 1990: 27.

205) 薬剤の質への批判は本書の範囲を超える。

206) サエンスは医療サービスの生産性が上昇していないという理由の中に給料の上昇と時間当たり診察数の制限，救急患者の増加，高齢化と医療の複雑化を指摘しており，本書と立場を同じくしている。Sáenz 1998: 86.

207) この世界銀行の政策転換の象徴的な表現が『東アジアの奇跡』だった。IBRD 1993.

208) セルコネの見解を参考にした。Cercone 31-7-2004.

209) 長谷川は米国，英国などの先進諸国，旧東側計画経済諸国，発展途上国に共通して進みつつあるヘルスセクターリフォーム（「健康変革」）の一因としてグローバリゼーションを指摘している。長谷川 1998: No. 1, p. 74.

210) DRGとは，国際疾病分類（ICD）で10,000種類以上ある病名をマンパワー・医薬品・医療材料などの医療資源の必要性から500程度に分類する方法。この分類ごとに支払われる診療報酬額を決める方法がDRG/PPS（Prospective Payment System：包括支払い方式）。次を参照。八代 1999: 195-196；野口 2000.

211) マディエスらは「単一健康保険」という名称を用いているが，その例とされるブラジルでは税金も投入されていることから名称を改めた。

212) サラスは米国ハーバード大学への留学から帰国した1990年からCCSSの保健医療サービス技術局長（Director Técnico de Servicio de Salud）を務め，その際，大統領選挙出馬を準備していたフィゲーレスのグループに加わった。彼らはCCSS外部でのフォーラムの開催により保健医療部門の改革の方向性を検討した。Salas 10-8-2004.

213) 従来からPAHOも保健省へのコンサルティングを行っていたが，融資をてこにするという点と，経済学的解決能力という点において，世界銀行の影響力のほうがより強かったと考えられる。

214) 米国のコスタリカ保健医療部門への援助については次が詳しい。Mata 1995.

215) セルコネが「経営契約」モデルの導入について示した見解。Cercone 31-7-2004.

216) サラス自身も，1997年の雑誌『経営』特別号「経営契約特集」においてカルデロン政権において結ばれた融資と改革がその後の政策として継続されたことが経営契約の実現につながった，としている。Salas 1997: 20.

第Ⅴ章
経営契約

　第Ⅴ章では，擬似市場を用いた経営手法である「経営契約」が，人的資源管理の方法と人の意識を変えつつあるのか否かを検討する。

　第1節「経営契約モデル」では，生産に応じた資源割り当てを含む擬似市場の方法であり，人的資源管理の側面を含む市場主義的改革である経営契約モデルの紹介を行う。

　第2節「経営契約運用の実態」では，モデルとして想定された経営契約と実際に導入された経営契約との間に，部門内構造上の問題により，乖離が生じたことを指摘する。

　第3節「経営契約の管理者への影響」では，筆者自身による，経営契約に関する保健医療施設の管理者へのアンケート結果から管理者のその手法の受け止め方を分析する。

　第4節「経営契約の医師への影響」では，同じく筆者自身によるアンケート結果から，専門医による経営契約の受け止め方を分析する。

　最後に，本章の要約を行い，経営契約の仕組みとその導入の影響を確認する。

第1節　経営契約モデル

　コスタリカに導入された保健医療部門改革の具体的な方法は，「経営契約」である。経営契約は保健医療部門における資源割り当ての改善と生産性向上，サービスの質管理の試みであり，同時に，職員への動機付けの方法である。本章では，経営契約のモデルと，実際の適用状況を紹介し，さらに，経営契約についての保健医療部門職員の意識の変化を捉えるため，筆者が行った2度のアンケート結果を紹介する。

　本書の文脈において，この方法の導入を人的資源管理の市場主義的改革の現

時点での到達点と考えることができる。「グローバリゼーション」と呼ぶこともできる世界的な市場経済の広まりは，国際金融機関とコンサルティング会社を通じて経営・管理や効率の観点の乏しかったコスタリカ保健医療部門にも達した。一方，コスタリカにも国内に生産性の低下を憂い改革の必要性を論じる専門家のグループがあった。これら国内外の要因が結びついて，公的保健医療部門の改革が進められた。

経営契約は公共部門における経営の改善のために開発された，職員の雇用の安定性に影響を与えず効率化を図る方法である。保健医療部門に限らず，民営化できない国営・公営部門の効率化を図ることは世界的に必要な課題であり，実績に応じた擬似契約を中央政府がこれら企業との間に結ぶという方法論の導入は，この課題克服へ向けた試行錯誤のひとつだった。これはフランスの国有企業で成果を収めたが，アフリカ諸国での試みでは大きな成果はなかったとされる。また，ラテンアメリカにもハーバード国際開発研究所（HIID）により導入された[217]。とくに保健医療部門への導入はアンダーセン・コンサルティング社とカタルーニャ病院財団により行われており，ニカラグアでも経営契約が用いられている（Ickis *et al.* 1997: 127）。

コスタリカの保健医療部門改革は，国際開発金融機関の方針に沿ったコンサルティング会社のアドバイスに従っている。CCSS総裁を務めたサラスによると，世界銀行のエコノミストがプライマリケアの仕組みへの勧告を行った。改革の枠組みの決定とケア・モデルの再適正化の上では世界銀行とチリのコンサルタントの提言が重要な役割を果たした。資源割り当てモデルの決定にはカタルーニャ病院財団の提言が影響を与えた。ファイナンスシステムについては先のスペインのアンダーセン・コンサルティングが，保健省の役割についてはPAHOからの提言が，それぞれ重要な役割を果たした（Salas 10-8-2004）。

改革の方向性と実施者の選択は，国際金融機関の市場主義的考えを反映したものである。経営契約の理論的側面はスペインの研究から採用された[218]。保健医療部門改革の推進者たる「近代化プロジェクト調整班（Unidad Coordinadora de Proyecto de Modernización）」の人選は，世界銀行との契約基準に従ったものである。また，部門改革のアイデアの購入先としてチリやスペインのコンサルティング会社が選択された理由は，公共部門に属する供給主体との契約と

いう形での改革に経験を持っていたためである（Cercone 15-7-2004; Salas 10-8-2004）。保健医療部門の改革に精通した国際機関とコンサルティング会社には，コスタリカのような公共部門の医療供給体制改善の試みは経験済みであり，融資にあわせてそれを適用することができたのである。

経営契約の導入を要するCCSSの主な問題点は，次の4点だったと考えられる。第1に，資源割り当ての非合理性である。経営契約導入までのCCSSの資源割り当ては「歴史的配分」と呼ばれるもので，明確な基準なしに，過去の予算に上積みした予算をCCSSが中央集権的に各施設に配分してきた。保健医療システム全体では，高次医療への資源割り当てが多かったと反省されている。1997年にCCSSの支出は1次医療が20.75%，2次医療29.5%で，3次医療への支出が医療支出の約半分を占めた（PAHO 1999: 7）。が，医療費増加圧力の中で国民の健康を効率的に維持するには，高次医療よりも予防やプライマリケアなど基礎的な保健医療への支出増加が必要と考えられている。この点はCCSS自身によっても資源割り当て上の目標として明言されている（CCSS Proyecto Modernización 1997: 14）。さらに，同じCCSS傘下の医療施設間の同一治療の費用格差の発生理由は，高次医療施設において単純な治療が行われることが一因と考えられるため，プライマリケアと患者紹介システムの強化が課題だった。[219]

第2に，従来のシステムでは医師を含む職員の労働への動機付けが乏しかった。医療職員の賃金は第Ⅲ章で述べたとおり労働運動の結果定められた法律に従い，職種と年功による報酬体系だった。勤務評定はおざなりだった[220]。また，割り当てられる予算は，受診者数や保健医療指標の改善実績とは無関係であり，生産性向上や費用削減のインセンティブは乏しかった。前章までに見たとおり，公共部門の医師は雇用の安定性を確保されている上，労働組合の圧力により設けられた診察数制限により診察の義務は少なく，不正さえ頻繁だった。保健医療部門での罷業の程度はコスタリカ一般の水準より悪いとする指摘もある（Sojo 1998: 78）。したがって，サービス生産と資源割り当てを結びつけ，各医療施設に経営意識と効率化，責任履行への動機付けを与えることが重要課題だった。

第3に，生産に関する情報整備が未熟だった。生産されたサービスに要した

費用は正確にはわからず，請求書の必要な場合の作成手続きも完全ではなかった（Sojo 1998: 77）。医療施設で手当てを受けた患者数とその年齢，性別などの基礎的情報さえ入手困難だったのである（CCSS Proyecto Modernización 1997: 41）。

　第4に，責任の所在が明確ではなかった。最低の診察件数以外にはサービスの生産数がチェックされず，質は誰の管理も受けなかった。このことが不正を生む温床になったと考えることができる。これは，情報の開示と深いかかわりを持つ問題点である。情報開示を通じた説明責任の明確化が，重要な課題だったと言える。

　以上のような課題を背景に，経営契約は導入された。その機能の要点を3点にまとめることができる。第1は，機能の明確化と分権化である。従来CCSSは「ファイナンス機能＝サービス購入機能」と「サービス供給機能」を併せ持っており，明確な分業がなされていなかった。意思決定や資源割り当てはすべてCCSS中央により一方的に行われていた[221]。分権化によりこの両者の役割が歴然と区別され，ファイナンス機能はCCSSが，供給機能は各保健医療施設が受け持つこととなった（PAHO 1999: 11）。これに伴い各保健医療施設は法律上「便宜的法人格（personalidad jurídica instrumental）」を与えられ，CCSS本部と契約を結ぶ主体としての地位を与えられた（Ley 7852）。こうして各保健医療施設が予算の運営や経営の自律性を高められ，CCSSの間に契約を結ぶ法的根拠が整えられた。

　第2は，責任の明確化である。経営契約では各保健医療施設の自律と実績への責任が前提とされている。従来それぞれの保健医療施設は本来負うべきサービスの量と質への責任を誰に対しても感じない仕組みだったが，各施設はCCSSの購買局から目標を設定され，その目標達成の努力を求められる。実績への責任を指すスペイン語表現は"rendición de cuenta"であり，これは「アカウンタビリティ」もしくは「説明責任」を意味している。また，それは責任を負う相手への情報開示の義務を伴っている。

　第3は，生産実績の資源割り当てへの反映である。目標の達成度がのちの予算に反映される。資源割り当てについては少なくとも次の要素を含まねばならない。a）活動と費用および質についての目標，b）関係者へのインセンティ

ブの仕組み，である (Ickis *et al.* 1997: 128)。経営契約においてサービス供給者には，約束した生産高を達成せねば資源の十分な割り当てを受けられない危険が負わされた。その反面，目標を達成すれば機材購入や職員の教育機会などのインセンティブが設けられた。

以上の機能を備える方法の適用は，保健医療部門への市場に近い仕組みの導入を意味していたと言える。このように公的保健医療部門内部で機能を分化し，両者の間にサービス売買に近い契約関係を持たせる仕組みをソホは「擬似市場」と呼んでいる (Sojo 1998: 78)。また，イッキスらはその仕組みの意義を次のように表現している。医療施設の意思決定者たちは「これらの協定を履行するための資源はどこにあるのか？」「私は何の資源を持っているのか？」「（それらの資源は）いったいいつ届くのか？」「これらの活動を行えると約束できるのか？」そしてもしそうなら「どのような方法で？」「私の責任の下で，いかに取り決められた目標の達成を評価するのだろうか？」と自問せざるをえなくなり，その結果職員は目標達成の方向に向かう (Ickis *et al.* 1997: 129)。すなわち，市場に近い仕組みを導入することにより管理者の意識変化が期待されたのである。

また，経営契約導入による変化が「文化」という表現により説明される場合がある。CCSS自身の文書でも，ピラミッド型で中央集権的で年功に基づき個人とグループの功績の評価の仕組みを持たなかった以前の「仕事の型と文化」を実績と功績に基づく個人・グループの評価を行う企業的な (empresarial) 文化に変えることが，経営契約導入の意義とされている (CCSS Proyecto Modernización 1997: 22-25)。一般に「文化」の定義は容易でないが，この文脈においてはこれを「管理者・職員の意識・習慣」と置き換えても大意に影響しないと思われる。この置き換えが正しいならば，経営契約は管理者・職員の意識・習慣の変化を指していたと考えられる。

コスタリカで経営契約という方法への理解は，1994年から96年にかけて広まった。94年に病院の高レベルの委員会が設けられ，96年10月から12月にはCCSS中央からの要請を受けて，経営契約実施のための会議と交渉が行われた。当初，さまざまな主体が否定的反応を示した。労働組合はこの動きを資源節約のみを目指す，または民営化への道を開こうとするものとして批判した。

CCSSの中央レベルにおいても経営契約についての疑念が存在した。病院の経営陣はその大多数が当初は懐疑的だった。が，自律性の拡大とそれぞれの持つ問題への対処手段を持つことができるようになることがわかると関心を持ち始め，改革を進める主要な推進力になった。この改革は行政府からの支援も受け，行列や待機リストについて病院長らとの会合を持つまでに至った（Sojo 1998: 76）。

1997年，フィゲーレス政権は「緊急の解決策を明らかにする最初の近似」として経営契約の実験的事業を開始することとし，60億コロンから120億コロンの予算を持つ国立病院7つと保健区5つがその対象に選ばれた[222]（Ickis *et al.* 1997: 127-128）。続いて98年には病院10，保健区14が選ばれた（PAHO 1999: 13）。98年12月23日付官報『ラ・ガセタ』において98年11月30日付法律第7852号「CCSSの病院・クリニックの分権化法」[223]が公布された。同法はその名の通り分権化を目標としており，その第6条に経営契約の導入が定められている。さらに2000年から，その試みが全保健・医療施設に広められた（CCSS Memoria Institucional 2000）。

1990年代にサービスのCCSSへの統一が進んだため，経営契約という同一の方法論がプライマリケアにも，2次・3次サービスへも適用可能となっていた。この方法論の具体的な実施手順を以下，「CCSS近代化プロジェクト」作成の文書『新しい資源割り当てシステムに向けて』（CCSS Proyecto Modernización 1997）に基づき[224]，プライマリケアと2次・3次医療のそれぞれについて記述する。経営契約の目標設定の内容については，参考までにソホの整理を表V-3，表V-4として掲げる。

プライマリケアと2次・3次医療はいずれも経営契約を3段階で導入することとなっていた。プライマリケアの第1段階では，ファイナンス者であるCCSSと保健区の間に経営契約が導入されると，歴史的データを基に予算の割り当てが決められる。図V-1の通り，この予算のうち90%は固定支出に，10%は変動支出に向けられる。多くの場合，目標達成度を測定する指標は利用者の手当てに関するものである。留保資金から返却された資金は，職員訓練や材料入手などに向けられる（CCSS Proyecto Modernización 1997: 42; Sojo 1998: 79）。

第2段階では，10％の留保資金の回収は，利用者の満足度の測定による。また，保健区の解決能力に賞を与え病院への患者紹介数の削減へのインセンティブを与える基金の設置が提案される。この段階でも資源割り当ての基準には歴史的割り当てが維持されるが，割り当て額は住民数と設定された1人当たり医療費の積を参照し，いわば住民当たりコストを考慮したものとなる。また，2次・3次医療の病院予算から「解決能力基金」が設けられ，その資金は病院利用抑制能力に応じてプライマリケア施設に割り当てられるか，または，患者を受け持つ能力に応じて病院に割り当てられる（CCSS Proyecto Modernización 1997: 43; Sojo 1998: 79）。この基金の目的は明らかにプライマリケア施設が行う2次・3次医療への患者紹介を抑制するインセンティブの設定にある（図Ⅴ-2参照）。

第3段階では，固定的資源割り当てとして，年齢構成，サービス利用パタン，保険加入のタイプ（一般，混合医療，企業医），乳児死亡率により調整された人頭払いが導入される。バルバで実験された英国モデルは，この時点で最終目標として掲げられた。また，変動的資源割り当てとして，健康目標の達成，施設の解決能力，紹介先病院への救急の抑制に応じたファイナンスが行われる（CCSS Proyecto Modernización 1997: 45）。人頭払いはプライマリケアの強化を意図していると考えられる。また，ここでも，2次・3次医療への紹介の抑制が目標の一つに掲げられており，コスト削減の方向性が明確に示されている。

これらの各段階において各保健区が目標達成度を測定する必要がある。この目標設定はそれぞれの保健区の人々の年齢構成や社会経済状況，健康状態などを事前に診断した上で区ごとに個別に設定される。たとえば，表Ⅴ-1のようなものである。この指数は目標達成度の評価の対象となるそれぞれの活動の重みを表しているが，考慮される項目はそれぞれの施設の現実的な必要や購入されるサービスの種類により画一的とはならない。

次に，2次・3次医療における経営契約導入も3段階で進められる。第1段階において病院の全活動は「入院」，「専門・非専門外来」，「救急」，「専門支援・教育・調査」の4分野に分類される。これら4種の活動を測定するための共通単位として「病院生産単位（Unidad de Producción Hospitalaria: UPH）」

図V-1　プライマリケアの第1段階

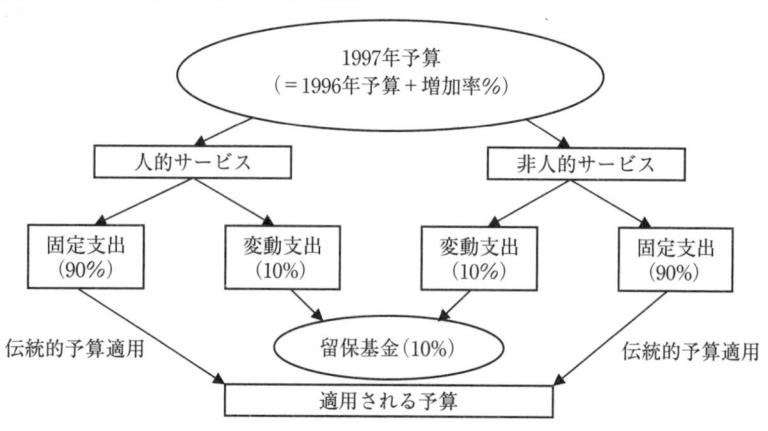

```
           1997年予算
        (＝1996年予算＋増加率%)
         ／              ＼
    人的サービス          非人的サービス
     ／    ＼              ／    ＼
固定支出  変動支出      変動支出  固定支出
(90%)    (10%)         (10%)    (90%)

伝統的予算適用    留保基金(10%)    伝統的予算適用
           適用される予算
```

出所：CCSS Proyecto Modernización 1997: 42.

図V-2　プライマリケアの第2段階

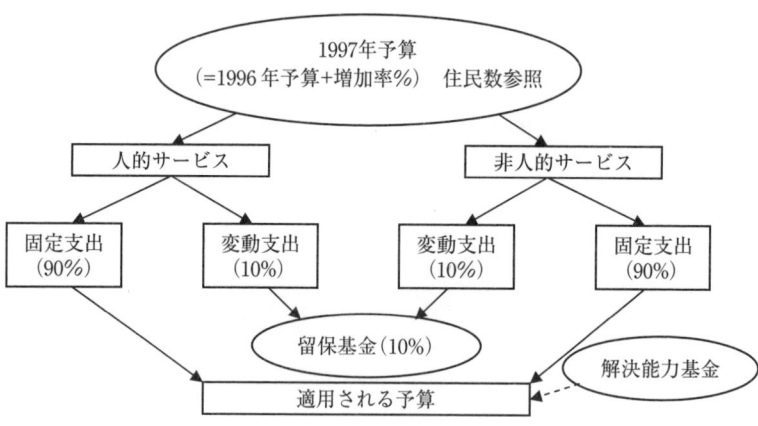

```
           1997年予算
        (＝1996年予算＋増加率%)  住民数参照
         ／              ＼
    人的サービス          非人的サービス
     ／    ＼              ／    ＼
固定支出  変動支出      変動支出  固定支出
(90%)    (10%)         (10%)    (90%)

            留保基金(10%)              解決能力基金
           適用される予算  ←------
```

出所：CCSS Proyecto Modernización 1997: 44.

表V-1　プライマリケアにおける経営契約の目標例

項目	目標指数
1．格付けと組織化	—
2．支援活動	—
3．質と利用者への手当て	10
4．保健医療プログラム	
◇処置規定*とプログラムの存在と利用	10
◇次の処置規定とプログラムの結果	
・子供	20
・青年	20
・女性	20
・成人	10
・高齢者	10
合計	100

* protocolo.
出所：CCSS Proyecto Modernización 1997: 46．筆者の解釈に基づく加筆を含む。

表V-2　コスタリカのUPH値　1997年

活動タイプ別病院用相対地の尺度	病院生産単位（UPH）相当値
入院滞在	1.0
救急	0.35
専門医初診	0.40
その他初診	0.25
専門医再診	0.2
その他再診	0.1
歯科受診	0.1
医療以外の訪問	0.05

出所：CCSS Proyecto Modernización 1997: 52; Sojo 1998: 80．

が導入される。これは病院への滞在期間（日）を基に作られており，さまざまな病院の活動を数量化し計量するための共通の単位である。第1年目には表V-2の数値が適用された。予算配分の過程は図V-3に示されている。

　ある病院のある期のUPHは次のように計算される。たとえば500件の救急があった場合，救急のUPH相当値が0.35であることから，UPH換算の救急生産量は

$$500 \times 0.35 = 175$$

となる。このUPHに「単位医療費」をかけて総医療費を算出する。つまり，この単位医療費はフィナンス者としてのCCSSがUPH生産単位1単位に認める価値である。これは医療施設の固定費用の差や現行システムの効率性を考慮して決定される（CCSS Proyecto Modernización 1997: 52）。

　医療施設への支払いは次の手順に従う（CCSS Proyecto Modernización 1997: 53; Sojo 1998: 80）。

（1）　当該医療施設の利用可能な予算の上限を決定する（＝「割り当て予算」）。
（2）　当該医療施設の「割り当て予算」の10％を留保し「インセンティブ基金（Fondo de Incentivo）」と「連帯補償基金（Fondo de Compensación Solidario）[225]」とする。
（3）　施設が行う活動（「通院」または「入院」）と購入するサービスの量を決定する。滞在日数標準値の設定を含む。総量＝UPH。
（4）　施設の医療レベルに合わせてUPH当たりの「単位医療費（tarifa）」を設定する。この単位医療費は契約期間中には変更されない。
（5）　「生産による予算（Presupuesto por Producción）」の決定。
　　生産による予算＝UPH×「単位医療費」。
　　この生産予算に従って医療費がCCSSから支払われる。
（6）　各施設の目標と評価メカニズムを決定。

この手続きのうち（2）の連帯補償基金を病院が利用できる範囲は，評価時点で「生産による予算（PP: Presupuesto por Producción）」と「適用された予算（PE: Presupuesto Ejecutado）」の比較により決まる。PPは（5）に記された通り病院が生産したUPH値に単位医療費を乗じた値である。病院が契

約に定められた目標の90％以上を達成した場合，評価と基金利用は次のA～Cのように結びつけられる（CCSS Proyecto Modernización 1997: 55）。

A．PP＜PEの場合。この病院は補助金を得て運営されている非効率的病院とみなされる。PPとPEの差を縮小するための計画が作成されるまで追加的資源は与えられない。

B．PP＞PEの場合。この病院はPPとPEの差に等しい貯蓄を行ったとみなされる。その貯蓄の80％相当額までは医療サービス改善のために使用できる。残る貯蓄の20％も経営契約の対象とならないサービス生産を指す「周辺的生産」の費用をまかなうために使用できる。ただし，周辺的生産のための支出が貯蓄の20％よりも大きい場合にはその差は連帯補償基金により支払われる。

C．周辺的生産を行ったが，PP＝PEで貯蓄が生じなかった場合。周辺的生産部分には単位医療費の40％という費用が適用され，そのファイナンスのため連帯補償基金の50％まで引き出すことができる。

また，同じく第1段階では，診療科もしくは部署別の標準平均滞在の要素が導入される。病院のさまざまな分野ごとに平均滞在が定められる。これらの標準は病院に，第1段階において実際の症例もしくは病理の相違を補償しようとするものである。第1段階において適用される標準値は症例の重さ別の幅広い

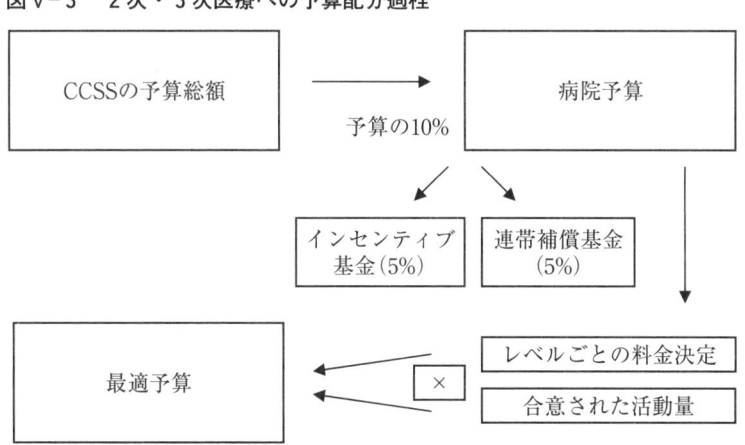

図V-3　2次・3次医療への予算配分過程

出所：CCSS Proyecto Modernización 1997: 54.

図V-4　経営契約の評価スケジュール

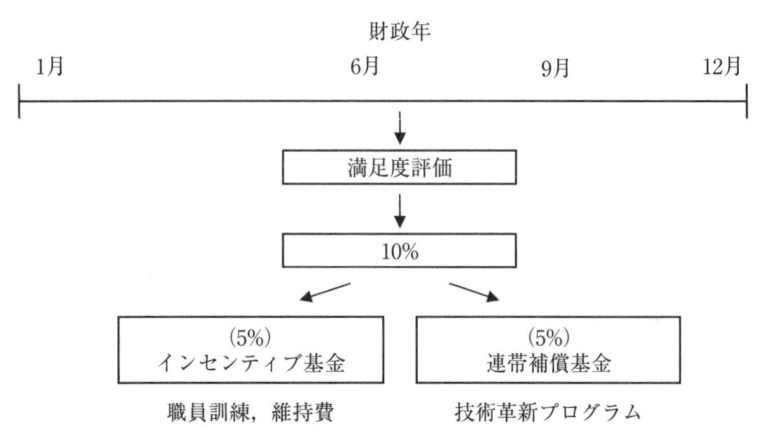

```
                    財政年
  1月           6月           9月          12月
  ├────────────┼────────────┼────────────┤
                  ↓
              ┌─────────┐
              │ 満足度評価 │
              └─────────┘
                  ↓
              ┌─────────┐
              │   10%   │
              └─────────┘
              ↙         ↘
      ┌──────────┐   ┌──────────┐
      │  (5%)    │   │  (5%)    │
      │インセンティブ基金│   │連帯補償基金│
      └──────────┘   └──────────┘
      職員訓練，維持費    技術革新プログラム
```

出所：CCSS Proyecto Modernización 1997: 59.

実態調査による。実際には患者の滞在期間の短い病院に賞を与え，長い病院には滞在期間短縮のインセンティブを与える仕組みである。

次に，第2段階では，全病院から集まる1期前に測定された滞在値がケースミックス別の平均標準滞在として利用され，適用される。また，疾病分類別の計測システムの開発が進められる。これは，UPHによる計測はコストの変化に対し敏感でないという不完全さがあるため，手当てされた疾病の組み合わせごとの支払いへ向かう試みである。

さらに第3段階では，UPHの利用を縮小し，疾病分類別の資源割り当てがさらに幅広く利用される。疾病分類の分析により，医療の複雑さを考慮した医療費の包括支払い方式が実施される[227]（CCSS Proyecto Modernización 1997: 57; Sojo 1998: 80）。

一方，契約に盛り込まれる目標とインセンティブ基金との結びつきは次のようになっている。まず，病院の実績を測定するための基礎指標は3つのグループに分けられる。組織目標，支援目標，質目標の3つである。組織目標とは患者紹介記録の作成や待機リストの中央管理システムの開発など，医療施設の経営改善目標のことである。支援目標とは，待機リストの縮小や帝王切開比率の縮小など，保健医療問題または具体的プログラムの目標を指す。質目標とは，

利用者満足度に関するアンケート実施や院内感染の抑制など，手当ての質と利用者満足度改善のプログラムに関する目標を指す。これらの3グループの目標には，各施設の必要に応じて，たとえば，組織：20%，支援：40%，質：40%という重みが付けられる。この目標の達成度は，インセンティブ基金の資源割り当てやサービス販売額の受け取り，貯蓄の利用などと関連付けられる。たとえば，目標達成度が40%であればインセンティブ基金の40%を使用してよいこととなる（CCSS Proyecto Modernización 1997: 57-58; Ickis *et al.* 1997: 128)。

　目標達成についての評価は経営契約導入の1年目には半年後に，その後は3カ月ごとに実施される（図Ⅴ-4参照）。利用者の満足度などの側面については評価の後，その施設はその年の最後3カ月間にインセンティブ基金からの資金を利用することができる。図Ⅴ-4の通り，1年目の評価は6月に始まり，9月に資金の使用が認められる。インセンティブ基金の資金は小規模投資と機器の交換，職員の訓練などに利用される。一方，連帯補償基金の資金のうち使われなかったものは技術革新プログラムのために用いられる（CCSS Proyecto Modernización 1997: 58)。

　この仕組みから明らかなように，経営契約とは各保健医療施設のサービス生産の実績と資源割り当てを結びつける点にその特徴があり，それを人的資源管理の側面から見ると，職員の仕事への動機付けを高めようとする仕組みであると言える。

第2節　経営契約運用の実態

　計画された経営契約とその実際の運用は異なっていた。以上の経営契約の仕組みの説明は，主として，「CCSS近代化プロジェクト」により1997年に発表された文書『新しい資源割り当てシステムに向けて』に基づいた。[228] 独立冊子として作成されたこの文書は，CCSS内外への経営契約の理解を浸透させる目的をもっていたと考えられる。しかし，一種の政治的力が作用した結果，実際の経営契約はこの文書のとおりにはならなかった。

　保健医療部門職員が経営契約を容易に受け入れるとは，その推進者も予想してはいなかった。近代化プロジェクトは，労働組合の反対を想定し，継続的対話の戦略を採用した（Cercone 31-7-2004）。近代化プロジェクトはすべての

表V-3　CCSSと保健区との経営契約　1997年

範囲	情報と手続きシステムの指標	有効性の指標	関連活動
実施された活動	・診療の受益者比率：初診／所属人口 ・診療の集中：初診／その期間の診療総数 ・住民当たり救急：救急数／住民総数 ・救急比率：手当てを受けた救急総数／診療総数 ・記録：予防接種活動の日々の記録		
受益者の特徴把握	・人口ピラミッド，健康状況分析，家族カードの更新 ・危険住宅比率：危険住宅訪問数／危険住宅数 ・6歳未満児の栄養状態（体重・年齢表に基づく） ・家族カードに基づく保険加入状況		
所属する人口のアクセス	・健康な生活スタイルの促進計画 ・広まっている感染症問題のうち最低2つの制御と対応：マラリアとエイズ ・プログラム別の目標 　a）子供　　0-6歳児の成長と発達の把握 　b）青少年　性の健康・リプロダクティブヘルス相談 　c）女性　・出産前手当て 　　　　　・妊婦記録 　　　　　・年齢別女性の頸部がんの発見 　d）成人　・供給施設で判明した高血圧者数 　　　　　・高血圧者の制御 　　　　　・判明した糖尿病数 　　　　　・糖尿病患者の制御 　e）高齢者　・危険の分類別に人を把握		
患者紹介システムの強化	・決められた病院への紹介 ・支援施設とレベルの相互作用についての提案作成 ・総合的ケアのための区内他施設との協調 ・区による逆紹介の受け入れ ・他の医療レベルに紹介された事例の記録 ・保健区の活動（レントゲン記録，ラボ検査記録，処方箋の記録）	・救急対応：他レベルに紹介された救急件数／手当てされた救急件数 ・紹介比率：紹介総数／診察総数	
診療手当て	・個人別健康書類 ・診療歴と身体検査および身分証明用紙 ・患者に施された手当ての記録 （健康記録等における診療記録）		・継続的質改善チームが保健サービスの少なくとも2つの分野で問題解決計画を作成する。 ・事例調査に当たる母子死亡分析委員会 ・個々の保健書類の質制御メカニズムは次の最低条件に従う：責任者1名または担当グループ1つの存在と契約期間内における代表的文書標本少なくとも1つの評価
質と利用者への対応		・抗議と提言のシステム	・抗議と提言を受け入れられる場所；手当て・対応・解答できる職員／集団の存在；主な問題と解決の計画

		|のリスト作成 ・ファイナンス者＝購入者により提供される利用者満足についての道具の適用 ・施設のサービスに関する利用者への情報提供
人的資源	・更新カテゴリによる職員登録 ・カテゴリ別職員の就労不能記録	
保健施設の強化	・ファイナンス者＝購入者の支援を得たこれまでの記録とは異なる記録の段階的発展	
費用の強化	・信頼できる財政情報の臨機応変な発表	

出所：Sojo 1998: 92-93（一部要約）

表V-4　CCSSと病院との経営契約　1997年

範囲	情報と手続きシステムの指標	効率性の指標	有効性の指標	目標	関連活動
外来	・受入予約の中央集権的システム ・専門別待機リストの中央集権的メカニズム ・各専門により実施された診断と処置の記録 ・症例記録のシステム ・処置の記録	・外来の利用率 ・待機リストの状況	・総合クリニックで処置された患者の死亡率	・待機リストの縮小比率設定と最大待機期間の設定	
入院サービス	・退院記録の新しい用紙 ・再入院の記録 ・外科手術中止率の理由別月例記録 ・産科手当ての記録 ・活動記録 ・全サービスにおける手洗いの手順 ・院内の感染症保有者の発見と制御の手順 ・産婦人科の手当てと複雑さの記録	・外科手術と補足的検査の待機時間と遅延の指標 ・病床回転率 ・総合クリニックの入院滞在率	・症例とサービス別の再入院率 ・子供の死亡率 ・母子保健分野での合併症 ・総合クリニックでの患者の合併症 ・総合クリニックで処置された患者の死亡率 ・外科手術予定の中止率 ・分娩と帝王切開後の合併症比率	・院内感染の予防と制御 ・母子保健分野における合併症の症例、年齢、期間ごとの質的・量的な分析	・それぞれの活動の協調への責任の決定 ・院内感染の予防と制御の訓練 ・院内の感染症保有者の発見と制御
患者紹介システム	・患者の症状説明のための1次・2次医療からの紹介記録。地域、理由、診断を含む。 ・紹介・逆紹介システムの有効性 ・他レベルで処置されるべきだった症例についての3病院（グレシア、モンセニョール・サナブリア、メキシコ）からのファイナンス者＝購入者への報告書				
人的資源	・CCSS職員および一般の人々の就労不能日数の記録			・就労不能日数の制御と評価システムの導入 ・就労不能日数	

利用者への質と配慮	・外部利用者への満足度アンケート ・利用者の請求の受付と10日以内での反応			・の短縮 ・管理の訓練を受けた管理職比率 ・利用者の苦情と抗議の質的分析	・利用者への配慮の継続的改善プログラムの存在
支援サービス	・薬剤供与の記録 ・薬剤利用についての情報			・適切な供与時期 ・薬剤の適切な使用	・患者への教育プログラム ・過度の薬剤供与を避けるプログラム ・衛星薬局の強化
診療手当て	・手当ての手順 ・処置の手順				・手当てと薬療法の手順についての委員会設置 ・活動の手順についての情報作成

出所：Sojo 1998: 90-91（一部要約）

労働組合との間で毎週この考えについての会合を開催し，経営契約の説明を行った。サラスCCSS総裁や近代化プロジェクトのサエンスは，CCSSのあらゆるレベルの管理職者・職員からこの経営契約への理解を得るため，1997年前後2年間に270回もの会合を持った（Salas 10-8-2004）。公共部門に擬似市場を導入するために，きわめて周到な準備が進められたといってよい。海外からの融資を用いたコンサルティングを受けた改革だけに，失敗は許されないという意識はCCSS幹部の間で強かったと想像できる。一部の労働組合にはこれに反対する動きが見られたが，大規模な反対運動にまで広がらなかったという事実からすると，この戦略は成功を収めたと言える。

ところが，試行プロジェクトの第1年目の終わりに問題が噴出した。経営契約の開始された1997年の最初の評価において，評価の悪い医療施設の院長が実績ベースの予算配分への移行に反対したため，経営契約の支払いメカニズムの部分は導入されなかったのである。実績に応じた支払いメカニズムが失われ，いわば賞罰を失い，経営契約は単純な目標設定とその達成度の評価という仕組みに近くなってしまった[229]。職員の動機付けと資源割り当て改善への効果がなくなるため，これは保健医療部門改革の推進者と近代化プロジェクトのメンバーにとっては大きな失望だった（Salas 10-8-2004）。

その後の経営契約の運用も，資金割り当て部分についてはこの1997年の文書

とは大きく異なっている。先の97年のCCSS文書で予定されていた基金は設置されず，経営契約は目標達成度をごく小規模の予算の増減に反映させるだけの方法に矮小化された。次の通り，実際にこの方法論の運用について病院・クリニックの経営・管理部門の在職者による文献と直接の聞き取りを行った結果から推量すると，経営契約のシステムが当初の計画通りに運用されていないことがわかる。

　まず，1997年のカルデロン・グアルディア病院の経営契約について，ハラミージョは要約次のように記している。前もって合意された入院と通院に適用される供給者へのUPH当たりの料金は35,460コロンであり，この方法では，97年のカルデロン・グアルディア病院の予算は12,776,876,280コロンとなるはずだった。が，CCSSはカルデロン・グアルディア病院に10,800,000,000コロンという歴史的予算のみを割り当てた。すなわち，カルデロン・グアルディア病院は97年に12,800,000,000コロンの予算を請求したが，計算よりも20億コロン少ない（Jaramillo 1999: 124）。

　他の経営・管理部門担当者への筆者の聞き取りに対する回答は次のようなものである。
- 「インセンティブ基金が病院の全予算の1％に満たない。」（サン・フアン・デ・ディオス病院幹部）
- 「契約の履行状況からすれば，私たちの病院はもっと多くの資源を受け取れるはずだったのに，CCSSの予算がないためにわずかな資源しか受け取ることができなかった。」（国立子供病院元幹部）
- 「来年度の予算を確保するために何度もの交渉を繰り返さねばならない。」（ヒメネス・ヌニェス・クリニック幹部）

　すなわち，経営契約の予算のうち変動部分の運用は，当初詳細に計画された全予算の10％に相当する大規模な基金からの支出の仕組みではなくごく小さな規模であり，全体としては従来の歴史的配分が維持されている。また，予算決定のルールもあらかじめ定められた自動的な仕組みではなく，各医療施設とCCSS本部との交渉による。すなわち，計画された住民の年齢構成の考慮や人頭払いは明確なルールとして機能していない。

　このことは，経営陣と職員への動機付けの仕組みとしては次のような否定的

な含意を持つ。職員の目標達成への動機付けを高めるには、個人およびチームの努力と結果、それへの賞罰とが明確に結びついていることが大前提である。努力の結果と褒章とが無関係と知ると職員は目標達成への関心を失う。職員が動機付けを失っては、勤務評定の機能しない公共部門での動機付けの難しさを減じることはできないと考えるべきである。公共部門を中心に発達してきた保健医療部門において人的資源管理や各医療施設における経営が労働組合への対応という形をとってきたことを考えると、経営契約は初の体系的な人的資源管理の試みだったが、その効果は疑わしくなった。

　筆者の聞き取り調査によると、実際には、経営契約の目標設定と評価は次の要領で行われている。目標値は毎年、各施設のサービス生産能力を目安に設定されている。この目標設定プロセスには各医療施設の意見は強くは反映されない。CCSSの本部から一方的に目標の設定が行われる。各医療施設の管理者がこの目標設定に不満を持つ場合でも、抗議を行い目標の再設定を図る交渉を行うよりも、翌年の予算の執行の遅れを心配して管理者が妥協する場合がほとんどである（Castañeda 9-8-2002；医療機関幹部 9-5-2004）。

　一方、評価は毎年、その年の契約生産量、質目標に対する実績を報告している。CCSSの保健医療サービス購買局により毎年全国的な評価が実施されているほか、各医療施設による評価報告書も作成されている。

　このような目標設定と評価方法からわかるように、各年に各保健医療施設の目標達成度は目標設定値の現実性に依存する部分が大きい。現状においては経営契約の意義は、資源割り当ての改善への効果よりも、説明責任が導入され、経営指標が公開されたことにあると考えるべきである。全国版の評価についてはCCSSのホームページでも公表されており、そのアクセスは容易となっている。したがって、経営契約の導入によってそれまで患者の目に触れることのなかった医療施設経営の実態が情報提供され始めたことは間違いない。その意味において、サービス供給者とサービス購入者とを分離したことにより、説明責任の履行が進んだということができる。

　経営契約の目標と評価指標は試行計画の開始後、年を追って詳細なものに発展していった。表Ⅴ-5に示されている通り、カルデロン・グアルディア病院の報告書によると、経営契約は1997年に目標14、指標39で出発したが、98年に

はそれぞれ19と84，99年には31と99，2000年には30と116へと増加した。当初目標と指標は「組織」「支援」「質」の3分野で設けられていたが，分野も細分化され，2000年には5分野に編成されている（Vilchez 2000: 6）。この目標と指標の細分化に伴い，公開される情報もより細部にわたることになったと考えられる。

　情報公開の面でのプラスの効果としては，経営契約に参加したすべての病院が経営契約交渉の基本情報となる退院についての報告書を提出しはじめた（PAHO 1999: 15）。以前は各病院で個別にしか把握されていなかった専門医療の待機期間の長さの程度が，報告書として全国レベルで集計されることになった。その後，各病院で経営契約についての評価が実施されることになってきた。

　公開されている情報の例を挙げる。まず，サン・フアン・デ・ディオス病院の報告書から医療サービスの生産の様子をうかがうことができる。表V-6において経営契約1999年の運営上・財政上の評価を見ると，外来診察と入院の別，診療科の別にそれぞれ目標値と達成度がUPHで計算されており，目標値に不足していれば赤字，目標値を超えていれば黒字と表現されている。

　この報告書では，この表の合計生産高の差に基づき，外来診察における当期の赤字が，

$$17,315.70 \times 33,941 = 587,712,173.70$$

と計算されている。ここで用いられている33,941という数字が入院サービスや他の診療科にも共通の1UPH当たりの料金である。

　次に，サン・フアン・デ・ディオス病院における1998年と99年の経営契約評価では次のことが示されている。99年の外来診察の実績は契約数を若干下回った。入院分野の98年の達成度は契約の87.86%，99年の達成度は88.48%である。入院分野では，99年の経営契約の中での契約を退院が4,457件下回った。これはUPHsの不足21,362.19単位に相当する。98年の内科の平均当たりコスト666,406コロンと99年の1,374,075コロンが明らかになり，この間の平均コストの増加は106.2%だった。婦人科と産科で患者当たりコストの上昇が見られる。救急部のパフォーマンスはケア生産の観点からも得られた財政上の結果からも優れていた。救急の純生産は経営契約で契約された生産よりも2,609大き

表V-5 カルデロン・グアルディア病院経営契約の目標 1997-2000年

1997			1998			1999			2000		
	目標	指標		目標	指標		目標	指標		目標	指標
組織	5	12	組織	6	30	契約	2	5	契約	3	9
支援	4	11	支援	7	40	サービス	11	60	サービス	18	85
質	5	16	質	5	14	管理	3	13	質	1	8
						質	1	6	経済条件	5	9
						経済	14	15	追加資源割り当て	3	5
合計	14	39	合計	18	84	合計	31	99	合計	30	116

出所：Vílchez 2000: 6を筆者が整理。一部数字の誤りと思われる部分を訂正。

表V-6 サン・フアン・デ・ディオス病院 外来診察の生産 1999年1月～12月

生産分野	生産			生まれた差のUPHs
	契約	実績	差	
総合医療診察	5,559	4,777	782	78.20
その他の専門的診察	10,769	10,991	△222	△22.20
歯科診察	5,270	4,899	371	111.30
当該年の専門初診*	123,471	101,550	21,921	8,768.40
専門再来診察**	227,815	271,395	△43,580	△13,074.00
処置	45,248	23,794	21,454	21,454.00
合計	418,132	417,406	726	17,315.70

*専門における初診。この年の初診。
**再来プラス専門処置。1月から5月の専門処置およびその他の処置のデータの加算過程。
出所：CCSS, Hospital San Juan de Dios Mayo 2000.

かった。救急の平均患者当たりコストは，98年の8,637コロンから99年に12,529コロンに達した。この報告書には内科よりも外科の実績が悪く，心臓血管・胸郭，整形外科のパフォーマンスがとくに劣っていることが示されている。

このように，経営契約の支払い部分の導入は計画通りには進まなかったものの，管理情報の公開という意味では大きな前進が示された。各病院や全国レベルで生産量に関する契約と評価，質を伴うサービスの達成度などが評価されることになった。これまで病院生産は誰に対する責任も負っていない状態だった

が，患者とその代理の立場と言える保険者CCSS購買局に対する責任の達成度が数値化されることになった。

その結果，病院，医療施設，診療科などあらゆるレベルでの心理面での競争が導入されたと見ることができる。少なくとも公開される報告の中での下位の位置づけを占めることは不名誉という感覚が作用し，それが職員の動機付けになると考えられる。ただし，医療施設の間，医師の間での市場における意味での競争はまだ行われていないため，ここでの競争はまだ心理的な面にとどまっている。また，生産量が伸びない場合，各診療科にそれぞれ人材不足，施設不足，紹介システムなどの技術上の理由があり，これらは常に低い順位の言い訳として利用されうる。若干の不名誉も気にするかしないかには個人差があると考えられるため，その効果に過度の期待を寄せることはできない。

情報公開に意義を認めるとしても，情報の正確さについては疑問を持つ保健医療関係者も少なくない。ある研究は，医療記録の基準が統一されておらず，異質な情報が収集されており，たとえば，1997年にはUPH基準の高い「初診」が急増した，とする（Sojo 1998: 98）。労働組合関係者および元保健省職員である看護会職員，現役の保健省所属の医師は，異口同音に，偽の情報が大量生産されているとする。彼女らによると，経営契約で報告されている数字は経験的な保健活動の可能な住民受益者数を大幅に上回っており，信じることができない[230]（Mejías 20-5-2004; Méndez 21-6-2004; Allen 22-7-2004）。

このような批判点には今後真相解明と改善が必要だが，経営契約の導入までプライマリケア活動や病院の内情を数字で表し目標の達成度を評価するという方法が行われていなかったこと，待機時間などごく基本的な情報さえ体系化された形では報告されていなかったことを考えると，経営契約導入の第1の意義は情報の生産と管理情報の開示にあると見て間違いない。

プライマリケア施設であれ，病院であれ，評価はおおむね，期首に契約された生産高と生産実績との比較，両者の差のUPH換算による黒字もしくは赤字の計算，という手順で行われている。待機リストの長い診療科など不名誉と考えられる情報も発表されている。病院による評価では診療科を単位として実績の良し悪しが見えることになる。したがって，経営契約の第1次的な効果は，各プライマリケア施設，病院の院長・管理者，診療科長の間に施設や個人の名

誉のために好成績を収めようとする動機付けが働くことにあると考えられる。
　また，保健医療サービスの質の管理も，経営契約の重要な成果と言える。目標は数量的な目標と質目標とに分けられる。数量的な目標がUPHの測定によるのに対し，質目標の場合，保健医療サービスのうち定められた手順（プロトコル）に従って行われたサービスの比率をカルテのサンプル調査によって調べることにより達成度が測られる。全国に経営契約が拡大された2000年の経営契約の評価では，数量的な目標においては医療施設の間に大きな差はなかったため，質目標の達成度の差が全体の評価の差を決めることになった（CCSS, Dirección de Compra de Servicios de Salud 2001?）。診察数制限による規制があり，経営契約のみによるサービスの生産増加は難しいため，経営契約の実質的な効果は生産量の増加よりもサービスの質の標準化にあると考えるべきである。
　次に，経営契約において，病院管理の状態を良く反映する待機リストの存在とその短縮という課題への経営契約における取り扱いを見る。これはCCSSの課題として認識されており，契約書の中に提示されている。たとえば，1998年版サン・フアン・デ・ディオス病院の項目4.4「サービス管理における供給者の責任」では，「待機リストとサービスの管理に重点を置きながら（中略）人々へのケアサービスの機会の分析を行うことに合意する」とされている（CCSS Compromiso de Gestión Hospital San Juan de Dios 1998: 6）。
　経営契約の評価においても，待機リストの存在が体系的に公表されることになった。2000年の経営契約の評価報告書には，手術と外来診察において3カ月を超える待機リストのある専門医療について次の図V-5，図V-6のような状況が報告されている。当然ながら，手術においても外来診察においても待機期間の長い診療科を多く持つ病院は，サン・フアン・デ・ディオス，メキシコ，カルデロン・グアルディアなど，複雑な医療を行う，多くの診療科を擁する大病院が多い。経営契約の導入まではこのような体系的な待機リストの報告は作成されていなかったため，情報公開の意味でこれは一歩前進と考えるべきである。
　ただし，時間当たり診察数の制限について経営契約はとくに具体的な策を講じていない。経営契約の導入に重要な役割を果たしたセルコネに，筆者は「時

第Ⅴ章　経営契約　227

図Ⅴ-5　手術において3カ月を超える待機期間のある診療科

病院＼専門数	1	2	3	4	5	6
San Francisco de Asís	整形外科	耳鼻咽喉科				
Carlos L. Valverde V.	整形外科	耳鼻咽喉科				
Mons. Sanabria	眼科	循環器科				
San Carlos	耳鼻咽喉科	婦人科				
Max Peralta	整形外科	耳鼻咽喉科				
San Vicdente de Paúl	整形外科	耳鼻咽喉科				
Nacional de Niños	整形外科	耳鼻咽喉科	泌尿器科			
Calderón Guardia	整形外科	耳鼻咽喉科	総合外科			
Enrique Baltodano	整形外科	眼科	泌尿器科	総合外科		
San Rafael -Alajuela	眼科	泌尿器科	総合外科	循環器科		
Tony Facio	整形外科	耳鼻咽喉科	眼科	泌尿器科		
San Juan de Dios	整形外科	泌尿器科	総合外科	循環器科		
Escalante Pradilla	整形外科	耳鼻咽喉科	眼科	総合外科	神経科	
México	眼科	泌尿器科	総合外科	循環器科	脳神経外科	婦人科

出所：CCSS, Gerencia División Administrativa, Dirección de Compra de Servicios de Salud 2001?.

図Ⅴ-6　外来診察において3カ月を超える待機期間のある診療科

病院＼専門数	1	2	3	4	5
Blanco Cervantes	耳鼻咽喉科	心臓科			
William Allen	耳鼻咽喉科	心臓血管科			
Guápiles	整形外科	心臓科			
Carlos L. Valverde V.	耳鼻咽喉科	皮膚科			
Max Peralta	耳鼻咽喉科	整形外科			
San Vicdente de Paúl	婦人科	消化器科			
San Francisco de Asís	耳鼻咽喉科	整形外科	婦人科		
Ciudad Neily	眼科	婦人科	消化器科		
Escalante Pradilla	心臓科	神経科	皮膚科		
México	眼科	泌尿器科	神経科		
Mons. Sanabria	耳鼻咽喉科	整形外科	眼科	泌尿器科	
Enrique Baltodano	耳鼻咽喉科	眼科	泌尿器科	皮膚科	
San Rafael -Alajuela	整形外科	泌尿器科	皮膚科	心臓血管科	
Tony Facio	耳鼻咽喉科	整形外科	眼科	神経科	心臓血管科
San Juan de Dios	整形外科	泌尿器科	心臓科	神経科	心臓血管科

出所：CCSS, Gerencia División Administrativa, Dirección de Compra de Servicios de Salud 2001?.

間当たり診察数の制限について近代化プロジェクトでは検討されなかったのか」と質問した。これに対する彼の回答は経営契約という手法の背後にある経済思想をよく示している。彼によると，経営契約におけるサービスの売り手と買い手との関係は，スーパーにおける魚の売り手と買い手の関係と同様である。すなわち，買い手の関心は魚の鮮度であり，それを捕えた方法ではない。同様に保健医療サービスの買い手たる CCSS の購買局が関心を持つのは目標が達成されたか否かであり，その方法ではない。方法にかかわらず目標が達成されることが重要であるため，サービス供給者の中での方法論には口を出さない（Cercone 31-7-2004）。

これは，米国の近代経済学や世界銀行の経済学者の多くが基本とする，新古典派経済学の市場についての「枠組」思考であると考えられる。すなわち，ルールと目標達成時の報酬がはっきりしていれば人はそのルールの範囲で目標達成の方法を選ぶという人間観を背景に持っている。よって，サービスの購入者が時間当たり診察数のような細部にわたって方法論の指導をする必要はない。これに対立する「中身」思考はルールと目標達成時の報酬だけでは市場は十分に機能しないため，方法論までの指導が必要，とする考えであるが[231]，コンサルティングを行ったグループにその考えはなかったため，時間当たり診察数制限をどのようにするかは医療機関に全面的に委ねられたのである。

このような説明を受け入れるとしても，コンサルティング会社が，部門改革の手法を諸国政府に売り歩く民間企業であることを考慮すると，同時に，彼らが時間当たり診察数に直接言及しない，もう一つの理由を指摘できる。すなわち，民間企業が政治的に解決困難なこれらの問題に着手しようとするならば，改革というビジネスが進まなくなる可能性があることである。経済思想の性格ばかりでなく，企業利益の擁護という観点からも，彼らがもっとも本質的かつ微妙な問題点に着手しなかったことは，自然と考えられる。市場主義思想の影響が大きいと言っても，それが政治構造に影響を及ぼすことは難しい。

歴史的観点から，動機付けの方法としての経営契約を次のように位置づけることができる。経営契約の導入まで，コスタリカの保健医療施設は1970年代に見られたフィゲーレス大統領のような政策決定者による財源供給の意思決定や，「壁のない病院」のオルティス医師のような医療政策担当者の政策実施上

のリーダーシップによって優れた健康状況を達成してきたが，給料やその他の手当て，労働条件は労働組合との交渉によって決まる場合が多く，職員に動機付けを与える制度的な仕組みはなかった。サービスの生産量を高める方向での動機付けの本格的制度が導入されたのは，経営契約が初めてだったといえる。つまり，自律的人的管理手法の導入がその意義の一つである。

　経営契約は擬似市場ではあるが，民営化からは程遠く，公共部門は維持される方法である。労働組合が共通して重視する雇用の安定とは直接の関係がない。よって，労働組合は若干の抵抗を示したものの，導入を阻止するほどの反対は示さなかった[232]。経営契約導入は，医師自由選択や人頭払いなどのようなケアモデルに変更を加える大きな改革でもない。また，枠組みアプローチによる限り，時間当たり診療件数の制限という労働組合が重視してきた論点にも直接の影響はない。このように既存の枠組みを維持した上での改革であったために，ストなどによる労働組合からの強い反対を受けることなくCCSSによって採用されたものと言える。

　とはいえ，経営契約導入の初期において病院長がその直接的な適用に抵抗を示したように一般的には，生産性に応じた資源割り当てという考えは，公共部門において受け入れがたいものであろう。経済学や経営の訓練を受けたことのない人々には，とくに受け入れがたいと想像して差し支えないだろう。医学を始めとする健康のための教育課程を経た人々にとり，限られた資源を有効に利用するという考えはなじみの薄いものであり，健康の問題に数値目標を持ち込むことへの心理的抵抗も強いだろう。市場の力にさらされていなかった公共部門の職員が，擬似市場とはいえ競争にさらされることには，強い抵抗があったと考えられる。

　以上の考察により，経営契約が職員の意識改革に及ぼした影響も，その意義の一つとして注目に値すると考えられる。次節および次々節においては，経営契約が管理者と専門医の意識に及ぼした影響について取り扱う。

第3節　経営契約の管理者への影響

　擬似市場である経営契約は，分権化とともに進められ各保健医療施設の自律性が高まるにつれ，自然に，管理者の病院経営への関心を高めたと考えられ

る。以前の管理者の仕事は，与えられた予算を目的に応じて使うことというきわめて官僚的作業だったが，この過程により財政への裁量と実績への責任が生まれた。結果として，管理者の間では，民間企業の経営手法への関心の高まりが見られる。

民間企業の経営手法への関心は，経営契約の採用を「経済グローバリゼーション」の一環と捉えていることと関係があると思われる。ある病院の報告書はその冒頭で次のように述べる。

> 「経済グローバリゼーション」が我々の保健医療市場に引き起こす結果が「機会」であれ「脅威」であれその明白な効果とともに説明する。

このような認識からすれば，公共部門に属する病院であれ，民間企業で用いられている経営の考え方を参照することは当然のことと思われる。

たとえば，カルデロン・グアルディア病院の管理者による経営契約評価の報告書には「決定的瞬間（momentos de verdad）」という言葉が登場する（Vílchez 2000: 10）。これは経営難に陥った官民合弁会社スカンジナビア航空の再建に当たったヤン・カールソンが，サービス業の精髄として掲げた言葉である[233]。カールソンによると，航空業の顧客が従業員と接して言葉を交わす時間は搭乗手続きの際の数十秒にすぎない。しかし，そこで臨機応変に顧客の希望をかなえなければその顧客はその会社の固定客とはならない。よって，中間管理職や上司の意思決定を待たず，現場の職員の機転で顧客の要望に対応することにより一生の顧客を得ることが優れたサービス戦略である。搭乗券をホテルに忘れた顧客にも臨時の搭乗券をカウンターで手渡すサービスで利用頻度の高いビジネスマンの気持ちをつかむ。これがこの言葉に込められたサービス戦略である（Carlson 1987）。

しかし，伝統的に「官僚的」とされ，サービスの「人間化」を課題としており，不正が横行するとされているCCSSの病院において，分権化および経営契約を導入しただけで，急速にこのような民間企業の中でも際立って優秀なサービスの提供が始まるとは考えにくい。第Ⅳ章で紹介した不正に関するアンケートではむしろ，患者の診察に現れない医師の存在が問題視されていたほど

である。また，サービスが劇的に改善されたという評価も，残念ながら関係者の間からまだ聞こえてこない。ただ，管理者の間に従来とは異なる手法への期待が大きかったことは間違いないと言える。

　もう一つの事例は，職場のチームワークが重視される傾向の強化である。同じくカルデロン・グアルディア病院の管理者による報告書には「作業チーム」のメリットを説明するために群れて飛ぶ鳥の絵とともに，次のような逸話が紹介してある（Vílchez 2000: 8）。

　　作業チーム
　　　ガンは集団で飛ぶとき，単独で飛ぶときよりも70％速く旅行することができる。
　　　ガンはリーダーの役割を共有する。リーダーのガンが疲れると集団の後ろに下がり，別のガンが前方に位置してリーダーを務める。
　　　ガンは落下を心配している。
　　　あるガンが病気になったりあるいは疲れて飛べなくなったときには，それを助け保護するために別のガンがそれに同行する。
　　　あるチームのメンバーとなると，我々もますます速く達成することができる。活力と支援の言葉が，日々の疲労と圧力の下で作業に当たっている人にエネルギーを与え霊感を与える。
　　　そして，最後に，主要チーム「人間性」のメンバーである人間により同情と心配を示すことができる。
　　　あなたがこの次にガンが群れをなして飛ぶのを見たならば作業チームに貢献するメンバーであることは，挑戦でも特権でもない，報酬なのだということを思い出していただきたい。

従来，カルデロン・グアルディアのような大病院においては，医師はタイムカードによる出勤の監視を受けず，診察室という個室での仕事が基本であり，診療科長の監督は行き届かず，そして1日分の診察数をこなすと帰宅するのが一般的だった。このような医師の伝統的な個人主義的勤務形態からすると，この報告書に描かれているようなチーム作業の強調は大きな転換である。

本節では，2001年8月と10月にコスタリカの医療施設で筆者が行った「経営契約のインパクトについてのアンケート」の分析に基づき，経営契約が保健医療制度に及ぼしつつある影響を検討する。97年から経営契約は試行計画として導入された。99年以降はほぼ全国的に同様の方式が実施された。したがって，調査時点で，ほとんどの医療施設では2度以上の契約と2年以上の経験を経ている上，試行計画からの施設ではすでに4年あまりが経過しており，初期の成果を判定するには十分な期間を経たと考えられる。

　アンケートの実施に当たり，筆者が経営契約評価上の論点と考えたのは，主に次の二点である。第1に，スタッフが経営契約で定められた目標を達成するという誘因を感じているか否かである。制度が導入されても現場のスタッフが何の誘因も感じなければ効率化は難しいと考えられるためである。擬似市場が市場に近い機能を果たしているか否かを知る上でこれは重要な論点である。

　第2に，経営契約の実施に当たり何らかの無理が生じていないかである。労働者の強い反対にあえば効率化という目標達成の障害となるであろうし，効率化が達成されたとしてもそのために医療の質が犠牲になることは問題だからである。システム導入のために払う手間が大きい場合もありうる。これらの犠牲は，擬似市場を導入することのコストとみなすことが可能である。

　このアンケートにより明らかになったことのひとつは，直接診察や看護に当たる職員には必ずしも経営契約という方法の情報が十分に伝わっていない，という事実である。当初164人を対象に配布したアンケートを集計すると，19の回答者が「コメントと提言」の自由記述欄に経営契約とは何か十分に知らない，もしくは情報が不足，などと記していた。経営契約についての情報が十分ないまま記入した回答者もありうる。すでにその試行から4年が経過しており，全施設への普遍化から1年半以上が経過していたが，筆者の事前の予想とは異なり，経営契約についての理解はまだ十分に浸透していないと考えた。

　そこで，アンケートの冒頭に自由記述による回答を求めた「ケア施設におけるあなたの位置」および「ケア施設におけるあなたの主な仕事」により管理職によると判定できる回答のみを重視した。管理職者は経営に関する情報を優先的に与えられそれを部下に伝達する機能を有するため，経営契約という手法についてのアクセスも通常の職員よりも良いと考えられるからである。この方法

に従い，全回答のうち51を管理職者によるものと判定した。

病院における管理職とは，管理を専門に扱う部署の職員と医療専門職員のうち管理を担当する職員である。前者のうち管理者（administrador），副管理者（Sub-administrador）などが部署の管理者となっている。中央からの指揮系統における距離を考慮して，今回は管理部門の職からは副管理者（Sub-administrador）までのみ管理者の回答の中に含めた。医学専門職員からは院長，副院長，診療科長，看護婦長等が含まれる。管理者の場合と同様に，医師のうち診療科長までしか管理者の回答数には加えなかった。こうすることにより，管理職の回答は，経営契約を知る者のみの回答となることが期待できるためである。

回答者は5グループに分類できる。第1に，病院の院長，副院長，院長補佐，診療科長など，医師出身の管理職である。彼らは管理職でもあるが，同時に医師の立場を代弁すると考えられる。第2に，看護婦長である。看護婦長は専門職看護婦，准看護婦の意見を代弁すると考えられる。第3に，管理部門の管理者，副管理者，課長である。彼らは医療専門職員とは異なる教育課程を経ており，職務の範囲と責任は前2者とは大きく異なる。第4に，薬剤部門の長などからなる「その他」の職員である。さらに，第5に，管理職者ではあるがそれ以上の情報のない「不明」グループがある。

アンケートの対象はサンホセ市およびその近郊の保健医療施設に勤務する管理者，医師，看護婦である。このうち看護婦は大学卒の専門看護婦をアンケート配布の主対象としたため，分析対象となる看護婦長は大学卒と考えられる。サンプルの内訳は表V-7，アンケートの内容と回答は後掲の諸表の通りである。

アンケート数が少なく施設別，職種別の配分に偏りがあること，経営契約に好意的な回答者からの回答が多い可能性のあること，回答者に十分理解されなかった設問のあることなどは本研究の制約として考慮しなければならないが，[234]筆者の知る限り，経営契約の職員への動機付けにかかわる調査は，第Ⅳ章で紹介したセルコネらの不正に関する研究を例外として行われていないため，保健医療部門における経営契約の動機付けへの初期の影響を把握する上で管理職によるアンケートへの回答は有意義な情報をもたらしていると考えた。

管理職者の回答は表V-8〜11に示されている。まず，表V-8に示された回答を検討する。「施設の自律性が高まったか」という質問については肯定的な回答が多い。「資源の割り当てが効率的になったか」という質問に対しては回答は二分された。手当ての数の記録については「負担にならない」，「以前よりも良く記録された」という回答が多かった。すなわち，資源の割り当てについてはなんともいえないが，自律性と情報生産の負担と生産の向上については経営契約に肯定的な回答と見ることができる。

目標設定については「適切」という回答が「不適切」という回答を若干上回ったが，両者の間に大きな差はない。評価については「正当でない」という意見が「正当」という意見を上回った。手当ての質，利用者の満足度について

表V-7 アンケート対象の管理職者の所属保健医療施設

施　設　名	医師	看護婦	管理部門	その他	不明	合計
サン・フアン・デ・ディオス病院 (Hospital San Juan de Dios)	6	7	0	0	1	14
カルデロン・グアルディア医師病院 (Hospital Calderón Guardia)	3	1	1	1	1	7
国立子供病院 (Hospital Nacional de Niños)	3	2	2	0	1	8
サン・フランシスコ・デ・アシス病院 (Hospital San Francisco de Asís)	2	0	1	0	1	4
マクス・ペラルタ病院 (Hospital Max Peralta)	2	0	1	0	0	3
サナブリア大司教病院 (Hospital Monseñor Sanabria)	1	0	1	0	0	2
サン・カルロス病院 (Hospital San Carlos)	1	8	0	1	0	10
パバス協同組合クリニック (Clínica Coopesalud de Pavas)	0	0	0	0	1	1
カルロス・ドゥラン・クリニック (Clínica Carlos Durán)	1	0	0	0	0	1
リカルド・ヒメネス・ヌニェス・クリニック (Clínica Ricardo Jiménez Nuñez)	1	0	0	0	0	1
合　計	20	18	6	2	5	51

出所：筆者「経営契約のインパクトについてのアンケート」2001年

表V-8　医療施設と経営契約の運営に関する管理職者の意見

質問	はい	いいえ	その他
施設の自律性は高まったと感じますか	31	17	4
あなたの施設で資源の割り当てはより効率的になったと感じますか	24	24	4
手当ての数を記録することは負担になりますか	10	31	4
手当ての数は以前よりも良く記録されたと思いますか	34	11	3
経営契約の目標は適切に設定されたと思いますか	23	21	3
目標達成に関する評価は正当に行われたと思いますか	17	28	3
手当ての質は改善されましたか	35	11	4
利用者の満足度は改善されましたか	32	11	6

出所：筆者「経営契約のインパクトについてのアンケート」2001年

表V-9　職員の働き方への影響

質問	はい	いいえ	その他
生産増加の誘因または圧力を感じますか	31	15	4
費用削減の誘因または圧力を感じますか	29	15	6
あなたの施設で資源をより効率的に用いる誘因または圧力を感じますか	36	8	6
組合からの抵抗または問題がありましたか	32	9	7
あなたの仕事のやり方は効率性の方へ向かったと思いますか	42	4	5
医師は以前よりもより効率的に働いていると思いますか	26	17	7
管理部門のスタッフは以前よりも効率的に働いていると思いますか	26	14	11

出所：筆者「経営契約のインパクトについてのアンケート」2001年

表V-10　経営契約導入についての管理職者の意見

質問	はい	いいえ	その他
現在までで経営契約の導入の恩恵はその費用を上回ったと思いますか	18	21	8
将来において経営契約導入の恩恵は費用よりも大きくなると思いますか	24	13	10
コスタリカの保健医療システムを改善するために経営契約の導入は不可避の試みだったと思いますか	31	12	6

出所：筆者「経営契約のインパクトについてのアンケート」2001年

も肯定的な意見がそうでない意見を上回った。

次に，表V-9において，生産増加の誘因または圧力，および費用削減の誘因または圧力については，「感じる」とする意見がそうでない意見を上回った。資源をより効率的に用いる誘因または圧力についても「感じる」とする意見がそうでない意見を上回った。[236]

「組合からの抵抗または問題はあったか」という問いへの回答ははっきり「はい」が多かった。「あなたの仕事のやり方は効率性の方へ向かったと思いますか」という質問には，もっとも歴然と「はい」という多くの回答が寄せられた。「医師・管理部門のスタッフは以前よりも効率的に働いていると思いますか」という質問にも肯定的な回答が多かった。

表V-10において，「現在までで経営契約の導入の恩恵は費用よりも大きかった」とする回答はやや少なく，「将来恩恵が費用よりも大きくなると思う」という回答はやや多かった。これまでの実績はコストが恩恵を上回るが，将来的には経営契約への期待が大きいことをうかがわせる。また，「保健医療システム改善のために経営契約の導入は不可避の試みだったか」という質問には「そうだった」とする回答が多かった。

以上の結果を要約すると，次の通りになる。第1に，経営契約そのものについては好意的な意見が多い。第2に，資源割り当てについての見方は分かれている。第3に，自分の働き方，医師，管理部門スタッフの仕事のやり方については，改善されたという意見が多い。第4に，経営契約の目標設定と評価については不平が少なくない。[237]

自由記述の回答を求めた設問「経営契約導入の最善の結果は何ですか」「経営契約導入の最悪の結果は何ですか」に対し，管理職者の回答は注目に値するものだった。結果が表V-11に示されている。回答は筆者の設けた同表第1列の項目で分類して示してある。

まず，経営契約の運営については，最善の結果として「目標を定めて仕事をする」「目標と結果により作業しなければならない」が挙げられ，最悪の結果として「経営契約が道具ではなく目的化している」「設備の能力に見合わない目標設定」「作業の評価」「医師のみを評価する」が挙げられている。おそらくは仕事に向かう職員の態度により，目標と評価の存在は最善の結果とも，最

表V-11　経営契約のインパクトについての管理職者の意見（自由記述）

	最善の結果	最悪の結果
経営契約の運営	「目標を定めて仕事をする」「目標と結果により作業しなければならない」	「経営契約が道具ではなく目的化している」「設備の能力に見合わない目標設定」「作業の評価」「医師のみを評価する」「この日付までに計画されたものが実施されていない」
情報生産と開示	「生産量の増加」「生産の測定」「生産記録の秩序化」「生産の可視化」「職員が情報の記録に気を使っている」「今われわれは以前よりよく外科・診察などの数字を知っている」「より良い情報」「会計の開示」	「統計データの不整合」
手当ての質	「手当ての質の向上」「利用者（顧客）へのよりよい手当て」「継続的質改善」「機関による質を基盤にした手当て改善の努力」「いくつかの診療科における待機リストの短縮」	「顧客への手当てには変化がない」「診療科長を患者の手当ての仕事から管理の仕事に向けさせる」
医療施設の経営	「秩序が高まった」「システムへの知識」「自律性」「経営契約の明確化」	「より官僚主義的になった」「管理作業の増加」「職員の関与がない」「実質的分権化がない」「システム改善のための提案を達成しない」
資源割り当てと効率	「今持っているもので仕事をする」「資源割り当ての迅速化」「資源利用の改善」「利用者への悪い手当てを減らしコストを下げる」「効率性の向上」「より効率的な作業」「病院を効率性の方向に向ける」「予算と生産を結びつけ効率性と効果をもたらす」	「予算が改善されなかった」「以前よりも少ない予算」「目標達成のために必要な資源なしに目標を押し付ける」「CCSSは効率性向上のために医師への資金提供を行っていない」「より高い生産性が求められる」
職員の作業・学習・心理への影響	「職員への自覚を促す」「職員がこのテーマについて学んだ」「施設の知識が高まった」「システムへの知識」「自律性」「より効率的であるように医師に圧力をかける」	「職務の過剰」「評価システムが職員の動機を喪失させる」「歴史的なものを職員が1日で変えうると想定されている」「知識不足による恐怖」「運営レベルへの情報不足のため騒ぎが起きている」「訓練不足」「予定を達成できないことによるフラストレーション」「変化に抵抗する職員がいる」「職員への心理的圧力」「職員にストレスを与える」「インセンティブがなく労働者の価値を重視せず顧客のみを重視する」

出所：筆者「経営契約のインパクトについてのアンケート」2001年

悪の結果とも判定されうる。また最悪の結果として記述された「この日付までに計画されたことが実施されていない」は，経営契約が予定通り適用されなかったことを指摘していると受け取れる。

　情報生産と開示については，「生産量の増加」「生産の測定」「生産記録の秩序化」「生産の可視化」「職員が情報の記録に気を使っている」「今われわれは以前よりよく外科・診察などの数字を知っている」「より良い情報」「会計の開示」など，異口同音に肯定的な評価が与えられている。これに対し最悪の結果としては「統計データの不整合」が挙げられた。この点については，すでに示した通り，懐疑的な職員も少なくない。

　手当ての質への影響については，「手当ての質の向上」「利用者（顧客）へのよりよい手当て」「継続的質改善」「機関による質を基盤にした手当て改善の努力」「いくつかの診療科における待機リストの短縮」など，肯定的な評価が見られる。その一方，「顧客への手当てには変化がない」「診療科長を患者の手当ての仕事から管理の仕事に向けさせる」などの否定的見解も示されている。この質問は「手当ての質」についての解釈に回答者の個人差が大きいと考えられるため，この結果から実際の手当ての質への影響を測ることはできない。管理職者が手当ての質への影響を肯定的に捉えているか否定的に捉えているかのみを示すものと考えるべきである。

　医療施設の経営について記した回答も多かった。肯定的な結果としては「秩序が高まった」「システムへの知識」「自律性」「経営契約の明確化」などが，逆に否定的な結果としては「より官僚主義的になった」「管理作業の増加」「職員の関与がない」「実質的分権化がない」「システム改善のための提案を達成しない」などが挙げられた。

　資源割り当てと効率に関する回答も挙げられた。肯定的な意見としては「今持っているもので仕事をする」「資源割り当ての迅速化」「資源利用の改善」「利用者への悪い手当てを減らしコストを下げる」「効率性の向上」「より効率的な作業」「病院を効率性の方向に向ける」「予算と生産を結びつけ効率性と効果をもたらす」が挙げられた。否定的な意見としては「予算が改善されなかった」「以前よりも少ない予算」「目標達成のために必要な資源なしに目標を押し付ける」「CCSSは効率性向上のために医師への資金提供を行っていない」「よ

り高い生産性が求められる」が挙げられた。

　職員の作業・学習・心理への影響を記した回答も多かった。肯定的回答としては「職員への自覚を促す」「職員がこのテーマについて学んだ」「施設への知識が高まった」「システムへの知識」「自律性」「より効率的であるように医師に圧力をかける」があった。逆に否定的回答としては，「職務の過剰」「評価システムが職員の動機を喪失させる」「歴史的なものを職員が1日で変えうると想定されている」「知識不足による恐怖」「運営レベルへの情報不足のため騒ぎが起きている」「訓練不足」「予定を達成できないことによるフラストレーション」「変化に抵抗する職員がいる」「職員への心理的圧力」「職員にストレスを与える」「インセンティブがなく労働者の価値を重視せず顧客のみを重視する」が挙げられた。

　以上のアンケートの結果から，経営契約がCCSS病院の管理職者によって好意的に，関心を持って受け止められており，職員の働き方や心理に擬似市場導入の影響が及びつつあることが観察できた。すでに指摘した公共部門における不正に対しては，情報開示や生産記録の向上による防止の効果が期待できる。

　また，このような管理方法の導入は，医療施設における管理者の実質的な立場を強化することも間違いないと考えられる。経営契約は，これまで医学上の基準のみに従って行動していた医師に，管理上の基準に基づいて行動することを求めるものである。管理者が経営契約を歓迎しているのは，分権化による医療施設自体の自律性の向上とともに，医療施設内での自身の地位向上も背景にある。

　ただし，経営契約が市場に近い資源割り当て機能を発揮しCCSSの病院の生産性を劇的に向上させるかといえば，それについては疑問が残る。第Ⅲ章ですでに詳述した通り，保健医療部門の生産性向上を阻んでいる大きな要因は，労働組合とCCSSとの間で結ばれた和解協定である。その存在により時間当たりの診療数が急増することは難しく，長期的な趨勢は低迷し続けてきたのである。経営契約は職員への目標設定を行っているが，その目標設定は急速に生産量を高める種類のものではない。

　現存する労働組合との協定による診察数制限の下では，経営契約には生産量

への効果よりも質の標準化への効果を期待すべきであると考えられる。

第4節　経営契約の医師への影響

　経営契約は，医師の意識ひいては働き方に少しずつ影響を及ぼしていると見ることができる。医師の間にコスト意識が生まれるよう，管理者による工夫も始められている。たとえば，メキシコ病院の管理者は，これまで不要であれば無造作に廃棄していた手術用の糸を本当に廃棄できるかどうか，コスト削減の可能性がないかどうか，医師に考えさせるようにしている（管理者 9-8-2002）。従来，医師が患者の健康とともにコストに関する意識を払うことはなかったため，これは大きな変化と受け止められている。

　しかし，医師の行動に管理を持ち込むという考え方は，これまで専門家として周囲に監視されることなく医療活動を行ってきた医師にとって快いものではない。経営契約をどのように見ているか，という筆者からの質問への内科外科医師会の会長の回答は次の通りだった。「経営契約は医師がもっとも注意を払わねばならない患者への手当てから注意をそらし，医師に本来の責任ではない経営の義務を課する方法である。医師の動機付けの喪失にもつながる。保健医療サービスの質は平均寿命など保健医療指標によって図られるものであり，コスタリカはすでに十分な質を提供している。一般に医師は経営契約のような方法を好まない。」（Robles 31-5-2004）。

　これは，コスタリカ国内での医療行為の認可権を持ついわばもっとも幅広く医師を代表する団体の長による回答だったが，筆者が接した医療関係者や医療関係者団体代表の意見の中で経営契約にもっとも否定的な見解であった。保健医療部門に擬似市場が導入されたことは，それが手当ての質を改善するか改悪するかという議論はあるとしても，医師の働き方を変えるものと認識されており，それが医師にとって好ましくない方向性であることは間違いない。医師に限らず一般に，市場化は，競争を強いられる当事者に歓迎されることは少ないと思われる。市場への接近による労働強化への恐れは，自然の感情と考えられる。

　一方，労働組合の見解はさまざまである。まず，筆者の聞き取り調査に対し，全国医師組合のロドリゲス組合長は，「経営契約については多くの議論を

した。経営契約の導入に反対はしなかった。よい点も悪い点もある。上から目標を押し付けるやり方には反対。」とする（Rodríguez 12-5-2004）。つまり，部分的に評価するが目標設定への不満を表明している。

全国看護専門職員協会（ANPE）のメヒアス氏は次のように述べる。「分権化と会計の開示はよい点である。しかし統制メカニズムには賛成できない。データ捏造など，情報の操作が行われている。数量目標の達成に注意が向かい，質がおろそかになりがちである。経営契約導入により以前よりも与えられる資源が乏しくなり，看護専門職員の動機付けにもなっていない。」(Mejías 20-5-2004)。彼女もやはり，経営契約を部分的に評価しながら，質と動機付けへの悪影響を指摘していると言える。

最大の労働組合 UNDECA の幹部は次のように述べる。「何らかの人的資源管理は必要と考えている。目標を立てることにも賛成である。ただし，経営契約の目標は数量的なものが多く，質についての注意がおろそかになりがちである点には不賛成である。上層部のみで契約が結ばれることには不賛成である。もっと職員の参加を促すやり方が望ましい。」(González 23-9-2003)[238]。これも，部分的評価と目標設定への不満の表明と言える。

これらの団体の見解に幅広く共通するのは，経営契約を部分的に評価するが問題点も指摘していることである。つまり，医療の質への悪影響の懸念や方法論への不満である。これらの意見を表明しているのが医学等の教育課程を経た職員組織の代表であることから，質悪化への懸念は，自然とも考えられる。その点が効率や生産性，コストの削減を重視する社会科学的な方法論と衝突している。また，方法については，経営契約の目標設定と評価に保健医療施設職員の参加する余地が少ないことが不満を生む理由として繰り返し指摘される。

この聞き取り調査は労働組合の代表や幹部を対象としたため，労働運動の動向を知る上で一定の意義を持つと考えられる。ただし，労働組合の動向と保健医療施設職員との間に経営契約の受け止め方への相違のある可能性も小さくない。本節では，公共部門への経営手法としての経営契約の効率化や職員の動機付けへの影響を知るため，サン・フアン・デ・ディオス病院における経営契約の導入について検討を加える。

同病院はコスタリカでもっとも長い歴史を有する総合病院である。受益者数

は2000年において，直接の住民46万0,390人，間接的に28万2,175人，合計74万2,565人とされている。[239]組織図を図V-7として掲げた。年間予算は2000年において200億コロンに達しており（表V-12），国内の病院中，最大の予算規模である。予算は経営契約の適用によっては増加しておらず，歴史ベースを維持している。2000年を見ると支出の内訳は52％が給料などの人的サービス（人件費）に充てられている。同表において次の行の経常支出は社会負担（社会保障費）など，金融支出とは国際機関への拠出など，非人的サービスは水道・電話・燃料費などを含む。

同病院を研究対象に選ぶ理由は，このような歴史の古さと規模の大きさ以上に，長い待機リストを持つ診療科を多く備えていることにある。同病院には，2002年の経営契約の評価において待機日数90日の専門が9あり，これは国内最多である。筆者は，調査対象として同病院の診療科のうち，末梢血管外科（Vascular Periférico），眼科（Oftalmología），泌尿器科（Urología），整形外科（Ortopedia）の4つを選択した。2002年版のCCSSによる全国版の経営契約評価において末梢血管外科470日，眼科240日，泌尿器科200日という長い待機リストの存在を指摘されている（CCSS 2003）。整形外科は分類方法の違いにより2002年の長い待機リストを持つ診療科としては指摘されていないが，同病院管理者によればそれは常に待機リストの長い専門であるため，アンケート対象に加えた。[240]

サン・フアン・デ・ディオス病院を対象とした経営契約に関するアンケート調査の先行研究としてはアスセンシオらのコスタリカ大学経済学部公共行政学科学位論文（Licenciatura）「サン・フアン・デ・ディオス病院における経営契約適用の評価」がある（Ascencio *et al.* 2000）。この研究は主に救急サービスの患者と職員を対象とした調査である。彼らの結論は，管理の変化の道具としての経営契約は有効である，サン・フアン・デ・ディオス病院のサービス供給の質は改善された，利用者の満足が得られた，である。

ただし，この研究に不足を感じる点が2点ある。第1に，救急サービスを主な対象としていることである。救急は患者が他の診察の長い待機リストを避ける避難所として利用している可能性のあることはすでに指摘した通りである。よって，彼らのアンケート結果で救急のすばやい手当てを受けることのできた

第Ⅴ章　経営契約　243

図Ⅴ-7　サン・ファン・デ・ディオス病院組織図　2004年

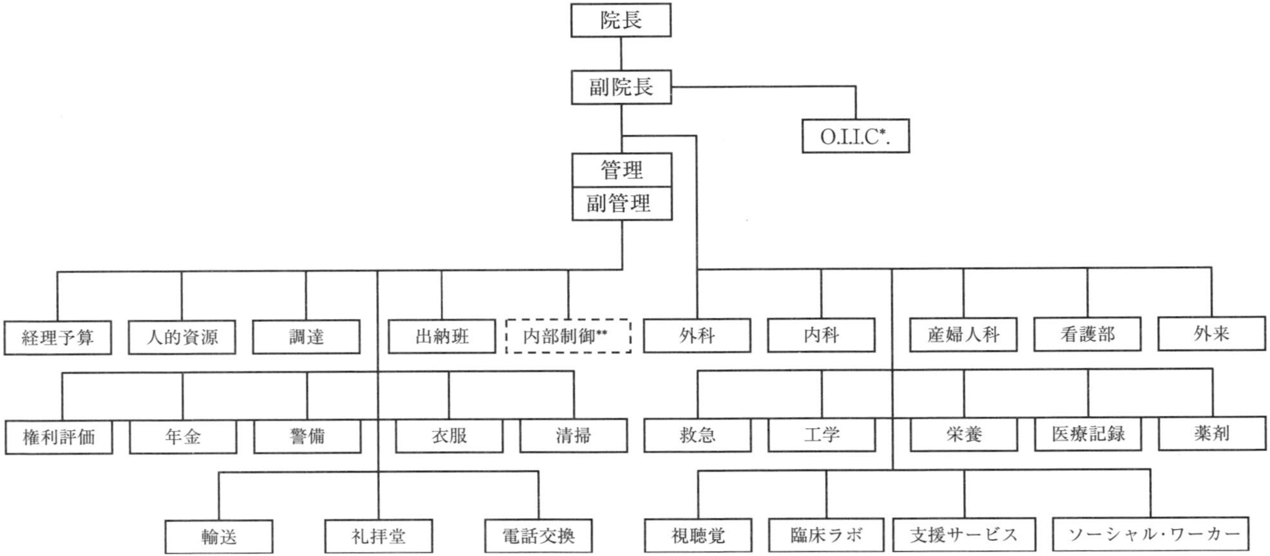

```
                                    院長
                                     │
                                    副院長 ── O.I.I.C.*
                                     │
                    ┌────────────────┼────────────────┐
                   管理                              外科──内科──産婦人科──看護部──外来
                  副管理                              │    │    │          │    │
                                                    救急  工学  栄養      医療記録  薬剤
                                                     │
                                                    視聴覚──臨床ラボ──支援サービス──ソーシャル・ワーカー

  経理予算  人的資源  調達       出納班  ［内部制御**］
  権利評価  年金     警備  衣服  清掃
           輸送     礼拝堂  電話交換
```

* O.I.I.C＝情報管理局。　**「内部制御」は廃止された。
出所：Ascencio *et al*. 2002: ANEXOS.; CCSS職員　15-7-2004.

患者のサービスへの高い満足感が示されていることは当然と思われる。しかし，本書で筆者が指摘したように，問題はむしろ時間当たり診療数制限の制約を受ける他の専門医療の待機期間にある。

　第2に，職員へのアンケート回収数58のうち医師からの回収数は1のみと傾向を読み取れない数字であることである。医師からの回答の少ない理由は示されていないが，考えられることは，学生からのアンケート調査であることから医師に軽視されたという可能性，また，医師は多忙かつ管理への興味が低いことも多いため，質問項目の多いアンケートには回答しなかったという可能性が考えられる。しかし，多くの外来の診察においては医師の働き方が長い待機リストと患者の不満を生む根本原因を生み出していると考えられるため，医師の意見を反映しない調査では十分な目的を達し得ない，と筆者は考える。

　本書では，これら2点について不足を補いたいと考えた。すなわち，患者がサービスに不満を感じている可能性の高い診療科を対象にし，医師の意見を読み取ることを目標とした。ただし，時間と財源などの制約により，大規模なアンケートの実施は難しかったため，小規模で対象を絞り込んだアンケートを企画した。それが，待機リストの長い4診療科の専門医を対象としたアンケートである。

　サン・フアン・デ・ディオス病院においても経営契約は1997年から試行された。アスセンシオらの研究は，アリアス院長（Mario Arias Murillo）へのインタビューに基づき，同病院での経営契約の導入には3つの段階があったとする。第1の段階では，職員の間に動揺が走った。第2の段階では，分権化への期待が高まった。第3の段階では，説明責任，データ・情報の収集，経営の柔軟性といった要素が定着した（Ascencio *et al.* 2000: 217-218）。2000年の経営契約においては，病院に割り当てられる予算の2％がインセンティブに用いられることになった。インセンティブは顧客へのサービス改善（利用者の教育），人的資源教育，小さな機材の購入，環境改善，建物の維持，機材の維持に用いられることになっている（Compromiso de Gestión HSJD 2000）。

　一方，同病院内でも労働組合運動は影響力を持っている。組合活動は以前よりも弱まっているものの存在し，重要でない理由で闘争する。組合員たちは交渉を行わず，防衛活動に走り，大きな紛争に至るため，職員の間での組合への

表V-12　サン・フアン・デ・ディオス病院支出内訳
　　　　（2001年までの実績と2003年までの予測）

支出内訳	1998	1999	2000	2001	2002	2003
人的サービス	7,667,896,500	9,203,167,642	10,483,347,756	11,548,954,185	13,007,066,256	15,650,296,361
経常移転	2,323,378,329	2,705,959,723	3,355,340,884	3,553,509,500	4,258,546,696	5,382,741,736
債務サービス	633,033,183	961,588,167	1,089,159,766	1,105,163,768	1,079,928,804	25,310,803
減価償却	286,601,090	296,633,904	420,746,409	437,159,601	509,619,888	671,951,678
金融的支出	4,280,513	4,108,659	2,674,843	11,140,309	4,800,000	8,809,777
小計	10,915,189,615	13,171,458,095	15,351,269,658	16,655,927,363	18,859,961,644	21,739,110,355
非人的サービス	508,106,490	684,778,903	626,750,499	758,252,715	892,474,637	1,048,041,750
小計	508,106,490	684,778,903	626,750,499	758,252,715	892,474,637	1,048,041,750
物資と投入物						
現金	1,038,838,601	1,380,522,495	1,635,826,176	2,077,088,759	2,631,082,584	3,364,666,567
現物	1,805,688,431	2,053,371,430	2,510,161,786	2,440,417,700	2,320,931,008	2,684,300,580
小計	2,844,527,032	3,433,893,925	4,145,987,962	4,517,506,459	4,952,013,592	6,048,967,147
総計	14,267,823,137	17,290,130,923	20,124,008,119	21,931,686,537	24,704,449,873	28,836,119,252

支出内訳%	1998	1999	2000	2001	2002	2003
人的サービス	53.7%	53.2%	52.1%	52.7%	52.7%	54.3%
経常移転	16.3%	15.7%	16.7%	16.2%	17.2%	18.7%
債務サービス	4.4%	5.6%	5.4%	5.0%	4.4%	0.1%
減価償却	2.0%	1.7%	2.1%	2.0%	2.1%	2.3%
金融的支出	0.0%	0.0%	0.0%	0.1%	0.0%	0.0%
小計	76.5%	76.2%	76.3%	75.9%	76.3%	75.4%
非人的サービス	3.6%	4.0%	3.1%	3.5%	3.6%	3.6%
小計	3.6%	4.0%	3.1%	3.5%	3.6%	3.6%
物資と投入物						
現金	7.3%	8.0%	8.1%	9.5%	10.7%	11.7%
現物	12.7%	11.9%	12.5%	11.1%	9.4%	9.3%
小計	19.9%	19.9%	20.6%	20.6%	20.0%	21.0%
総計	100.0%	100.0%	100.0%	100.0%	100.0%	100.0%

出所：サン・フアン・デ・ディオス病院

信用は失われてきた。給料の引き上げのみが重要な運動の動機となってきた。このような性格の労働組合は，経営契約の導入に反応を示した。労働組合は経営契約を病院の民営化と捉え，職員に抵抗するよう促した（Ascencio *et al.* 2000: 237-238）。

このような労働組合の運動は大きな動きとはならなかったようだが，市場への接近がこの職場でも脅威とみなされる可能性のあったことは間違いない。したがって，今日，そこで働く職員の経営契約導入の受け止め方の調査は，その方法論の当否の判断材料を提供するとともに，グローバリゼーションによる市場の浸透度を測ることになると考えられる。また，同時に，擬似市場の導入を必要とした生産性の低迷と待機リストの問題についても，当事者の意見は解決策検討の上で参考になると考えられる。

調査の対象としたのは，既述の4診療科に勤務する専門医である。アンケート配布数30は，サン・フアン・デ・ディオス病院の管理部門に登録されている専門医の総数に一致している。以下の表V-13の通り，同病院の待機リストの長い4診療科に所属する専門医30名のうち，21名から回答を得た（回答率70%）。筆者はこの回答率を，4診療科での専門医の意見の傾向を知る上で十分高いと判断した。

このアンケートで筆者は全部で7つの質問を立てた。質問の内容は，待機リストの問題，時間当たり診察数の制限，新しい動機付けの方法としての経営契約のそれぞれに，医師がどのような意見を持っているかに集中している。多忙な医師からの回答数を多く確保するという研究戦略上の理由により，レターサイズの用紙2枚以上に及ぶ質問票を作ることは避け，最小限の質問に限定し1

表V-13　サン・フアン・デ・ディオス病院アンケート配布・回収数　2004年7月

診療科名	配布数	回答あり	白紙回収	未回収
末梢血管外科	7	4	3	0
眼科	6	6	0	0
泌尿器科	8	7	0	1
整形外科	9	4	5	0
合計	30	21	8	1

出所：筆者「サン・フアン・デ・ディオス病院専門外来待機リストに関する質問」2004年

枚にまとめた。[241]

　待機リストの経営契約における扱いについては，2000年のサン・フアン・デ・ディオス病院の経営契約の中には専門別に待機時間を把握し分析する，という項目が含まれている（Compromiso de Gestión HSJD 2000）。この経営契約の内容からして，待機リストに十分な関心の集まる素地はあると考えられたが，医師は管理にはあまり関心を持たない傾向があるため，その有無についての認識を問う設問を置いた。また，専門医の外来の時間当たり診察件数制限については，筆者の面談経験から，CCSSの医療施設に勤務するすべての医師がそれを意識して勤務していると考えられたため，とくに説明を置かず，質問した。経営契約については，「知らない」という可能性もあるため，その選択肢を設けた。

　第1の質問は，「〇〇科の外来に患者の長い待機リストがあることを知っていますか。」である。「〇〇」の部分には各診療科名を入れて当該診療科に配布した。結果は表V-14に示されている。予想通り，回答者19名のすべてが「はい」と回答した。無回答が2あった。待機リストの存在は医師の間で周知の事実となっていると考えられる。

　第2の質問は，「この病院の〇〇科の外来における待機リストの原因についてあなたが考える重要性の水準を記入してください」である。質問の意図は，各診療科の待機リストの長い原因を専門医がどのように把握しているかを知ることである。想定される要因を回答用紙に示し，その重要性の水準を「高」「中」「なし」の3段階で記入してもらう方法を取った。結果は表V-15に示されている。

表V-14　長い待機リストの存在についての専門医の知識

1-〇〇科の外来に患者の長い待機リストがあることを知っていますか。	
はい	19
いいえ	0
無回答	2
合計	21

出所：筆者「サン・フアン・デ・ディオス病院専門外来待機リストに関する質問」2004年

まず,「病院の受益者数が多いため患者が多い」,「設備・機材の不足(部屋・検査機材など)」に高い重要度を与えた回答数が多いというはっきりした傾向が見られた。「専門医の不足」「その他の職員の不足」はこれに続くが,重要性の水準は中と回答した医師が多かった。逆に,重要でないと認定されたものは「1時間当たり患者4人の診察数制限」「専門医が十分働いていない」「その他の職員が十分働いていない」である。診療科別の大きな相違は見られない。筆者が重要な要因と考える診察数制限に,高い重要性を与える回答は多くなかった。

その他欄で重要視された回答は,「インフラ不足」2件,「病理学上の優先度についてのはっきりした政策がない」「サービス供給よりも多くのサービス需要がある」「非効率と人口増加」「サン・フアン・デ・ディオス病院を支援する病院がない」「クリニックでのフィルター(患者の治療・紹介の区別)が適切になされていない」が各1件見られた。

第3,第4の質問は時間当たりの診察数制限に関わる。第3の質問は,「1時間当たり患者4人の診察数制限がなかったら,○○科の現在の設備と機材,職員(医師と医師以外の職員)を用いて,医療の質を変えずに診察数を増加させることは可能ですか?」である。質問の趣旨は,待機リストを削減するための人的資源管理手法の導入の前提となる職員の仕事の余裕度を測ることにあっ

表V-15 待機リストの原因についての専門医の意見

2-この病院の○○科の外来における待機リストの原因についてあなたが考える重要性の水準を記入してください。	重要性の水準			合計
	高	中	なし	
この病院の担当人数が多いため患者が多い。	14	4	0	18
専門医の不足。	8	9	1	18
専門医が十分働いていない。	0	2	15	17
その他の職員(医師以外)の不足。	4	8	5	17
その他の職員(医師以外)が十分働いていない。	0	5	12	17
設備・機材の不足(部屋・検査機材など)。	16	3	1	20
1時間当たり患者4人の診察数制限。	0	2	16	18
その他→何?＿＿＿＿＿＿＿＿＿＿	6	0	3	9

出所:筆者「サン・フアン・デ・ディオス病院専門外来待機リストに関する質問」2004年

た。結果は表Ⅴ-16の上半分に示されている。

　圧倒的多数と言える18名（90%）の医師が「不可能」と回答した。記述によるその理由としては「質が悪くなる」という趣旨の回答が4件，「医療器具・施設がない」3件，「診療は人間的でなければならない」「患者と医師にとって危険」という回答が各1件だった。また，「可能」とした回答の中にはその方法として「職務の過重」と記したものが1件あった。この結果からすると，職員は診察数を増加させようとすると医療の質の悪化やその他の弊害が起きると考えている。

　続いて第4の質問は，「○○科において1時間当たり患者4人の診察数制限は適切ですか？」である。この質問の趣旨は，診察数の制限が待機リストの主な原因となっているという解釈についての医師の意見を尋ねることにある。前の質問と同じく，結果は表Ⅴ-16の下半分に示されている。

　この質問には，「はい。適切です。」という回答が20名中18名，すなわち90%という圧倒的多数を占めた。制限を除くほうが良いという回答はわずか2名にとどまった。待機リストの長い診療科の専門医の圧倒的多数は，時間当たりの診療数制限4件を適切と考えていることがわかった。「制限を除くほうが良い」

表Ⅴ-16　診察数制限についての専門医の意見

3-1 時間当たり患者4人の診察数制限がなかったら，○○科の現在の設備と機材，職員（医師と医師以外の職員）を用いて，医療の質を変えずに診察数を増加させることは可能ですか？		
可能	2	→どうやって？＿＿＿＿＿＿＿＿＿＿＿＿＿＿＿＿＿＿
不可能	18	→どうして？＿＿＿＿＿＿＿＿＿＿＿＿＿＿＿＿＿＿
合計	20	
4-○○科において1時間当たり患者4人の診察数制限は適切ですか？		
はい。適切です。		18
制限を除くほうが良い。		2
患者4人よりも多い制限のほうが良い。→　何人？［　　　］		0
患者4人よりも少ない制限のほうが良い。→　何人？［　　　］		0
合計		20

出所：筆者「サン・フアン・デ・ディオス病院専門外来待機リストに関する質問」2004年

と回答した2人の医師のうち1人はそれと同時に「患者4人よりも多い制限のほうが良い」という質問に続く「何人？」という問いへの回答欄に5）と記していた。少数だが，診察数制限の撤廃もしくは制限の引き上げが望ましいという見方の医師も存在することは留意に値する。

すでに示したとおり，診察件数制限に関する筆者の見解は，保健医療行政の高官の見解と同様，それが保健医療部門の生産性向上の妨げとなっている，というものである[242]。以上のアンケート結果は，このような見解と一致していないが，筆者はその理由を，管理される医師の立場からは，診察件数の制限が労働条件のとりでとみなされているためだと考えている。したがって，このアンケート結果は，管理される専門医の多くにとって，診察件数の制限を生産性低迷の原因とみなす考えが好ましいものではない，ということを確認したものと意義付けることができる。

第5の質問は，「『経営契約』は○○科の外来の仕事の動機付けにどのような影響を与えましたか？」である。回答の中で多数を占めたのは「私から動機付けを奪ってきた。」で，12名の医師がこの回答を選択した。「変わらない」が次に多く5名，「動機付けを与えてきた」は3名だった。「『経営契約』が何であるかを知らない」という回答は1名もなかった。経営契約についての知識はすべての医師が持っているが，否定的な見解が多いと言うことができる。結果は表Ⅴ-17の上半分に示されている。

「動機付けを与えた」という少数意見の理由としては，「より多くの資源獲得」「状況診断が解決への前進を約束している」「これは健康についての仕事のすべての目標である」という回答が見られた。後2者は趣旨が明確ではないが，資源獲得が動機付けになった，という前者の回答は首肯できる。少数意見とはいえ，経営契約が動機付けを高める側面を有すると考えてよいと思われる。

その反面，多数派による「動機付けを失わせた」の理由の記述回答は「ねじれの原因への回答の不在」「診察の非人間化と今は数字」「合意されたものが履行されていない」「私は努力したのに器具を買ってもらえなかった」「協定を結んだものと実行可能なものとの間の乖離」「仕事を行う機械を持っていない」「改善のためのインフラも条件もない」「管理上の解決策であり患者とは対立す

る」「結果の悪い医師にのみ責任を負わせる」「効率性を測定するための適切なシステムではない」「同じ厳格さで管理部門を巻き込んでいないため」「仕事の条件のないまま私に達成を求めるから」だった。これらは動機付けに限らず、経営契約自体の適切性という問題に関連すると考えられる。

第6の質問は「『経営契約』は〇〇科の外来での手当ての質にどのような影響を与えましたか？」である。経営契約の目標の半数が質目標に関するものであるため、質に関する設問も必要と考えた。「医療の質」は個人によって解釈の幅のある表現だが、細かい定義を行わず、医師の持つ意識の傾向を把握しようとした。その結果は、表Ⅴ-17の下半分に示されている。

第6の質問において、第5の質問と同様に、「『経営契約』が何であるかを知らない」という回答はゼロだった。質については「質を変えない」が13件という多数を占めた。質の向上についても、医師の認識は変化がない、というものである。

表Ⅴ-17 経営契約についての専門医の意見

5-「経営契約」は〇〇科の外来の仕事の動機付けにどのような影響を与えましたか？	
「経営契約」が何であるかを知らない。	0
影響を持たない。	5
私に動機付けを与えてきた。	3
私から動機付けを奪ってきた。	12
合計	20

6-「経営契約」は〇〇科の外来での手当ての質にどのような影響を与えましたか？	
「経営契約」が何であるかを知らない。	0
質を変えない。	13
質を改善した。	1
質を悪化させた。	2
意見なし。	1
私はこの質問に答えるに十分な経験を持っていない。	3
合計	20

出所：筆者「サン・フアン・デ・ディオス病院専門外来待機リストに関する質問」2004年

最後の第7の質問は,「外来の待機リストを削減するための提案があれば記してください」というものであり,自由記述回答を求めた。長い待機リストを持つ診療科の専門医が待機リスト削減方法についてどのような見解を有するかを知るためである。回答は表V-18の通りである。

　記述回答を得た中では,設備の充実を挙げた回答,患者紹介システムの改善を訴えるもの,人的資源の増加を訴えるものが多かった。泌尿器科では複数の医師が紹介システムの改善による待機リストが削減方法を具体的に回答しているのが際立っている。この記述欄において時間当たり診察件数や経営契約に触れた医師は一人もいなかった。

　上記の傾向から,対象となった専門医の間で一般的な意見は,次のようにまとめることができる。「自分の勤務する診療科の待機リストの長いことは知っている。その原因は主に病院の担当人数が多いことにより患者数の多いこと,専門医の不足,設備や器具の不足にある。専門医やその他の職員は十分働いている。時間当たり診察数の制限は待機リストの原因としてはまったく重要ではない。診察数制限がなくても質を落とさずに診察数を増加させることは不可能である。時間当たり4件という制限は適切である。経営契約は動機を失わせる要因であり,外来の診察の質には影響しなかった。待機リスト削減には設備と人的資源の充実,紹介システムの改善が重要である。」

　以上の一般的意見のうち前半部分「診察数を増加させることは不可能である」までは,ほぼ予想された結果である。医療に限らずどの職場の調査においても職員は自分の仕事について甘い評価を下す傾向があり,職場の問題について自分や同僚の責任を回避しようとする傾向も一般的と思われる。2001年のアンケートにおいても,自分の仕事振りが改善されたという見解はもっとも強い傾向を示していたのである。

　また,診察数制限については,ほとんどの医師はそれが待機リストの原因になっているとは考えておらず,適切な制限と考えている。これは生産性を低くする原因となっているという本書の見解とは大きな隔たりがある。これに関しては,何よりも,病院の管理や生産性についての考えを不要とする医療専門職という職種による必然的傾向である,というのが筆者の解釈である。この点については,待機リストと生産性との関連の解釈において筆者と専門医の間にあ

表V-18 外来の待機リスト削減のための専門医の提案

末梢血管外科	「専門別加入者の担当区。設備と機材の不足の改善。」 「利用可能な手術室をより多くすることにより診断を確立された患者の待機リストは削減される。」
眼科	「より多くの器具を買い第2の手術室を開設すること。」 「物的プラントを拡大し改善する。診察に最小限必要な医療機材を与える。すべての外来にコンピュータを設置する。仕事時間を午前7:00から午後6:00まで広げる。夜間通院外科のサービスを続ける。すべての職員に動機付けを与える。」 「もっと多くの眼科医と契約する。より多くのポストを開設する。」
泌尿器科	「病院への紹介を行うクリニックにおける泌尿器科の専門医〔を備え〕および外来のインフラを改善する。」 「1人の泌尿器科医がそれぞれのケースの緊急度を事前に評価することが行われている。EBAISもしくは周辺クリニックでコントロールできる小さな問題を持つ患者に早く全快宣言を与えられるよう医師の基準を用いること。私は多くのコントロールの予約がEBAISのような他のセンターで行われうると思う。いくつかの薬剤の繰り返しや単純な病理はHSJDで診察される必要はない。HSJD*は複雑な問題を持つ本物の紹介センターに転換するべきである。医師の過剰の起きる将来には尿道感染のような病理の複雑でない手術前および手術後の調査にわれわれの患者の多くを紹介することに焦点を当てねばならない。将来にはHSJD*の泌尿器科を複雑な泌尿器問題に専門化された紹介センターに転換するべきだと思う。単純な外科について周辺クリニックで実施されHSJD*での努力をすり減らされないという可能性が語られてきた。」 「患者による諸問題のすべてへの手当てと解決（このセンターの手当て領域）のためのHSJD*以外の泌尿器科サービスを実施すること。」 「周辺クリニックに泌尿器科医を週当たり何時間か送ること。それはこの病院に紹介されたケースの85％に達する。私はこれを経験で知っている。」 「メキシコ病院は約12の利用可能な泌尿器科医を持っている。カルデロン病院は6-9名の泌尿器科医を持っており，HSJD*は2名しか持っていないうえに遠いペレス・セレドンおよびネイリ〔区域を含んでいる〕。」
整形外科	「より多くの医師の数とより改善された設備。」 「一般医のための紹介プロトコルを作る。これにより患者がよりよく分類される。」

* HSJD＝サン・フアン・デ・ディオス病院。
出所：筆者「サン・フアン・デ・ディオス病院専門外来待機リストに関する質問」2004年

る相違を見出したことを，この調査の成果と考えたい。

　上記一般的意見の後半部分の経営契約に関する低い評価は，管理者の期待とは対照的である。この手法が管理者から強い期待を持って導入され，2001年のアンケートでも好意的に受け止められていたことからすると，ここで見られる医師の評価は非常に低い。また，聞き取り調査において労働組合の代表と幹部が部分的には経営契約を評価していたことを想起しても，このアンケートに見られる専門医の意見は経営契約に対し否定的な方向に大きく偏っているように見える。

　その理由について筆者は主に3つの理由があると解釈する。第1に，医療専門職員の教育課程では医療の質の維持が重視されており，生産性を高めるという考え方はない。医療専門職員がその仕事に対して誠実に取り組むことは暗黙の前提とされており，仕事に対し消極的で強制されねば仕事に向かわない「X理論」的な医師，本来の職場よりも個人診察室での勤務を重視する「経済人モデル」に近い医師，病院で利己的動機で不正を働くモラルの低い医師は想定されていない。専門医として大病院に勤務する専門医には理想的な医師観が徹底されており，待機リストを減らすためにより多くの労働量を投入するという意見は受け入れがたいものである。経営契約のような機械的な手法により医療の量と質を評価する方法も，医学専門職員の教育課程からは決して生まれないものであり，同様に受け入れがたい。

　第2に，経営契約がその評価に基づく資源割り当ての部分を導入できなかったことによる失望感の存在である。経営や待機リストの問題に関心を持つ医師があったとしても，仕事上の努力が資源割り当てに反映されないことに気づくと，経営契約への期待は失望に変わる。努力と報酬との結びつきがなければ動機付けは失われる。サン・フアン・デ・ディオス病院では1997年から試行プロジェクトが実施されており，アンケートを実施した2004年までにすでに少なくとも6度もの評価が行われてきたが，予算は歴史的予算のままであったため，失望感が広まるのに十分な時間があったと見るべきである。

　第3に，擬似市場の導入による労働強化を恐れる感情の存在である。管理職的な立場にある職員よりも普通の職員にとって，労働強化は忌避したい問題だと考えられる。この見方が正しいならば，経営契約は民営化ではなく，またそ

の方法論について CCSS 幹部が職員の理解を求めるための努力を行ってきたことも疑いないにもかかわらず，直接業務を行う職員の労働強化を恐れる感情を払拭することは容易でないことを，このアンケート結果は示したことになる。

以上の点が，2001年のアンケートにおける管理職者の回答における経営契約への期待感と，2004年の医師アンケートにおける医師の経営契約への失望感との間の距離を説明する要素だと思われる。

第V章要約

コスタリカの保健医療部門に導入された経営契約は，生産効率化への仕組みのなかった公的保健医療部門に生産性にあわせた資源割り当ての仕組みを導入した。経営契約では各期の目標が CCSS により医療施設ごとに設定され，その目標の達成度が資源割り当てに反映される仕組みが当初考えられた。

それは，人的資源管理面では，職員をルールと目標と目標達成時の報酬を与えられればより強い動機付けを感じる主体として想定した上での，職員への動機付けを意図していた。この方法による保健医療部門改革には，市場主義的経済思想の影響があったと考えられる。

CCSS の幹部はこの手法の導入のため多くの会合を開催し，労働組合を含め関係者への理解の浸透に努めた。その結果，すべての関係者が受け入れることのできる状況が作られた。しかし，実際の経営契約は，試行計画実施中，1997年の末に大病院の院長によって拒否され，賞罰のほとんどない不完全な目標設定と評価の方法として実施された。さらに，この方法は，そのまま2000年以降，全国の保健医療施設に拡大された。

経営契約の導入により各保健医療施設は多くの情報生産を行い，説明責任を負わされることになった。情報の精度にはまだ疑問があるが，従来サービスの生産量と質に誰への責任も負っていなかった保健医療施設がファイナンス者である CCSS 購買局に責任を負ったことは，前進だったと評価することができる。

2001年の経営契約の導入に関する筆者による管理職者へのアンケートにより，管理職者の経営契約への期待が明らかになった。回答の傾向は，第1に，

経営契約そのものについては好意的な意見が多い。第2に,資源割り当てについての見方は分かれている。第3に,自分の働き方,医師,管理部門スタッフの仕事のやり方については,改善されたという意見が多い。第4に,経営契約の目標設定と評価については不平が少なくない。

一方,2004年のサン・フアン・デ・ディオス病院の専門医へのアンケートによって,専門医の次の傾向が明らかになった。専門医の勤務する診療科の待機リストの原因は患者数の多さ,専門医の不足,設備や器具の不足にある。専門医やその他の職員は十分働いており,時間当たり診察数の制限は待機リストの原因としては重要でない。診察数制限がなくても質を落とさず診察数増加は不可能であり,時間当たり4件の制限は適切である。

さらに,専門医によれば,経営契約は動機を失わせる要因であり,外来の診察の質には影響しなかった。経営契約は医師の動機付けを低くしている。待機リスト削減には設備と人的資源の充実,患者紹介システムの改善が重要である。待機リストの原因については設備の不足,人的資源の不足に帰する回答が多い。原因として時間当たり診察件数の制限を挙げる医師はいない。本書では,このような結果を,管理される医師が診察件数制限を生産性低迷の原因とする考えを好まないことの反映と考える。

注

217) たとえば,ボリビアの国有石油企業 Yacimientos Petrolíferos Fiscales Bolivianos に導入された。

218) CCSS 近代化プロジェクトの研究「経営契約:理論と証拠」(Proyecto de Modernización, CCSS 1997) には次の研究が引用されている。Fernández Díaz, Jesús M. (1995) *Modelos de Contratación de Servicios de Salud* (Departamento de Sanidad, España, Gobierno Vasco).

219) ソホによる指摘。Sojo 1994: 30-31.

220) 注95参照。Piza 19-8-2004.

221) 各施設の内部組織や投資は中央の意思決定によっていた。CCSS Proyecto Modernización 1997: 22.

222) 1997年に参加した病院は,サン・フアン・デ・ディオス病院,国立子供病院,ウィリアム・アレン病院,メキシコ病院,カルデロン・グアルディア病院,サナブリア大司教病院,サン・フランシスコ・デ・アシス病院。保健区はバルバラ,エスパルサ,チャカ

リタ，バランカ，トゥリアルバ．
223) Desconcentración de los Hospitales y Clínicas de la Caja Costarricense de Seguro Social.
224) この文書には理解困難な部分がある．以下の記述は筆者の解釈を含んでいる．
225) CCSS Proyecto Modernización 1997: 53の項目2では「社会的補償基金（Fondo de Compensación Social）」となっているが，同じページに同基金を指すと見られる表現「連帯補償基金（Fondo de Compensación Solidario）」があるため，誤記であり両者を同一とみなし後者の表記に統一した．
226) 患者の重症度や症状・病名の混合．「ケースミックスが重い」とは重症患者が多いこと．
227) DRG／PPS.
228) CCSS, Proyecto Modernización CCSS 1997.
229) 資金割り当てについては法律上の問題も存在した．民間企業とは異なり，公共部門で実績に応じた配分を行うことには法律上の制約があった．Salas 10-8-2004.
230) ある医師は，ある大病院で経営契約の報告書を院長が外部の業者に作成させている，という噂を筆者に語った．
231) 日本のいわゆる産業政策はこのような市場観に基づく政策と言える．「枠組」思考と「中身」思考について，次を参照し援用した．柳原・須田 1992: 92-93.
232) 全国医師組合の機関誌『医師の声』2004年5月号は「特集 全国医師組合第1回経営契約フォーラム 分析と結果」となっており，開催された経営契約フォーラムの講演内容要旨が掲載されている．ロドリゲス全国医師組合長，ソラノCCSS総裁，グスマン購買局長（Dra. Ana Guzmán），ミランダ元CCSS総裁，主要病院長らがそろって講演を行っている．このことから，この時点において，経営契約という仕組みについてはすでに組合とCCSS幹部との間に共同で分析し改善する姿勢が確立していると考えることができる．Unión Médica Nacional 2004.
233) 佐藤によれば，「決定的瞬間」はスウェーデンの経営コンサルタント，リチャード・ノーマンが1978年に言い始めた言葉である．英語ではMoments of truthで，「決定的瞬間」「正念場」の意．もとはスペイン語の闘牛用語で，「最後の一撃」のことを指す．佐藤 2000: 81-82.
234) 無効と考えられる部分の質問と回答は割愛した．
235) 合計が一定にならないのは，無回答と複数回答があるためである．
236) ただし，これらの質問については，誘因（incentivo）と圧力（presión）を別のものと解釈し，「はい」と回答したのちに自由記述欄に「圧力」と限定した回答も見られた．これは経営契約による脅威を感じている，ということを表現したかったものと受け取れる．
237) ただし，層別化など不完全な点があるため，傾向のみを示すものである．より細分化したグループ別の分析はサンプルの少なさにより不適切と考えた．

238) UNDECAからは経営契約について文書が出版されている。この文書は市場への極端に批判的なイデオロギーに基づく見解が示してあり，民営化に反対している。経営契約の目標達成は「労働力のさらなる搾取により行われる」(p. 13) としている。Tasies 2000.
239) 経営契約評価2000年。
240) そのほかに待機リストの長い診療科としてはリハビリテーション科，婦人科，総合外科，心臓内科，腎臓内科，内分泌科が指摘されている。CCSS 2003.
241) アンケートの配布と回収においては同病院管理部門の全面的協力を得た。記して謝意を表する。
242) 第Ⅲ章第4節参照。その根拠は，ミランダとモスという保健医療界の管理職を務めた重鎮がその見解を取っていること，および，かつては多数であった時間当たり診察件数が年月を経て削減されてきたのは医学的理由ではなく労働組合の圧力の結果であることである。

結論
公的保健医療部門における人的資源管理転換の意義

　本書の目的は,「はじめに」に記したとおり,コスタリカにおける保健医療政策の形成要因の明確化と,経営契約という方法導入の意義付けの2点だった。以下において,これら2点について本書の結論を述べる。

保健医療政策形成の諸要因

　初めに,保健医療政策形成の前提となった重要な要因として,民主主義体制が長期にわたり維持され,主要政党間で健康問題重視の姿勢に合意があったことを指摘せねばならない。健康への貢献を自政権・政党の人気につなげる動きは見られたが,政権が変わってもその保健医療政策に大きな変化はなかった。PLNは社会民主主義的イデオロギーを持ち,反PLN勢力も保健医療を重視する姿勢を示してきた。保健医療部門改革においても,政権交代にもかかわらず少数の医師集団が改革方針を堅持した。

　次に,表面化した保健医療政策形成の要因については,政策普遍化の時期と市場主義的改革の時期という2期において,影響したと見られる要因と要因間の重要性の順位に,若干の相違が見られた。これは,最優先課題の相違に基づくものである。すなわち,それは政策普遍化の時期には受益者増加だったのに対し,市場主義的改革の時期には既得権益を持つ集団の利権を抑制し部門全体を効率化することだったためである。

　まず,1970年代までの政策普遍化期において普遍化を推進した要因として,次の3つを指摘できる。第1に,政治的意思決定者の主導である。カルデロン・グアルディアによる社会保険制度の導入,PLN国会議員による社会保険普遍化議案の国会提出,フィゲーレス・フェレールによる貧困対策基金の設置,カラソによる「壁のない病院」プロジェクトの推進,などがこれに当たる。これらの政策形成において,政治的意思決定者の役割は大幅な財源確保に

つながり，その後の政策の普遍化に大きく貢献した。

　第2に，保健医療専門家による政策の導入と実施である。留学者による医学自体の輸入，鈎虫病対策やマラリア対策などの公衆衛生活動の実施，医師の国内教育体制の確立，70年代のプライマリケア活動の活発化，「壁のない病院」におけるオルティス医師の活動などがこれにあたる。これらの活動が高い動機付けを持って行われたことにより，多額の財源が有効に用いられ，高い保健医療指標の達成が可能となったと考えられる。

　第3に，外部主体の支援である。ロックフェラー財団，アメリカ政府の援助，ルイジアナ大学などの教育支援，イスラエル政府からの協力，ILO，PAHOの支援など，多くの政府機関，国際機関，非政府機関が保健医療部門への支援を行ってきた。これら外部主体の役割は政策普遍化期において国内の政治的意思決定者や保健医療専門家の役割よりも大きかったとは考えられないが，これら国内で政策形成に当たる者が必要とした場合に，技術的支援を行った。

　政策普遍化の過程で表面化した以上の諸要因と平行して，人的資源にかかわる政策の面では，次の諸要因がその形成において影響力を持った。第1に，医療専門職員の正統化運動である。初期においては治療師との仕事の競合により，1970年代にはプライマリケア作業員との仕事の競合の可能性があったため，医師の職業の特権的地位を確保するための運動が見られた。このような運動は，医療専門職員の集団にはその存在意義確保の動機から，常に起きる可能性のあるものと見られる。さらに，この運動は今日の医師会の前身団体が形成されると，組織的に行われることとなった。

　第2に，保健医療の現場における職務の細分化と階層化である。上述した正統化運動は，医師の育成過程が国内で行われることになると，教育課程を根拠として職務の細分化と階層化を進めた。教育課程と職務がひとたび細分化されると他の専門分野の担当者が口出しできない領域となる。また，受けた教育課程により地位の定まる階層的な職場の構造も同時に作られていった。教育機関の数が少なく主な就職先が公的部門に集中していたため，このような構造が定着しやすかったと考えられる。

　第3に，労働組合の運動である。医師という専門職業集団が生まれるとすぐにその組織化が始まり，その利権を擁護するための運動が始まった。最初のス

トは民間部門の医師の利権を擁護したが，その後は公共部門の医師の給料や労働条件を運動の争点としてきた。公的保健医療施設では作業が鎖状に進められるため，集団化した労働者は強い拒否権を持った。ただし，政策の普遍化期には，このような運動も，単なる利権獲得の運動ではない，労働条件整備という性格もあったと考えられる。

　政策普遍化期において，住民が保健医療政策の形成に強い影響力を持った形跡は見られない。国際的な思想潮流に反応してキャッチフレーズとしての住民参加が掲げられた場合があったが，それに住民が積極的に応えたという痕跡も乏しい。保健医療政策の形成において受益者たる住民は常に受身の立場だったと考えてよいと思われる。

　次に，市場主義的改革期において政策形成に影響力を持った諸要因を挙げる。第1に，労働運動である。職場の構造が細分化・階層化を特徴としているため，集団化された労働者は強い力を発揮した。市場主義的改革期の始まりと言える1982年には，保健医療部門で最大のストが発生した。このストの結果，医師に満足感を与える給料や手当ての体系が作られた。これは経済危機の時代に当たったが，組織化された労働組合を持つ医師はその真っ最中に，医師集団の利権の確保に成功したのである。

　一方，一般の医療保険加入者の政策形成への影響力はほとんど見られなかった。財源難に陥ったCCSSは，保険加入者から徴収する拠出の引き上げを行うことにより財政難からの脱出を図り，同時に，医療施設におけるサービスの低下と物資の不足という形でも，保険加入者へのしわ寄せが見られたが，これらの損失に対する保険加入者からの抗議がその後の政策形成に影響を及ぼした形跡は見られない。

　市場主義的改革期の政策形成に影響を及ぼした第2の要因は，市場主義的経済思想である。限られた財源で高い満足度を得る，または好ましい資源割り当てを行う，という問題が優先度の高い課題となれば，たとえ保健医療部門であっても，その課題への回答が経済思想に求められるのは，当然と考えられる。この時期開発の世界では従来の統制主義的開発戦略から市場主義的開発戦略への思想的転換が起き，モノエコノミクスの時代が訪れていたこともあり，市場主義的思想の影響力は大きかった。

ただし，市場主義的な思想が労働運動を上回る影響力を持ったとは考えられない。1980年代以降進められた改革はすべて，労働運動の強い反対を受けないものに限定されていたと言うべきである。CCSSと保健省のサービス統合は，保健省からCCSSに移籍される職員の給料が高くなったため，何の障害もなく実施された。逆に，雇用の安定性にかかわるため強い反対を受けることが明白な民営化は具体化されたことがなく，さまざまの代替モデルも小規模の試行段階にとどまっている。

市場主義的改革である経営契約の導入が進められたのは，それが擬似市場の作用を持ちながらも，雇用の不安定化にも，労働強化にもつながらない，資源割り当ての性格を前面にした方法だったためと考えられる。そして，保健医療部門の有力者による超党派グループがこの改革の方法に賛同を示したからこそ，これが政権交代の時期を経ても存続したと言える。保健医療部門の意思決定者の役割の重要性は，経営契約導入の際説得に努めたにもかかわらず，病院幹部の拒否により内容が骨抜きとなってしまったことからもうかがえる。市場主義思想の影響力はあったが，それはあくまで，労働組合や部門職員の意向に沿う範囲においてのみであると言える。

同様に，市場主義的改革期において外部主体が政策形成に強い影響力を持ったとは言えない。経営契約を直接導入したのは，世界銀行の融資とコンサルティング会社だったが，これらの主体が影響力を持ちえたのは，国内の政治的意思決定者と保健医療部門専門家の容認する範囲においてだった。これらの主体が影響力を持ったのは，市場主義思想による説得を通じてであり，それ以上の影響力はなかったと考えるべきであろう。

また，政策普遍化期と市場主義的改革期を通じて，医師の需要と供給は，その立場を決める遠因となってきた。医師はその育成が長期間にわたるため，サービス供給量は育成体制により固定的となる。1980年代から医師の過剰な育成が問題視され始めたが，その後もその傾向は加速されたため，民間の医療部門が徐々に拡大しつつある。今後の公的保健医療部門の位置づけは，民間との補完と競争の関係にも依存すると考えられる。

以上の諸要因の指摘により，時期を問わず，政治的意思決定者および保健医療部門専門家の意思決定の重要さが歴然としている。専門外の人間が政策形成

に影響することは非常に難しい。保険加入者と患者は，利害は大きいが集団化しておらず代弁者を欠くため，犠牲となってきた。典型的なのは1982年のストライキであり，このとき医師はインセンティブ法の制定に至ったが，保険加入者は経済危機の最中にもかかわらず，拠出引き上げを受け入れさせられた。まだ公共部門への就職を果たしていない医師も犠牲となった。新聞等のメディアは患者の味方となりうるが，世論を高めるという間接的な方法にとどまる。

有力な医師は，保健医療政策の拒否権を持っていると言うことができる。経営契約導入の過程で評価と予算の結びつきの仕組みが損なわれたのは，病院幹部の反対によるものだった。階層的な構造の存在により，有力な医師の拒否は他の多くの医師へ波及する可能性が高いため，保健医療政策の選択において，労働組合と同等もしくはそれ以上の力を発揮する場合もあると考えられる。

政治的意思決定者と部門専門家の役割の重要性は，逆に，意思決定の不十分さによると思われる部門の問題点を列挙することにより，さらに明らかとなる。第1に，大きな公的保健医療部門に作られた多数の労働組合への対応が弱腰だったことである。労働運動に対する政府側の意思決定者が労働運動の出身者であることが少なくなく，公共部門の政策決定者は医師という職業集団の代表者であるため，決定的な運動抑制手段がとられてこなかった。その結果，労働運動は経済的利益を追求し勤務時間を短縮したり，民間診療の機会を増やすよう働きかけてきた。

第2に，保健医療専門家の仕事への動機付けの失敗である。公的保健医療施設に勤務する少なくない医師がごく短い診療時間しか勤務していないと考えられており，医師による不正も少なくないとみなされている現状からすると，人的資源管理の面で管理職者の機能が十分に働いているとは考えられない。階層化された組織の中で職員が動機付けを得て機能するための仕組みづくりは，十分ではなかったといわねばならない。また，同じ専門職員同士の監視も十分に機能しているとはみなし難い。

第3に，医師集団の特権が大きいことである。1982年のストライキの結果生まれた医師の給料・手当てが他の職業に比べ良いこと，労働者兼学生であるレジデントがCCSSの中で厚遇を得ていること，CCSSと労働組合との交渉による事実上の勤務時間短縮，外来サービスにおける時間当たりの診察数制限など

がそうである。

　このような問題点が解消されないのは，部門において意思決定の主要な役割を担う専門家自身が，その構造から生じる利益を受け取っているためである。医師は労働運動の成果である給料の引き上げを享受し，動機付けや目標のない職場で自由な診療を行い，特権的利益を享受することができる。市場主義的改革の開始前には，この構造が変革される機会を見出すことは困難であった。

経営契約導入の意義

　経営契約導入という選択肢の意義を明らかにするため，その準備段階として，市場主義的改革期の保健医療部門に顕著だった問題点とその解決策の選択肢との検討を行う。この作業を通じて，経営契約という方法論の位置づけを相対化する。主な課題として，患者当たりコストの上昇と専門医療の待機リストの問題への対応策を検討する。

　患者当たりコスト削減と待機リストの縮小に必要なのは，コストの削減もしくは生産の増加である。そのための第1の処方箋は，サービス供給主体の民営化である。さまざまの形態があるが，アウトソーシングや経営の外部委託などの方法はコスト削減につながる可能性がある。ただし，民営化は職員の雇用を不安定化すると考えられており，労働組合がもっとも強く反対する方法である。よって，現状では，実現可能性はほとんどない。

　第2の方法は，医師の給料・手当て抑制によるコスト削減である。が，医師の給料・手当てと年功給は1982年のストライキの後に制定された「医学専門職員インセンティブ法」により定められている。今日，医師はインセンティブ法にある程度満足しているものの，より高い給料への欲求は尽きていない。したがって，この法の手直しは政治的に難しい。

　第3の方法は，時間当たり診察数制限の緩和もしくは撤廃である。しかし，この規制が労働組合とCCSSとの交渉の産物であり，CCSSが常に譲歩を強いられてきたことを考えると，規制緩和の意思決定を期待することはできない。ごく一部の管理者を除いて医師はこの規制緩和に反対すると予想すべきである。労働組合とCCSSとのこれまでの力関係からすると，この処方箋の実現可能性は低い。

また，純粋理論上は，専門医の間の垣根を低くし，もしくは取り払い，患者への手当てを柔軟化するという規制緩和の方向性も考えられる。細分化された専門分野が医師の供給を不足させていると考えられるためである。しかし，専門の細分化は医師が古くから行ってきた正統性確保運動が制度化されたものである。垣根を高くすることにより医師が自己の職を確保してきた歴史は，今後も強い運動として続く可能性が高い。また，患者も待機期間が長くとも専門医の診察を望む可能性もある。この方法も実現は困難である。

　実現可能性のあるコスト削減と生産増のための第1の処方箋は，プライマリケア施設の解決能力を高め，患者紹介システムを改善することである。これは実際に，全国展開されたEBAISによるプライマリケアシステムの普遍化とともに進められている。今後この仕組みの徹底が望まれる。

　第2に，民間診療の禁止が考えられる。医師が民間診療を行うことが，CCSSでの診察を早く切り上げたいという欲求を生んでいる。したがって，その禁止は医師のCCSSでの勤務時間確保の上で有効と考えられる。この方法の政策化の上での難点は，多くの医師がCCSSと民間診療のかけもちを希望していることである。既得権の禁止が反対を呼ぶことは間違いないが，医師との新規契約に当たってCCSSの業務への専従を条件とすれば，民間診療を既得権とみなしている医師の強い反対を浴びることなく専従の医師を増やすことができる。[243)] それによって，医療サービスの供給量増加が期待できる。

　第3に，管理職者への管理教育の義務付けである。[244)] これは，いわば，市場主義的思想を優先的に管理者に伝授する方法である。人的資源管理にかかわる共有された問題は，CCSSの内部に管理を行う姿勢が乏しいことである。たとえ管理職の肩書きを持ったとしても専門医の間で十分な管理の行われていないことが，数多くの不正の原因となっていると考えられるためである。このような状況の一因は，医師の教育課程に経済学や経営学など社会科学的な側面がないことと，管理職にある医師が管理に興味を持たないことも少なくないためである。政策形成における専門家の役割の重要性からすると，管理者の教育は効果的であり，不正の抑制にも有効と考えられる。

　第Ⅴ章で示したアンケート結果では，管理者が医師でも，十分な管理情報が提供されれば，経営契約という方法に関心を持つことが示された。すなわち，

医学教育を受けてきた医師に管理教育を義務付けることによって管理に興味を持たせることは可能である。経営契約導入に当たっては，管理の良し悪しがその後の予算に反映されることで，経営契約は管理者の強い関心の的となった。このとき病院長の強い反対により生産に応じた資源割り当ての規模が小さくなったことを，院長への教育不足の結果と見ることも可能である。

同時に，人的資源管理強化のために管理者の選抜方法と地位の再検討は有効であろう。管理者の経歴は主に医学のキャリアに基づいており，管理の経歴はあまり評価されていない。が，管理の経歴を高く評価することにより，医師の管理への関心を高めることが可能である。また，CCSS総裁が医師である必然性はない。[245] 一般に総裁を含む管理者の地位を強めることは，管理を改善すると思われる。管理の改善が部門全体に及ぼす良い影響は小さくない。管理者の訓練により，タイムカードや情報機器を用いた医師の勤務時間の管理その他の管理手法を導入することが検討されうる。ただし，これらの手法も常に労働組合の反対を受ける可能性はある。また，管理者の実績に応じた報奨制度による動機付けの仕組みづくりは検討されてよいと思われる。

現状においても管理職を取り巻く環境が整っており，管理職者に病院管理の意欲と能力があれば，現存する諸問題の解決のための方法論が採用されうる。たとえば，サンホセのカルロス・ドゥラン医師クリニックでは1998年から医療専門職員の予約と診察状況を管理するソフトウェアを開発・導入した。ソフトウェア開発への初期投資（6百万コロン），その後の改善のための投資（年間3百万コロン）は同クリニックの予算から支払われた。このシステムでは秘書により予約と診察開始・終了のチェックが行われ院長の情報端末までリアルタイムでこのような勤務状況が報告されるため，医師の欠勤や早退が監視され，契約時間を診察に向けることが義務付けられる[246]（Vazquez 23-8-2001）。

以上，コスト削減と生産増のための現実的対応策の検討からわかるように，上記の管理の改善以外に，劇的改善を期待できる方法は見当たらない。労働組合などの強い反対を招かず生産性を高めるのは非常に困難である。人的資源管理の改善のために採用しうる政策のメニューは，あまり多くなかったと考えるべきである。

医師の正統化運動，細分化された専門，教育課程に裏づけられた階層構造，

活発な労働運動による既得権益の確保・増進は，今後も，公的保健医療部門の人的資源管理の特徴であり続けると考えられる。市場主義思想によっても，この部門における医師の政策形成における絶対的優位を揺るがすことは難しい。この部門では，市場主義に基づく処方箋が医師の利害に大きく影響しない場合にのみ，意思決定者の選択を経て採用される。経営契約は，この厳しい条件をクリアできる方法だった。

　導入時点において，経営契約は次の特徴を有していた。第1に，労働組合が雇用の不安定化とみなす民営化ではない。第2に，労働組合の重視する給料・手当ての問題とは無関係である。第3に，外来の診察数制限や各専門分野の垣根は従来どおり放置され，労働強化につながる可能性は小さい。また，医師はこれまで通り民間医療を行いながらCCSSでの地位と給料を安泰に保った。すなわち，経営契約は，保健医療政策の構造要因を避けつつ導入しうる，実現可能性の高い処方箋だった。

　次に，今日の視点から，経営契約の意義を再度整理する。経営契約の第1の意義は，市場の世界的広まりが福祉国家の公共部門にも及ぶという事実にある。経営契約の導入は，コスタリカ国内の保健医療政策の形成過程を無視すれば，グローバリゼーションとも呼びうる現象の一部を構成する。途上国での開発戦略の統制主義から市場主義への転換と，冷戦の終結と計画経済の市場経済への移行により世界的市場化が進んだが，それは福祉国家の公共部門の管理にも影響したのである。

　グローバリゼーションが世界各地で異議申し立てに遭遇しているのと同様，コスタリカの専門医による経営契約への評価は芳しいものではない。これは，人的資源管理が強められたことに対する当然の反応と考えられる。管理自体への反発や，官僚的で階層的とされた保健医療部門に効率を追求する仕組みが導入されたことへの反発は容易に想像できる。また，経営契約は，サービスの標準化を要求するという意味で医師の働き方に変更を迫る方法論でもある。自由度の高い働き方を許されてきた医師に，初めて管理手法による拘束が加えられ，多くの医師がこれに不快感を持っている。

　しかし，市場主義的改革の広まりは，その方法の効率性が広く信用を得つつあることの反映である。コスタリカでもその導入は，国際開発金融機関が仲介

したが，保健医療部門の意思決定者がそれに同意することが改革に不可欠だったのである。従来通り公的保健医療部門が維持され，労働組合がこれまで同様の方向性で運動を続けるとすれば，経営契約が成果を挙げることは部門の効率化にとって非常に重要である。これは部門の諸問題に対処するための，労働組合の受け入れられる数少ない解決策の一つだからである。今後，生産性に応じた資源割り当て部分の拡大を含め，経営契約の方法論がより深く実施されるか否かを注視することが重要と思われる。

人の健康に携わる職業に市場を導入するという考えは，医学教育を受けてきた人々には容易に受け入れられないが，生産性上昇が課題であれば，人間を医学的ではなく経済学的・経営学的に見るほかない。[247] 国内の構造要因と資源不足の中での生産増の必要性が，保健医療政策決定者に，世界の潮流たる市場主義的改革受け入れの決断を迫ったと言える。

経営契約は，仕事の質への責任と倫理を要求することにつながり，患者の満足に影響すると考えられる。アンケートによれば，生産に関する情報生産の負担はありうるが，今のところ，それは職員により維持不可能とされていない。資源割り当てへの大きな影響はまだほとんどないが，経営契約は現在考えられる唯一有力な部門改善策である。

経営契約の第2の意義は，公共部門に自律的人的資源管理方法を導入したことである。政策形成の要因において明らかにしたように，労働条件にせよ，給料・手当てにせよ，公的保健医療部門の人的資源管理は，活発な労働運動と受動的な管理との間の力学で決まる側面が強かった。経営契約はこれらの構造的要因を避けながら導入されたものではあるが，職員を動機付ける自律的仕組みも有している。その実際の運用が十分でないとしても，人的資源管理を管理者の手に取り戻そうとする試みとして意義付けることができる。

自律的管理は，情報の開示により職員と各部署および施設の目標達成への努力を促し，サービスの擬似購入主体であるCCSS購買局への責任履行を求め，医師による不正の抑制に貢献すると期待される。過大な期待はできないが，生産の増加やその報告が義務付けられることにより，不正の状況を若干改善する可能性もある。

今後，自律的管理が有効となるためには，情報の精度の改善が不可欠であ

る。経営契約により公表される情報に職員から疑問の呈される現状では，資源割り当て改善への効果は期待しにくい。また，職員の動機付けを失わせる原因ともなりうる。正確な情報を公表する仕組みをさらに検討し，強化する必要がある。この点が当面の課題と言える。

　経営契約の第3の意義は，関係者の意識改革である。これにはいくつかの側面がある。まず，政治的意思決定者と部門の専門家には，経営契約という方法の導入により，部門の抱える問題点とそれへの対処方法が認識として共有されたと考えられる。このことにより，現在不完全な経営契約も，今後構想された形に復帰する可能性も残されている。

　次に，職員の医療サービス生産の量と質への意識の高まりである。経営契約による目標設定と評価を繰り返してきたことは，以前よりも，職員の意識をサービスの量と質へ向けたと考えられる。このことは，これらについての情報生産と組み合わされて，サービスの向上につながりうる要素と考えることができる。

　さらに，経営契約の導入により，職員の経営への関心が高まったと考えられる。2001年に筆者が行った医療施設の管理職へのアンケートでは，経営契約は必要で不可避の試みだったと好意的に受け止められた。目標とその評価が全保健医療施設に義務付けられることにより，管理者が保健医療専門職員をその目標達成に向ける努力が正当化された。これが管理者にとっての経営への動機付けを高める仕組みであることは間違いない。

　2004年に筆者が行ったサン・フアン・デ・ディオス病院の専門医へのアンケートでは，経営契約は医師の動機付けを失わせるという否定的な回答が多かった。しかし，経営契約の認知度がきわめて高かったことから，経営への関心は小さくないと結論付けることには差し支えない。市場主義的改革が職員の経営への関心を高めたと考えられる。

　以上が，経営契約の主な意義である。現時点では，経営契約については，期待に比して成果は乏しかった，という評価もありうるが，本書では，以上の意義を重く考えている。

　ただし，公共部門の市場主義的改革が続くとしても，保健医療部門は当面，従来どおり，福祉国家的な普遍的あり方を維持すると考えられる。その根拠

は，民主主義体制と主要政党の保健政策の位置付けに変化がなく，大きな公的部門内部の労働組合の活発な運動に抜本的抑制策が取られていないことにある。1980年代以降市場主義思想の力が世界的に強まった時期でも労働組合の望まない改革が進まなかったことを考えると，保健医療部門の中に耐え難い問題が発生するまでは政治的主導による改革も起きるとは考えにくい。労働組合の参加率が今後減少しても，その政策形成への影響力は当面は維持されるであろう。[248]

　市場主義をめぐる議論においては，「市場主義＝弱者切り捨て」という構図での観念的主張がなされる場合があるが，そのような議論は，コスタリカの保健医療部門の改革には当てはまらない。市場主義的改革は保険加入者・患者という弱者に益する改革を推進する方向で進められたためである。また，国際機関などの外部主体の影響力の強さを主張する見解も見られるが，筆者は本書の調査から，外部主体はそれほど強い影響力を持っていないと結論付ける。部門の構造，意思決定者の影響力のほうが大きかった。

　今後も，政治的意思決定者と部門専門家が主導して，労働組合の利益を損ねない範囲で効率化への努力が続けられるという構図は変わらないと考えられる。また，効率化への回答を提供しうるのは，経済学もしくは経営学であり，今日，これらの社会科学の政策論において，市場主義に抵抗する強い思想潮流は見られない。したがって，当面のところ，コスタリカの保健医療部門は，労働組合の抵抗を避けながら市場主義的改革を進めるほかに，有力な選択肢はないと言える。

注

[243]　ピサCCSS元総裁は在任中にこの方針を打ち出した。Piza 19-8-2004．

[244]　管理上，優先順位の高い課題として，不正手続きによる就労不能日数の削減がある。この問題への対応は医療施設内での管理と罰則の強化によることになると考えられる。経営契約においては人的資源管理の課題としてこの問題が捉えられている。

[245]　ピサ元総裁の見解に基づく。Piza 19-8-2004．ピサ自身のように，医師ではない者の管理職採用を増やすことも考えられる。

[246]　このシステムを大規模に導入すれば労働組合の反対を招くと予想する関係者もある。タイムカード廃止や診察数制限，土曜日の閉院決定など勤務時間の強制を退け自由度を

拡大してきた労働組合運動の方向性を考慮すると，強硬な反対の可能性は否定できない。
247）また，経営契約はサービスの質の面を内包しており，部門の専門家からの支持を受けやすくなっていた。
248）私立大学の急増による医師の急増は公的部門だけで吸収することはできないため，民間部門の拡大が続き，公的保健医療部門の位置づけは相対的に低下すると思われる。

付属図表

付属表1　保健医療部門を中心とするコスタリカ史

1502年	コロンブス（Cristobal Colón）がコスタリカに到着。
1821年	スペインからの独立。
1923年	カルタゴからサンホセへ遷都。
1847年	中米連邦からの独立。
1869年	普遍的義務の初等教育。
1889年	普通選挙実施。
1922年	公衆健康衛生事務局（Secretaría de Higiene en Salud Pública）発足。
1924年	国立保険機構（INS）設立。
1927年	保健保護省（Ministerio de Salubridad y Protección）発足。
1928年	秘密投票実施。
1938年	天然痘の撲滅。
1940年	コスタリカ大学設立。
1941年	コスタリカ社会保険公庫（CCSS）設立。
1943年	社会権（Garantía Social）法定。
1943年	労働法典（Código de Trabajo）制定。
1948年	内戦。
1949年	新憲法公布。常備軍廃止。女性参政権。公衆衛生社会保護省発足。
1952年	黄熱病の撲滅。
1961年	中米共同市場に参加。
1961年	コスタリカ大学医学部での医師養成はじまる。
1973年	保健省（Ministerio de Salud）発足。
1974年	社会開発家族給付基金（FODESAF）設立。
1974年	ポリオ，ジフテリアの撲滅。
1982年	経済危機。医師のストライキ。
1983年	永世中立宣言（ルイス・アルベルト・モンヘ・アルバレス大統領）。
1985年	第一次構造調整融資（世界銀行）。
1987年	オスカル・アリアス・サンチェス大統領ノーベル平和賞受賞。
1989年	第二次構造調整融資（世界銀行・日本）。
1993年	法律第7374号（米州開発銀行による融資）。
1994年	法律第7441号（世界銀行による保健医療部門改革融資）。
1997年～	経営契約試行。

出所：Mohs 1980: 3などを参考に作成。

付属表2　コスタリカの国家元首

就任 離任	国家元首	就任 離任	国家元首
1847-1849	José María Castro Madriz	1920-1924	Julio Acosta García
1849-1859	Juan Rafael Mora Porras	1924-1928	Ricardo Jiménez Oreamuno
1859-1863	José María Montealegre Fernández*	1928-1932	Cleto González Víquez
1863-1866	Jesús Jiménez Zamora*	1932-1936	Ricardo Jiménez Oreamuno
1866-1868	José María Castro Madriz	1936-1940	León Cortés Castro
1868-1870	Jesús Jiménez Zamora*	1940-1944	Rafael Angel Calderón Guardia*
1870.4-8	Bruno Carranza Ramírez*	1944-1948	Teodoro Picado Michalski
1870-1876	Tomás Guardia Gutierrez	1948-1949	José Figueres Ferrer
1876.5-7	Aniceto Esquivel Sáenz	1949-1953	Otilio Ulate Blanco
1876-1877	Vicente Herrera Zeledón	1953-1958	José Figueres Ferrer (L)
1877-1882	Tomás Guardia Gutierrez	1958-1962	Mario Echandi Jiménez
1882-1885	Próspero Fernández Oreamuno	1962-1966	Francisco J. Orlich Bolmarcich (L)
1885-1889	Bernardo Soto Alfaro	1966-1970	José Joaquín Trejos Fernández
1889-1890	Carlos Durán Cartín*	1970-1974	José Figueres Ferrer (L)
1890-1894	José Joaquín Rodriguez Zeledón	1974-1978	Daniel Oduber Quirós (L)
1894-1902	Rafael Yglesias Castro	1978-1982	Rodrigo Carazo Odio
1902-1906	Ascensión Esquivel Ibarra	1982-1986	Luis Alberto Monge Alvarez (L)
1906-1910	Cleto González Víquez	1986-1990	Oscar Arias Sánchez (L)
1910-1914	Ricardo Jiménez Oreamuno	1990-1994	Rafael Angel Calderón Fournier (U)
1914-1917	Alfredo González Flores	1994-1998	José María Figueres Olsen (L)
1917-1919	Federico Tinoco Granados	1998-2002	Miguel Angel Rodríguez Echeverría (U)
1919-1920	Francisco Aguilar Barquero	2002-(06)	Abel Pacheco de la Espriella* (U)

*=医師。(L)=PLN政権。(U)=PUSC政権。
出所：Creedman 1991その他より作成。

付属図表 275

付属表 3　公衆衛生大臣・保健大臣と CCSS 総支配人・総裁

年	公衆衛生大臣・保健大臣相当職	年	CCSS 総支配人・総裁*
1927-1936	Dr. Solón Nuñez Frutos		
1936-1939	Dr. Antonio Peña Chavarría		
1939-1940	Dr. Alfonso Acosta Guzmán		
1940-1943	Dr. Mario Luján Fernández		
1943-1948	Dr. Solón Nuñez Frutos	1942-1944	Julio Acosta García
1948-1949	Dr. Raúl Blanco Cervantes	1944	Octavio Beeche Argüello
1949-1951	Dr. Carlos Sáenz Herrera	1944-1946	Arturo Volio Jiménez
1951-1953	Dr. JoséCabezas Duffner	1946-1948	Manuel Francisco Quesada Quirós
1954-1957	Dr. Rodrigo Loria Cortés	1948-1951	Miguel Angel Dávila Ugalde
1957-1958	Dr. Máximo Terán Valis	1951-1959	Cipriano Güell Partegás
1958	Dr. Adolfo Jiménez de la Guardia	1959-1962	Alfredo Volio Mata
1958-1962	Dr. José Manuel Quirce Morales	1962-1966	Rodrigo Fournier Guevara
1962-1964	Dr. Máximo Terán Valis	1966-1970	Fernando Escalante Pradilla
1964-1966	Dr. Oscar Fidel Tristan Castro	1970-1973	Rodrigo Fournier Guevara
1966-1969	Dr. Alvaro Aguilar Peralta	1973-1974	Alvaro Vindas González
1969-1970	Dr. Arnoldo Fernandez Soto	1974-1976	Lic. Jenaro Valverde Marín
1970-1974	Dr. José Luis Orlich Bolmarcich	1976-1978	Dr. Fernando E. Naranjo Villalobos
1974-1978	Dr. Hermann Weinstok Wolfowicz	1978-1982	Dr. Alvaro Fernández Salas
1978-1982	Dr. Carmelo Calvosa Chacón	1982-1986	Dr. Guido Miranda Gutiérrez
1982-1986	Dr. Juan Jaramillo Antillón	1986-1990	〃
1986-1990	Dr. Edgar Mohs Villalta	1990-1994	Dr. Elías Jiménez Fonseca
1990-1994	Dr. Carlos Castro Charpentier	1994-1998	Dr. Alvaro Salas Chaves
1994-1998	Dr. Hermann Weinstok Wolfowicz	1998-2002	Lic. Rodolfo Piza Rocafort
1998-2002	Dr. Rogelio Pardo Evans	2002-2004	Dr. Eliseo Vargas García
2002-	Dr. María del Rocío Sáenz Madrigal	2004	Dr. Horacio Solano Montero
		2004-	Dr. Alberto Sáenz Pacheco

*1974年4月の法律第5507号「総裁法 (Ley de Presidencias Ejecutivas)」まで CCSS のトップは総支配人 (Gerente General), 同法以降は総裁 (Presidente Ejecutivo)。
出所：Salas et al. 1977; Rosenberg 1991; CCSS 資料より作成。

付属表4-1　コスタリカ内科外科医師会とその前身会の会長

議定会 (Protomedicado)			
1857	Juan Rafael Mora Porras	1911	Dr. Carlos Durán Cartín
	(設立者・共和国大統領)	1911	Dr. José María Soto Alfaro
1858	Dr. Nazario Toledo Murga	1912	Dr. Teodoro H. Prestinary Pérez
1859	〃	1912	Dr. José María Soto Alfaro
1860-66	Lic. Bruno Carranza Ramírez	1913	Dr. Jenaro Rucavado Bonilla
1866-68	Lic. Cruz Alvarado Velazco	1914	Dr. Elías Rojas Román
1868-71	Lic. Bruno Carranza Ramírez	1915	Dr. Emilio Echevarría y Aguilar
1871-75	Dr. Epaminondas Uribe y Aranda	1916	〃
1875-79	Dr. Rafael Zaldivar Salazar	1917	Dr. Carlos Pupo Pérez
1879-81	Dr. Antonio Pupo Cibiades	1918	Dr. Francisco A. Segreda Solera
1882-85	Dr. Carlos Durán Cartín	1920	Dr. Luciano Bechee Cañas
1885-88	Dr. Daniel Nuñez Gutiérrez	1921	Dr. Mariano Rodríguez Alvarado
1888-89	Dr. Juan José Ulloa Giralt	1922	Dr. Elías Rojas Román
1889-91	Dr. Carlos Durán Cartín	1923	〃
1891-94	Dr. Martín Bonnnefil Quirós	1924	Dr. Solón Nuñez Frutos
内科外科薬学部会		1925	Dr. Ricardo Moreno Cañas
(Facultad de Medicina, Cirugia y Farmacia)		1926	Dr. Gustavo Odio de Grenada
1895-96	Dr. Andrés Saénz Llorente	1926	Dr. Elías Rojas Román
1897	Dr. Martín Bonnefil Quirós	1927	Dr. José María Barrionuevo Orozco
1898	Dr. Jenaro Rucavado Bonilla	1928	Dr. Benjamín Hernández Valverde
1899	Dr. Juan de Flores Umaña	1929	Dr. Julio César Ovares Arias
1900	Dr. José María Soto Alfaro	1930	Dr. Francisco Cordero Quirós
医学部会 (Facultad de Medicina)		1931	Dr. Rafael Calderón Muños
1901	Dr. Martín Bonnefil Quirós	1932	Dr. Amancio Saénz Clark
1902	Dr. Elías Rojas Román	1933	Dr. Antonio A. Facio Ulloa
1903	Dr. Eduardo J. Pinto Fernández	1934	Dr. Jorge Lara Iraeta
1904	Dr. Pánfilo de G. Valverde Carranza	1934	Dr. Antonio Peña Chavarría
1905	Dr. Francisco José Rucavado Bonilla	1935	〃
1906	Dr. José María Soto Alfaro	1936	Dr. Oscar Pacheco Chaverri
1907	Dr. Carlos Durán Cartín	1936	Dr. Roberto Chacón Paut
1908	〃	1937	Dr. Ricardo Marchena Valle-Riestra
1908	Dr. José María Soto Alfaro	1938	Dr. Alexis Agüero Soto
1909	Dr. Federico Zumbado Guzmán	1939	Dr. Nilo Villalobos Quesada
1910	〃		

付属表 4-2　コスタリカ内科外科医師会とその前身会の会長

内科外科医師会 (Colegio de Médicos y Cirujanos)			
1940	Dr. Rafael Angel Calderón Guardia	1981-82	Dr. Eric Mora Morales
1940	Dr. Julio César Ovares Arias	1983-84	Dr. Juan Luis Delgado Monge
1941	Dr. Alexis Agüero Soto	1985-86	Dr. Guillermo Rodríguez Aguilar
1942	Dr. Mariano Salazar Baldioceda	1987-88	Dr. Juan Rafael Arce Villalobos
1943	Dr. Carlos Luis Valverde Vega	1989-90	Dr. Oscar Ferrero Robles
1944	Dr. Carlos Saénz Herrera	1991	Dr. Alexis Arias Alvarado
1945	Dr. Antonio Facio Ulloa	1992	Dr. Julio Prado Jiménez
1946	Dr. Raúl Blanco Cervantes	1993-94	Dr. Juan Carlos Sánchez Arguedas
1947	Dr. Fernando Pinto Echeverría	1995-96	Dr. Jorge Alfaro Monge
1948	Dr. Oscar Martínez Nousbarner	1997-98	Dr. Marco Antonio Batalla Guerrero
1949	Dr. Carlos de Céspedez Vargas	1999-2000	Dr. Solón Chavarría Aguilar
1950	Dr. Alfonso Acosa Guzmán	2001-2002	Dr. Eduardo Flores Montero
1951	Dr. Jorge Vega Rodríguez	2003-2004	Dr. Arturo Robles Arias
1952	Dr. Gonzalo González Murillo	2004-2005	〃
1953	Dr. Carlos Sáenz Herrera		
1954	Dr. Jorge de Mezerville Quirós		
1955	Dr. José María Quirce Morales		
1956	Dr. Rodrigo Cordero Zúñiga		
1957	Dr. Alvaro Montero Padilla		
1958	Dr. Fernando Trejos Escalante		
1959	Dr. Fernando Coto Chacón		
1960	Dr. Carmelo Calvosa Chacón		
1961	Dr. Longito Soto Pacheco		
1962	Dr. Andrés Vesalio Guzmán Calleja		
1963-64	Dr. Esteban A. López Varela		
1965-66	Dr. Enrique Urbina González		
1967-68	Dr. Arnoldo Fernández Soto		
1969-70	Dr. Saeed Mekbel Achit		
1971-72	Dr. Manrique Soto Pacheco		
1973-74	Dr. Luis Fernando Montalto Coronado		
1975-76	Dr. Jorge Francisco Suarez Loaiza		
1977-78	Dr. Cailos A. Castro Charpentier		
1979-80	Dr. Gonzalo Vargas Chacón		

出所：Colegio de Médicos y Cirujanos de Costa Rica.

付属表5　全国医師組合組合長

年	氏名
1944-46	Dr. Antonio Peña Chavarría
1946-47	Dr. Fernando A. Quirós M.
1947-48	Dr. Alexis Agüero Soto
1948	Dr. Antonio A. Facio Castro
1948-49	Dr. José Manuel Quirce Morales
1950	Dr. José Cabezas Duffner
1951	Dr. Gonzalo Gonzalez Murillo
1952	Dr. Alvaro Montero Padilla
1953	Dr. Carlos de Céspedes Vargas
1954-55	Dr. Leonidas Poveda Estrada
1956-57	Dr. Arnoldo Fernández Soto
1958	Dr. Edgar Jiménez Ménddez
1958-59	Dr. Longito Soto Pacheco
1960	Dr. Carlos Arrea Baixench
1961	Dr. Máximo Teran Valls
1962	Dr. Rodolfo Vinocour Granados
1963	Dr. Hernán Collado Martínez
1964	Dr. Rodolfo Céspedes Fonseca
1965-66	Dr. Arnoldo Fernández Soto
1966-67	Dr. José Ma. Antillón Montealegre
1968	Dr. Manrique Soto Pacheco
1969	Dr. Eduardo Lizano Aguilar
1970	Dr. Juan Jaramillo Antillón
1971-72	Dr. Jorge Fco. Suárez Loaiza
1972-74	Dr. Mario Chinchilla Cooper
1975-77	Dr. José Miguel Goyenaga Hernández
1978-79	Dr. José Antonio Delgado Mora
1980-81	Dr. Juan Luis Delgado Monge
1982-83	Dr. Jorge Quesada Vargas
1983-85	Dr. Victor Hernández Gutiérrez
1986-89	Dr. Manuel Emilio Piza Escalante
1990	Dr. Isidro Perera Rojas
1991-2004	Dr. Juan G. Rodríguez Baltodano

出所：Unión Médica Nacional

付属表6 コスタリカ総人口, 60歳以上人口, 65歳以上人口
  1973年, 1984年, 2000年

センサス	総人口	60歳以上		65歳以上	
1973年	1,871,780	104,118	5.6%	66,003	3.5%
1984年	2,416,809	158,144	6.5%	107,972	4.5%
2000年	3,810,179	301,474	7.9%	213,332	5.6%

出所:CCP (HP) *Censos de Población y Vivienda 1973; 1984; 2000*

付属図 コスタリカ略図

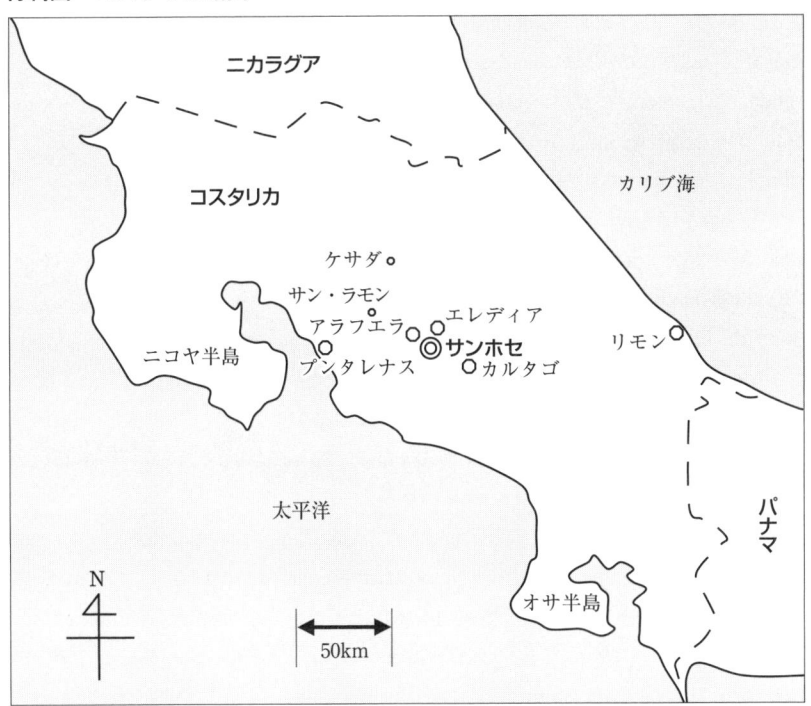

出所:筆者作成。

参考文献・情報提供

Aguilar Bulgarelli, Oscar. (1993) *Costa Rica y sus hechos políticos de 1948: problemática de una década* (San José, Costa Rica: Editorial Costa Rica)

Alvarado Aguirre, Roberto. (1988) "Las políticas de salud en Costa Rica 1978-1986," *Revista Centroamericana de Administración Pública* (San José, Costa Rica: Instituto Centroamericano de Administración Pública: julio-diciembre)

Allen Norman, Ana Marilin. Grettchen Flores Sandí. (1998) "Análisis de la Motivación del Recurso Humano. Comparación entre los Servicios de Cirugía del Hospital Dr. Calderón Guardia y Patología Forense del Organismo de Investigación Judicial," *Medicina Legal de Costa Rica*, Diciembre

Argüedas Chaverri, Carlos. (1984) "La Educación Médica Antes y Después de la Facultad de Medicina" *Revista Costarricense de Ciencias Médicas* 5, Supl. 1

Asamblea Legislativa (コスタリカ国会 HP)
http://www.racsa.co.cr/asamblea/index.html

Ascencio Ayala, Jenny. Marita Rojas Rora. Marcia Tencio Avendaño. (2002) "Evaluación de la Aplicación de los Compromisos de Gestión en el Hospital San Juan de Dios" (San José, Costa Rica: Universidad de Costa Rica, Facultad de Ciencias Económicas, Escuela de Administración Pública, Memoria Seminario de Graduación)

Bach, Carlos Vargas. (Enero, 2001) *Avance Físico de Metas* (CCSS, Hospital Rafael A. Calderón Guardia, Oficina de Presupuesto)

Barahona, Manuel Antonio. Pablo Sauma. Juan Diego Trejos. (1999) "La Política Social Costarricense y Las Reformas Económicas 1983-1997," Carlos Conejo Fernández. Henry Mora Jiménez. Juan Rafael Vargas Brenes. (compliadores) (1999) *Costa Rica Hacia el Siglo XXI: Balance de las Reformas Económicas 1983-1998* (Heredia, Costa Rica: Editorial Fundación Nacional)

Blanco Odio, Alfredo. (1997) *Los Médicos en Costa Rica y su Influencia en el Desarrollo Social y Económico* (Costa Rica: Imprenta y Litografía Mundo Gráfico)

Brenes, Jorge. (1982) *Estudio Integral de la Situación Financiera del Seguro de Enfermedad y Maternidad* (Costa Rica: CCSS)

Calderón Fournier, Rafael Angel. (13-9-1993) "Carta de Declaración Política del Gobierno de la República a la Presidencia del Banco Mundial, respecto a la Reforma del Sector Salud," en República de Costa Rica, CCSS (1993)

Calzada Castro, Luis Diego. Dr. (20-7-2004) 〔面談〕Director, Escuela de Medicina, Universidad de Costa Rica.

Carazo Odio, Rodrigo. (9-5-1978) "Deseamos construir una nación fundada en la dignidad humana," *La Nación*

Carlzon, Jan. (1987) *Moments of Truth* (Ballinger Publishing Company)〔ヤン・カールソン著, 堤猶二訳 (1990)『真実の瞬間 スカンジナビア航空のサービス戦略はなぜ成功したか』ダイヤモンド社〕

Carvajal, Elsy. (18-5-1990) "Sector de enfermería da ultimátum al Gobierno" *La República*

Carvajal, Elsy. (7-6-1990) "Se mantiene déficit de enfermeras" *La República*

Carvajal, Elsy. (12-6-1990) "Denuncian serios problemas del sector salud" *La República*

Carvajal, Elsy. (15-6-1990) "Urge revisar modelo de salud" *La República*

Carvajal, Elsy. (20-6-1990) "Anuncian integración total en salud" *La República*

Carreras.co.cr (「カレラス」民間企業 HP)
http://www.carreras.co.cr/

Castillo Martínez, Alcira. (2000) "La Crisis de la Caja Costarricense de Seguro Social y la Reforma del Estado Costarricense," *Anuario de Estudios Centroamericanos* (San José, Costa Rica: Universidad de Costa Rica) 26 (1-2)

Castro Valverde, Carlos. Luis Bernardo Sáenz. (1998) *La Reforma del Sistema Nacional de Salud* (San José, Costa Rica: Ministerio de Planificación y Política Económica)

CCP: Centro Centroamericano de Población (コスタリカ大学中米人口センター HP)
http://ccp.ucr.ac.cr/

CCSS: Caja Costarricense de Seguro Social (1952) *Reglamento de los Riesgos de Enfermedad y Maternidad* (Costa Rica: CCSS)

CCSS (1973) *Reglamento del Seguro de Enfermedad y Maternidad* (Costa Rica: CCSS)

CCSS (1975) *Reglamento del Seguro de Enfermedad y Maternidad* (Costa Rica: CCSS)

CCSS (1978) *Reglamento del Seguro de Enfermedad y Maternidad* (Costa Rica: CCSS)

CCSS (1980) *Reglamento del Seguro de Enfermedad y Maternidad* (Costa Rica: CCSS)

CCSS (1982) *Explicaciones a los Patronos y Trabajadores Acerca del Aumento Cuotas Obrero-Patronales en el Seguro de Enfermedad y Maternidad*, (Costa Rica: CCSS)

CCSS (1985a) *Reglamento del Seguro de Enfermedad y Maternidad* (Costa Rica: CCSS)

CCSS, Gerencia de la División Financiera (1985b) El Seguro Social Le Informa: Situación Financiera de la Caja Costarricense de Seguro Social

CCSS (1986) *Memoria 1984* (Costa Rica: CCSS)

CCSS (1987) *Reglamento del Seguro de Enfermedad y Maternidad* (Costa Rica: CCSS)

CCSS, Gerencia Médica (1987) *Arreglo Conciliatorio entre la Caja Costarricense de Seguro Social y la Unión Médica Nacional* (Costa Rica: CCSS)

CCSS (1990) *Plan Estratégico Institucional 1991-1994* (Costa Rica: CCSS)

CCSS (1992) *Reglamento del Seguro de Enfermedad y Maternidad* (Costa Rica: CCSS)

CCSS (1997) *Reglamento del Seguro de Enfermedad y Maternidad* (Costa Rica: CCSS)

CCSS (2000) *Memoria Institucional 2000* (Costa Rica: CCSS)

CCSS, Dirección Técnica Actuarial y de Planificación Institucional (varios años) *Anuario Estadístico* (Costa Rica: CCSS)

CCSS, Dirección de Recursos Humanos (1982) *Nuevas Políticas en el Area de Recursos Humanos* (Costa Rica: CCSS)

CCSS, Dirección de Recursos Humanos, Departamento de Empleo y Relaciones de Trabajo, Sección de Reclutamiento y Selección (1988) *Manual de Reclutamiento y Selección* (San José, Costa Rica: CCSS)

CCSS, Gerencia de División Administrativa, Dirección Compra Servicios de Salud (2003) *Informe de Evaluación 2002* (Costa Rica: CCSS)

CCSS, Gerencia División Administrativa, Dirección de Compra de Servicios de Salud (2001?) *Evaluación de Compromisos de Gestión Año 2000* (San José, Costa Rica: CCSS)

CCSS, Hospital San Juan de Dios (Mayo 2000), "Evaluación Operativa y Financiera del Compromiso de Gestión Ejercicio 1999"

CCSS, Proyecto de Modernización (1997) *Hacia un Nuevo Sistema de Asignación de Recursos* (San José, Costa Rica: CCSS)

CCSS, Unidad de Reclutamiento y Selección de Personal (1978) *Manual de Normas y Políticas de Reclutamiento y Selección de Personal* (San José, Costa Rica: CCSS)

CENDEISSS, Centro de Desarrollo Estratégico e Información en Salud y Seguridad Social (2002) *Valoración de necesidades cualitativa y cuantitativas de profesionales en medicina: estimación a 5 y 10 años* (CCSS, CENDEISSS)
CENDEISSS (健康社会保障戦略開発情報センター HP)
    http://www.cendeisss.sa.cr/
Cercone, James Anthony. Fabio Durán Valverde. Erlend Muñoz Vargas. (2000) "Compromisos de Gestión, Rendición de Cuentas y Corrupción en los Hospitales de la Caja Costarricense de Seguro Social" (Banco Interamericano de Desarrollo, Red de Centros de Investigación, Research Network Working paper #R-418)
Cercone, James Anthony. (15-7-2004)〔Eメール〕(31-7-2004)〔面談〕Presidente de SANIGEST, ex-funcionario del Banco Mundial, ex-miembro de Unidad Coordinadora de Proyecto Modernización.
Cerdas Albertazzi, José Manuel. (1994) "Salud y la Caja Costarricense de Seguro Social," Salazar *et al.*
Céspedes, Victor Hugo. Ronulfo Jiménez. (1995) *Pobreza en Costa Rica* (San José, Costa Rica : Academia de Centroamérica)
Colegio de Médicos y Cirujanos de Costa Rica (コスタリカ内科外科医師会 HP)
    http://www.medicos.sa.cr/index.htm
Corrales Díaz, Daisy. (14-8-2001)〔面談〕Directora General, Hospital San Francisco de Asís, CCSS.
Corrales, Jorge. (29-3-2004)〔面談〕Sub-contralor de la República, Ex-Presidente del Banco Central de Costa Rica.
Creedman, Theodore. (1991) *Historical Dictionary of Costa Rica* (Metuchen, NJ and London, Scarecrow Press, Inc.)
Chacón Arce, Damaris. (2000) *Gasto Público en Salud 1999* (Costa Rica: CCSS, Presidencia Ejecutiva, Dirección Actuarial y de Planificación Económica)
De la Cruz de Lemos, Vladimir. (1987) *Historia General de Costa Rica* (San José, Costa Rica : Euroamericana de Ediciones)
De la Cruz, Yalena. (1995) *La Escuela de Medicina de la Universidad de Costa Rica: una reseña histórica* (San José, Ciudad Universitaria Rodrigo Facio: Universidad de Costa Rica, Escuela de Medicina)

DESAF, Ministerio de Trabajo y Seguridad Social, Dirección General de Desarrollo Social y Asignaciones Familiares (1989) *Resumen sobre Logros y Alcances del Programa de Desarrollo Social y Asignaciones Familiares 1975-1989* (Ministerio de Trabajo y Seguridad Social)

DRH: Dirección de Recursos Humanos, Dept. Planeamiento y Control, Sec. Investigación y Sistemas, CCSS (1984) *Condiciones Socio-Laborales de los Profesionales en Ciencias Médicas y Huelga Médica de Abril a Junio de 1982* (Costa Rica: CCSS)

Drèze, Jean. Amartya Sen. (1989) *Hunger and Public Action* (Oxford, New York; Oxford UniversityPress)

Durán Valverde, Fabio. Róger González Chacón. (1994) *El Gasto Público en Salud: metodología y estimación 1980-1993* (CCSS, Presidencia Ejecutiva, Dirección Actuarial y de Planificación Económica)

Fuentes, Carlos. Ana Morice. Rodrigo Alvarez. (1991) "Distribución y Composición de la Fuerza de Trabajo del Sector Salud en Costa Rica" (San José, Costa Rica: Organización Panamericana de la Salud: OPS/MS, Programa Administramiento en Salud de Centroamérica y Panama: PASCAP)

Garnier Rímolo, Leonardo. Grinspan Magufis, Rebeca. Hidalgo Araya, Roberto. Monge Guevarra, Guillermo. Trejos Solórzano, Juan Diego. (1997) "Cuando el Desarrollo Social se Hace Posible En Un País Pobre: El Caso De Costa Rica," *Economía y Sociedad*, Vol. 1, No. 5, Setiembre- Diciembre.

González Orozco, Jesús Aníbal. "Evolución Sociolaboral de la Enfermería en Costa Rica," Colegio de Enfermeras. (コスタリカ看護婦会 HP)
http: //www. enfermeras. co. cr/Index. htm

González Rojas, Enid. (23-9-2003) 〔面談〕 Secretaria de Asuntos Nacionales Internacionales y Solidaridad de UNDECA.

González Santamaría, Rosario. (2001)" Estadísticas de las Diplomas Otorgadas por las Instituciones de Educación Superior Universitaria de Costa Rica 1990-2000" (OPES-28/01 Octubre)

González Vega, Claudio. Camacho Mejía, Edna (editores) (1990) *Políticas Económicas en Costa Rica* (Tomo I, Tomo II, San José, Costa Rica: Academia de Centroamérica y Ohio State University)

Güendell G., Ludwig. (1988) "Crisis y estabilización financiera en el Seguro Social de Costa Rica," *Revista Centroamericana de Administración Pública* (San José, Costa Rica: Instituto Centroamericano de Administración Pública: enero-junio)

Güendell G., Ludwig. Juan Diego Trejos S. (1994) "Reformas Recientes en el Sector Salud de Costa Rica," (Santiago de Chile: Naciones Unidas, Comisión Económica Para América Latina y el Caribe)

Guillén Femenias, Dominicque. Dra. (8-7-2004) (16-7-2004) 〔面談〕 Campos docentes y clínicos, CENDEISSS.

Guzmán Hidalgo, Ana. (Julio, 1999) *Los Compromisos de Gestión en Costa Rica* (Trabajo de graduación presentado en la Universidad Alcalá de Henares, Organización Iberoamericana de Seguridad Social para optar al grado de maestería en el programa de Dirección y Gestión de los Sistemas de Seguridad Social, en Madrid, España.)

Haq, Mahbub ul. (1995) *Reflections on Human Development* (Oxford University Press) 〔マブーブル・ハク著, 植村和子, 佐藤秀雄, 澤良世, 富田晃次, 小山田栄治訳 (1997) 『人間開発戦略 共生への挑戦』日本評論社〕

長谷川敏彦, 竹内百恵, 井上肇, 北島勉, 竹直樹, インデラモハン・ナルーラ, 清滝裕美 (1998) 「ヘルスセクターリフォームの国際動向・1〜8」『公衆衛生』Vol. 62, No. 1, 2, 4, 6, 7, 8, 9, 12

細野昭雄, 恒川恵市 (1986) 『ラテンアメリカ危機の構図』有斐閣

細野昭雄, 遅野井茂雄, 田中高 (1987) 『中米・カリブ危機の構図 政治・経済・国際関係』有斐閣

Hospital San Juan de Dios: SJD (サン・フアン・デ・ディオス病院HP) http://www.hsjd.sa.cr/general2.htm

Hsiao, William C. (2000) "Primer on Health Care Policy for Macroeconomists," Prepared for Fiscal Affairs Department, International Monetary Fund.

IBRD: International Bank for Reconstruction and Development (1993) *The East Asian Miracle: Economic Growth and Public Policy* (Oxford University Press) 〔世界銀行著, 白鳥正喜監訳／海外経済協力基金開発問題研究会訳 (1994) 『東アジアの奇跡 経済成長と政府の役割』東洋経済新報社〕

Ickis, John C.. Carlos Sevilla. Miguel R. Íñiguez (1997) "Estudio del Sector Salud de Costa Rica" (Alajuela, Costa Rica)

池田光穂 (2001) 『実践の医療人類学—中央アメリカ・ヘルスケアシステムにおける

医療の地政学的展開』世界思想社
今井圭子（1996）「国連開発計画の『人間開発』について—ラテンアメリカ諸国を対象に—」『ラテン・アメリカ論集』第30号
石井章編（1996）『冷戦後の中米　紛争から和平へ』アジア経済研究所
伊藤元重（2000）『市場主義』日本経済新聞社
石見徹，伊藤元重（1990）『国際資本移動と累積債務』東京大学出版会
Jaramillo Antillón, Juan. (1984) *Los Problemas de la Salud en Costa Rica: Políticas y Estrategias* (San José, Costa Rica: Organización Panamericana de Salud, Segunda Edición Corregida)
Jaramillo Antillón, Juan. (16-1-1993) "Renovación gradual de la CCSS," *La Nación*
Jaramillo, Orlando. Villegas, Vilma. Cubero, Marielos. (1984) "Origen y Desarrollo del Programa de Posgrado en Especialidades Médicas," *Revista Costarricense de Ciencias Médicas* 5, Supl. 1
Jiménez Fonseca, Elías. Dr. (1994) *La Seguridad Social en Costa Rica: Problemas y Perspectivas* (San José, Costa Rica: Editorial Nacional de Salud y Seguridad Social: EDNASSS)
Jiménez Fonseca, Elías. Dr. (13-8-2004) 〔面談〕Ex-Presidente Ejecutivo de la CCSS.
加茂雄三，細野昭雄，原田金一郎編著（1990）『転換期の中米地域　危機の分析と展望』大村書店
国際協力事業団海外医療協力委員会PHC専門部会（1998）『プライマリ・ヘルスケア（PHC）の手引き　—すこやかな地域社会を目指して—』国際協力事業団
国際協力事業団医療協力部（1993）『国別医療協力ファイル　コスタ・リカ』国際協力事業団
国際協力事業団医療協力部（2000）『コスタ・リカ共和国胃がん早期診断プロジェクト終了時評価報告書』国際協力事業団
国本伊代編（2004）『コスタリカを知るための55章』明石書店
Lee, Haeduck. Jose Luis Bobadilla. (1994) *Health Statistics for the Americas* (Washington, D. C.: World Bank)
Ley de Creación de la Autoridad Presupuestaria (19-10-1982) N° 6821
Ley de Desconcentración de los Hospitales y Clínicas de la Caja Costarricense de Seguro So-

cial（30-11-1998）N° 7852

Ley de Incentivos a los Profesionales en Ciencias Méicas（22-12-1982）N° 6836

Ley para el Equilibrio Financiero de Sector Público（24-02-1984）N° 6955

Ley Préstamo del BIRF para Proyecto Reforma del Sector Salud（6-12-1993）N° 7441

Lizano Fait, Eduardo. Dr.（経済学）（13-3-2004）〔面談〕Presidente Ejecutivo de la Academia de Centroamérica, Ex-Presidente del Banco Central de Costa Rica.

Madies, Claudia Viviana. Silvia Chialvetti. Marina Chorny.（2000）"Aseguramiento y Cobertura: Dos temas Críticos en las reformas del sector de la salud,"*Revista Panamericana de Salud Pública*, 8（1/2）

Marín Rojas, Fernando. Mauricio Vargas Fuentes.（1990）*SILOS y Empresas Cooperativas de Salud: Costa Rica*（Dirección Administrativa, Clínica de Pavas, Coopesalud R. L.）

丸岡泰（1995a）「コスタリカにおける構造調整（Ⅰ）」『イベロアメリカ研究』第ⅩⅦ巻第1号, 32, 前期

丸岡泰（1995b）「コスタリカにおける構造調整（Ⅱ）」『イベロアメリカ研究』第ⅩⅦ巻第2号, 33, 後期

丸岡泰（1997）「コスタリカ」田中浩編『現代世界と福祉国家』御茶の水書房

丸岡泰（2000a）「コスタリカの社会福祉」仲村優一, 一番ヶ瀬康子編『世界の社会福祉 11 アフリカ・中南米・スペイン』旬報社

丸岡泰（2000b）「コスタリカの年金制度―IVM保険と特別年金の現状と改革―」『石巻専修大学経営学研究』第11巻第1・2合併号, 2000年3月

丸岡泰（2001）「コスタリカの保健医療部門改革―『経営契約』の導入を中心に―」『石巻専修大学経営学研究』第12巻第2号, 2001年3月

丸岡泰（2002）「ラテンアメリカ・カリブ諸国の保健医療システム概観―1980年代以降のカバレッジと財源を中心に―」『イベロアメリカ研究』第XXIV巻第1号, 46, 前期

Mata, Leonardo.（1995）"USAID Impact on Costa Rica Development During 1940-1990: Health Sector,"（Moravia, Costa Rica: mimeo.）

Mata, Leonardo. Luis Rosero.（1988）*National Health and Social Development in Costa Rica: A Case Study of Intersectoral Action*（Washington, D. C.: Pan American Health Organization）

McGregor, Douglas.（1960）*The Human Side of Enterprise*（New York: McGrraw

Hill Inc.)〔ダグラス・マグレガー著・高橋達男訳『企業の人間的側面 統合と自己統制による経営』産能大学出版部,新版,新訳,平成16年〕
Mejías Padilla, Viriam. (20-5-2004)〔面談〕Secretaría General, ANPE.
Mesa-Lago, Carmelo. (1989) *Financiamiento de la atención a la salud en América Latina y el Caribe, con Focalización en el Seguro Social* (Washington, D. C.: Banco Mundial)
Mesa-Lago, Carmelo. (1991) "Social Security in Latin America" in Inter-american Development Bank, *Economic and Social Progress in Latin America* (1991 Report, Washington, D. C.: World Bank)
MIDEPLAN: Ministerio de Planificación (経済企画省 HP)
http://www.mideplan.go.cr/sides/economico/02-01.htm
Ministerio de Salud (2002) *Memoria Anual* (San José, Costa Rica : Ministerio de Salud)
Miranda Gutiérrez, Guido. (2-9-1988) "Para las Directivas de la Unión Médica Nacional y el Sindicato de Profesionales en Ciencias Médicas" *La Nación* (Campo Pagado)
Miranda Gutiérrez, Guido. (14-9-1988) "Las Incapacidades de la Caja" *La Nación* (Campo Pagado)
Miranda Gutiérrez, Guido. Luis Asís Beirute. (1989) *Extensión del Seguro Social en Costa Rica* (San José, Costa Rica: EDNASSS)
Miranda Gutiérrez, Guido. (1990) "La Medicina Institucional" Piza *et al.*
Miranda Gutiérrez, Guido. (2003) *La Seguridad Social y el Desarrollo en Costa Rica* (3ª Edición, San José, Costa Rica, EUNED)
Miranda Gutiérrez, Guido. Dr. (16-6-2004) (19-7-2004) (10-8-2004)〔面談〕Ex-Presidente Ejecutivo de la CCSS.
Mohs Villalta, Edgar. (1980) *La Reforma del Sector Salud en Costa Rica Durante la Década del 70* (San José, Costa Rica : Ministerio de Salud)
Mohs Villalta, Edgar. Dr. (24-6-2004)〔面談〕Ex-Ministro de Salud, Diputado de PUSC.
Morera Herrera, David. (23-9-2003)〔面談〕Secretario de Organizacióan, UNDECA.
Morgan, Linn M. (1993) *Community Participation in Health: The politics of primary*

care in Costa Rica（New York: Cambridge University Press）
La Nación（3-2-1970）"Presidente electo declara Guerra a la miseria y a la desocupación"
La Nación（16-3-1982）"Carazo: 10 declaraciones en contra del FMI en tres meses"
La Nación（2-5-1982）"Huelga médica fue declarada ilegal"
La Nación（4-5-1982）"Clínicas paralizan hoy atención de emergencias"
La Nación（6-5-1982）"Presidente de la CCSS pide a médicos deponer la huelga"
La Nación（7-5-1982）"Médicos reiteran que continuarán la huelga"
La Nación（10-5-1982）"Médicos y Gobierno inician diálogo hoy"
La Nación（11-5-1982）"Médicos anuncian cierre de hospitales y consultorios"
La Nación（12-5-1982）"Medicina privada no se sumó al paro"
La Nación（14-5-1982）"Médicos rechazan propuesta"
La Nación（15-5-1982）"Escuela de Medicina se suma a la huelga"
La Nación（16-5-1982）"Estancamiento en huelga médica"
La Nación（18-5-1982）"Ejecutivo insiste en levantar huelga médica para negociar"
La Nación（21-5-1982）"Médicos deciden hoy si suspenden huelga"
La Nación（21-5-1982）"Una decisión crucial"
La Nación（2-6-1982）"Versiones contradictorias sobre fin de huelga médica"
La Nación（3-6-1982）"Por tercera vez médicos rechazan oferta"
La Nación（7-6-1982）"Intensa negociación sobre huelga médica"
La Nación（8-6-1982）"Acuerdan fin de huelga médica"
La Nación（9-6-1982）"Médicos regresan hoy a sus labores"
La Nación（29-6-1982）"Presidente de la Caja denuncia aumento desmedido de burocracia"
La Nación（9-2-1985）"Deficiencias de consulta externa obliga a CCSS a buscar soluciones"
La Nación（27-3-1985）"Avanza cambio a modelo de la seguridad social"
La Nación（28-3-1985）"Caja ultima detalles en nuevo modelo de atención"
La Nación（9-5-1989）"Figueres internado en hospital México"
La Nación（11-5-1989）"Empeora conflicto entre CCSS y médicos"

中村雅秀編著（1987）『累積債務の政治経済学』ミネルヴァ書房
日本国際政治学会編（1998）『21世紀の日本，アジア，世界』国際書院
野口一重（2000）『早わかり図解で見る DRG』日本医療企画
尾尻希和（1996）「コスタリカの政治発展―『民主体制崩壊』モデルによる内戦の分析―」（上智大学イベロアメリカ研究所：上智大学大学院外国語学研究科国際関係論専攻博士前期課程修士論文）
奥林康司（2003）『入門人的資源管理』中央経済社
Ortiz Guier, Juan Guillermo. (1995) *Reseña histórica del hospital Dr. Carlos Luis Valverde Vega de San Ram5n Hospital Sin Paredes* (San José: EDNASSS-CCSS)
小澤卓也（1997）「コスタリカの中立宣言をめぐる国際関係と国民意識―モンヘ大統領の政策を中心に―」『ラテンアメリカ研究年報』No.17
PAHO: Pan American Health Organization (1999) *Costa Rica: Profile of the Health Services System* (2 February)
Pardo E., Rogelio. (13-2-1995) "La epidemia de los biombos". Foro de La Nación, *La Nación*
PASCAP/OPS/OMS (1993) "Caracterización de la Situación en Recursos Humanos en Salud" (San José, Costa Rica)
PEN: Proyecto Estado de la Nación (1995) *Estado de la Nación en Desarrollo Humano Sostenible* (San José, Costa Rica: Defensoría de los Habitantes, Unión Europea, Consejo Nacional de Rectores, PNUD)
PEN (1996) *Estado de la Nación en Desarrollo Humano Sostenible 2* (San José, Costa Rica: Defensoría de los Habitantes, Unión Europea, Consejo Nacional de Rectores, PNUD)
PEN (1997) *Estado de la Nación en Desarrollo Humano Sostenible 3* (San José, Costa Rica: Defensoría de los Habitantes, Unión Europea, Consejo Nacional de Rectores, PNUD)
PEN (1998) *Estado de la Nación en Desarrollo Humano Sostenible 4* (San José, Costa Rica: Defensoría de los Habitantes, Unión Europea, Consejo Nacional de Rectores, PNUD)
PEN (1999) *Estado de la Nación en Desarrollo Humano Sostenible 5* (San José, Costa Rica: Defensoría de los Habitantes, Unión Europea, Consejo Nacional de Rectores, PNUD)

PEN (2000) *Estado de la Nación en Desarrollo Humano Sostenible 6* (San José, Costa Rica: Defensoría de los Habitantes, Unión Europea, Consejo Nacional de Rectores, PNUD)

PEN (2001) *Estado de la Nación en Desarrollo Humano Sostenible 7* (San José, Costa Rica: Defensoría de los Habitantes, Unión Europea, Consejo Nacional de Rectores, PNUD)

PEN (2002) *Estado de la Nación en Desarrollo Humano Sostenible 8* (San José, Costa Rica: Defensoría de los Habitantes, Unión Europea, Consejo Nacional de Rectores, PNUD)

PEN (2003) *Estado de la Nación en Desarrollo Humano Sostenible 9* (San José, Costa Rica: Defensoría de los Habitantes, Unión Europea, Consejo Nacional de Rectores, PNUD)

Piza Escalante, Manuel E. et al. (1990) *Evaluación de Los Servicios en Costa Rica* (San José, Costa Rica: Unión Médica Nacional, EDNASSS-CCSS)

Piza Rocafort, Rodolfo E. (1999) "Carta abierta a los asegurados y a los hospitales, clínicas, areas de salud," http://www.ccss.sa.cr/reglamentos/iddescon.htm

Piza Rocafort, Rodolfo E. (19-8-2004)〔面談〕Ex-Presidente Ejecutivo de la CCSS.

La Prensa Libre (29-4-1982) "Piden nuevo reajuste y en apoyo a médicos: Llaman a paro en toda la Caja"

La Prensa Libre (13-5-1982) "Más de C30 millones ahorran con huelga"

La Prensa Libre (15-5-1982) "Los médicos y la huelga"

La Prensa Libre (18-5-1982) "Positivo diálogo médicos-Gobierno"

La Prensa Libre (11-11-1987) "San Ramón: Hospital sin paredes a 'agonía sin paredes'"

Procuraduría General de la República, "Sistema Costarricense de Información Jurídica"(共和国総合法制院「コスタリカ司法情報システム」HP) http://web.pgr.go.cr:10000/pagecreator/paginas/

Ramírez Amador, Guadalupe. Humberto Rojas Corrales. (1981) "Las Huelgas en el Seguro Social" (Heredia, Costa Rica: Universidad Nacional, Facultad de Ciencias Sociales, Instituto de Estudios del Trabajo, Tesis de grado para optar por la licenciatura en relaciones laborales)

Ramírez Amaya , Rodolfo. (5-5-1982) "La huelga es justa y legal" *La Nación*, p. 16A.

Reglamento de Especialidades Médicas DECRETO No. 10538-SPPS

La República (26-10-1971) "Historia de los salarios de médicos de la Caja de Seguro"

La República (29-4-1982) "Se mantiene huelga de médicos sin que se vislumbre pronta solución"

La República (1-5-1982) "A pesar de ser ilegal, los médicos seguirán en huelga"

La República (7-5-1982) "Huelga médica llegó a punto muerto sin solución visible"

La República (11-5-1982) "Médicos cerrarán desde hoy también consultorio privado"

La República (11-5-1982) "Surge malestar en zona rural por la huelga de los médicos"

La República (15-5-1982) "El gobierno dice que médicos tratan de debilitar a la Caja"

La República (18-5-1982) "Camino de solución a huelga médica"

La República (8-6-1982) "Hoy terminará la huelga médica"

La República (16-12-1984) "Dr. Miranda justifica que se sacara de Caja al Dr. Guier"

La República (2-6-1987) "Modelo de atención inglés logró aceptación en Barba"

La República (5-11-1987) "Anuncian paros en hospitales"

La República (10-11-1987) "Empleados de Salud se sumarán a paro"

La República (18-11-1987) "Caja acordó no pagar a personal huelguista"

República de Costa Rica, CCSS (1993) *Proyecto Reforma Sector Salud- CCSS: Resumen Ejecutivo* (San José, Costa Rica)

República de Costa Rica (1973) *Colección de Leyes, Decretos, Acuerdos y Resoluciones* Segundo Semestre, II Tomo (San José, Costa Rica: Imprenta Nacional)

República de Costa Rica (1990) *Colección de Leyes, Decretos y Reglamentos* Primer Semestre 1988 I Tomo (San José, Costa Rica: Imprenta Nacional)

República de Costa Rica, Unidad Preparatoria de Proyecto Reforma Sector Salud

（1992）*Propuesta de Readecuación del Modelo de Atención: Informe de Avance II*（San José, Costa Rica）

República de Costa Rica, CCSS（1993）*Proyecto Reforma Sector Salud- CCSS: Resumen Ejecutivo*（San José, Costa Rica）

República de Costa Rica, Unidad Preparatoria de Proyectos（1993）*Proyecto Reforma Sector Salud: Componente de Financiamiento*（San José, Costa Rica）

Robles Arias, Arturo. Dr.（31-5-2004）〔面談〕Presidente, Junta de Gobierno, Colegio de Médicos y Cirujanos.

Rodríguez Baltodano, Juan Gabriel. Dr.（12-5-2004）〔面談〕Presidente, Junta Directiva, Unión Médica Nacional.

Rojas Rimolo, Rafael. Dr.（12-5-2004）〔面談〕Fiscal, Unión Médica Nacional.

Rosenberg, Mark.（1991）*Las Luchas por el Seguro Social en Costa Rica*（San José, Costa Rica: CCSS, Traducción: Jorge Comick Rodríguez）

Rosero, Luis.（1985）"Determinantes del Descenso de la Mortalidad Infantil en Costa Rica," Asociación Demográfica Costarricense, *Demografía y Epidemiología en Costa Rica*（San José, Costa Rica）

Sachs, Jeffrey.（1985）"External Debt and Macroeconomic Performance in Latin America and East Asia," *Brookings Papers on Economic Activity*（2）

Sáenz Jiménez, Lenín.（coordinador）. Luis Asís Beirute. Rodrigo Gutiérrez Sáenz. Fernando Salazar Esquivel.（1981）*El Recurso Humano Médico en Costa Rica entre 1970-1990*（Informe de Subcomisión a la Comisión para el Estudio de Recursos Humanos para el Sector Salud, Departamento de Publicaciones e Impresos del Ministerio de Salud）

Salas Aguilar, Rigoberto. Dr.（8-5-2004）〔面談〕Secretario General, SIPROCIMECA.

Salas Chaves, Álvaro. Dr.（1997）"Una conquista invaluable," *Gestión*, Vol. 5 Número Estraordinario.

Salas Chaves, Álvaro. Dr.（10-8-2004）〔面談〕Ex-Presidente Ejecutivo de la CCSS.

Salas Conejo, Rodrigo. Rodrigo Meneses Castro. María de los A. Gómez Vargas. （1977）*Memoria del Cincuentenario del Ministerio de Salud y de la Salud Pública en Costa Rica*（Unidad de Planificación）

Salazar Alvarado, Luis Fernando. (2001) *Código de Trabajo* (San José, Costa Rica: Editorial Porvenir)

Salazar Mora, Jorge Mario. (1985) *Calderón Guardia -una biografía política-* (San José, Costa Rica: EUNED-Ministerio de Cultura, Juventud y Deportes)

Salazar Mora, Jorge Mario. (1994) *El Significado de la Legislación Social de los Cuarenta en Costa Rica* (San José, Costa Rica: Ministerio de Educación Pública, Universidad de Costa Rica)

Sancho Ugalde, Hilda. (5-4-1999)" Formación médica: Es necesario eliminar el 'biombo académico'," *La Nación*

Sanguinetty, Jorge A. (1988) *La Salud y el Seguro Social en Costa Rica* (San José, Informe final del Proyecto de Asistencia Técnica Ministerio de Planificación/ Banco Mundial Préstamo 2519, Componente N° 3, Development Technologies, Inc.)

佐藤知恭 (2000)『あなたが創る顧客満足』日本経済新聞社

Sauma, Pablo. Juan Diego Trejos. (1998) *El Gasto Público y los Servicios Sociales Básicos en Costa Rica: un análisis en el marco de la iniciativa 20/20* (San José, Costa Rica: informe final)

澤野義一 (1992)「コスタリカの非武装・積極的永世中立―日本国憲法の平和主義モデルとして―」『龍谷法学』25-1

SIPROCIMECA, Comité Ejecutivo Nacional (4-9-1988) "Sindicato de Profesionales en Ciencias Médicas de la CCSS Hace Saber la Opinión Pública"

Sojo, Ana. (1997) "La Reforma Finisecular del Sector Salud en América Latina y el Caribe: su Derrotero e Instrumentos," UNICEF-Ministerio de Salud, *Costa Rica, las políticas de salud en el umbral de la reforma* (San José: Costa Rica, UNICEF)

Solís Marín, Elvia. (2000) *Rescate Histórico de la Enfermería en Costa Rica* (San José, Costa Rica : EDNASSS-CCSS)

Stern, Max. Dr. (10-5-1982) "En torno al problema médico," *La Nación*, 16A.

Stern, Max. Dr. (10-5-1982) "En torno al problema médico," *La Prensa Libre*, p. 2.

寿里順平 (1984)『中米の奇跡コスタリカ』東洋書店

武部昇 (1996)「中米統合の新しい展開」石井編『冷戦後の中米』

Tasies Castro, Esperanza. (2000) "Compromiso de Gestión y addendum: de las intenciones y los hechos" (UNDECA)
竹村卓 (2001) 『非武装平和憲法と国際政治 コスタリカの場合』三省堂
Trejos, María Eugenia. José Manuel Valverde. (1999) *Estructura y Dinámica de la Fuerza de Trabajo en el Sector Salud de Costa Rica 1987-1997* (Organización Panamericana de Salud, Representación OPS/OMS en Costa Rica, Programa Regional de Desarrollo de Recursos Humanos)
Trejos S., Juan D.. Adrián G. Rodríguez V.. María Inés Sáenz V.. Xinia Picado G.. (1995) "La Lucha contra la Pobreza en Costa Rica: Instituciones, Recursos y Programas," Universidad de Costa Rica, Instituto de Investigaciones en Ciencias Económicas, Marzo.
UNDP (1990) *Human Development Report 1990: Concept and Measurement of Human Development* (New York: UNDP)
Unión Médica Nacional (1992) *Arreglo Conciliatorio entre la Caja Costarricense de Seguro Social y la Unión Médica Nacional* (Unión Médica Nacional)
Unión Médica Nacional (2004) "Edición Especial Unión Médica Nacional I Foro 'Compromisos de Gestión' Análisis y Resultados," *Voz Médica*, Mayo
Unión Médica Nacional (8-7-2004) "Expresidentes de la Unión Médica Nacional" (Fax)
Universidad (14 a 20-5-1982) "Las causas del descontento de los médicos"
Vargas, Gilberto. Dr. (1990) "Conclusiones Primer Tema: La Educación Médica," Piza *et al.*
Vázquez Evangelisti, Cristina. Dra. (23-8-2001) 〔面談〕 Directora, Clínica Dr. Carlos Durán Cartín.
Vílchez Martínez, Carlos. (2000) *Experiencia en los Compromisos de Gestión Trienio 1997 al 1999* (CCSS, Hospital Dr. Rafael Angel Calderón Guardia, Administración)
Vílchez Martínez, Carlos. (2000) "El Hospital sus Experiencias, Aciertos y Desaciertos en Tiempo de Cambio Trienio 1997 a 1999" (CCSS, Hospital Dr. Rafael Angel Calderón Guardia, Administración)
World Bank (1997) *World Development Report: Investing in Health* (New York: Oxford University Press) 〔世界銀行 (1993) 『世界開発報告 1993 人々の健康に対する

投資』世界銀行〕

柳原透・須田美矢子（1992）「構造調整の経済学⑦構造調整をめぐる政策論争」『経済セミナー』10月，No. 453

八代尚宏編（1999）『改革始動する日本の医療サービス』東洋経済新報社

　　　　　　　　　　　＊HP（ホームページ）はすべて2004年参照。
　　　　　　　　　　　人名に付された肩書きは面談時のもの。

〈表一覧〉

第Ⅰ章
- 表Ⅰ-1　出生時平均余命／13
- 表Ⅰ-2　公的社会支出の動向／21
- 表Ⅰ-3　主要社会指標／24
- 表Ⅰ-4　保健省の農村保健プログラムの受益者数　1973-88年／32
- 表Ⅰ-5　保健省の地域保健プログラムの受益者数　1976-87年／32
- 表Ⅰ-6　病院移管時期／37
- 表Ⅰ-7　普遍化実現のために建設された施設／38
- 表Ⅰ-8　CCSS病院の基礎指標　1980-2000年／41

第Ⅱ章
- 表Ⅱ-1　コスタリカ大学医学部長／61
- 表Ⅱ-2　コスタリカ大学医学科長／61
- 表Ⅱ-3　大学の医師養成状況　2001年／63
- 表Ⅱ-4　大学院専門医課程の在籍者　1982-89年と1998-2000年／67
- 表Ⅱ-5　保健医療部門の人的資源　1983年／73
- 表Ⅱ-6　保健医療部門の人的資源　1991-97年／73
- 表Ⅱ-7　医師の主要活動と雇用機関別職と医療時間　1981年／75
- 表Ⅱ-8　地域別医療時間の配置／76
- 表Ⅱ-9　CCSS主要医療施設における人的資源の配置　1996年／78
- 表Ⅱ-10　職業グループとサブグループ別CCSS労働者の配置　1990年／80
- 表Ⅱ-11　1982-90年に必要な医師の推計／82
- 表Ⅱ-12　コスタリカ大学の保健医療分野の課程入学定員　1981-89年／86

第Ⅲ章
- 表Ⅲ-1　CCSSの組合・会とその構成員数　1980年6月30日／105
- 表Ⅲ-2　保健医療部門における主なストライキ／107
- 表Ⅲ-3　労働組合－CCSS間の協定とその要点／110
- 表Ⅲ-4　医師基本給料と給与所得者の給料月額（各年6月）／121
- 表Ⅲ-5　CCSSで働くことの満足度　医学専門職員とその他職員／132
- 表Ⅲ-6　CCSSで働くことのあまり満足でないもしくは不満の理由　医学専門職員／132
- 表Ⅲ-7　職場への満足度　医学専門職員とその他職員／132

- 表Ⅲ-8　職場で働くことのあまり満足でないもしくは不満の理由　医学専門職員／133
- 表Ⅲ-9　職場での状況と満足度　医学専門職員／133
- 表Ⅲ-10　給料増加についての意見とCCSSで働くことの満足度　医学専門職員／133

第Ⅳ章

- 表Ⅳ-1　CCSSの疾病母性保険拠出比率の推移／162
- 表Ⅳ-2　評価された不正の方法の指数／184
- 表Ⅳ-3　利用者による予約での待機理由／184
- 表Ⅳ-4　欠勤発生の頻度　情報提供専門職員のタイプ別／185
- 表Ⅳ-5　欠勤行動の原因についての意見　専門職員タイプ別／186
- 表Ⅳ-6　民間患者の物的設備使用の頻度　情報提供者専門職タイプ別／187
- 表Ⅳ-7　公立病院における民間患者の手当ての実施の起源／188
- 表Ⅳ-8　CCSSの全国病院比較／189
- 表Ⅳ-9　ラテンアメリカ諸国における保健医療部門改革　1995年／193

第Ⅴ章

- 表Ⅴ-1　プライマリケアにおける経営契約の目標例／213
- 表Ⅴ-2　コスタリカのUPH値　1997年／213
- 表Ⅴ-3　CCSSと保健区との経営契約　1997年／218
- 表Ⅴ-4　CCSSと病院との経営契約　1997年／219
- 表Ⅴ-5　カルデロン・グアルディア病院経営契約の目標　1997-2000年／224
- 表Ⅴ-6　サン・フアン・デ・ディオス病院　外来診察の生産　1999年1月〜12月／224
- 表Ⅴ-7　アンケート対象の管理職者の所属保健医療施設／234
- 表Ⅴ-8　医療施設と経営契約の運営に関する管理職者の意見／235
- 表Ⅴ-9　職員の働き方への影響／235
- 表Ⅴ-10　経営契約導入についての管理職者の意見／235
- 表Ⅴ-11　経営契約のインパクトについての管理職者の意見／237
- 表Ⅴ-12　サン・フアン・デ・ディオス病院支出内訳／245
- 表Ⅴ-13　サン・フアン・デ・ディオス病院アンケート配布・回収数　2004年7月／246
- 表Ⅴ-14　長い待機リストの存在についての専門医の知識／247
- 表Ⅴ-15　待機リストの原因についての専門医の意見／248
- 表Ⅴ-16　診察数制限についての専門医の意見／249

表Ⅴ-17　経営契約についての専門医の意見／251
表Ⅴ-18　外来の待機リスト削減のための専門医の提案／253

〈図一覧〉

第Ⅰ章

　図Ⅰ-1　疾病母性保険加入労働者数　1942-2000年／25
　図Ⅰ-2　疾病母性保険の経済活動人口に対する加入者比率と全人口に対する受益者比率　1944-2000年／26
　図Ⅰ-3　乳児死亡率　1920-2001年／33
　図Ⅰ-4　CCSS疾病母性保険の実質収入・支出・収支　1970-81年／40

第Ⅱ章

　図Ⅱ-1　ラテンアメリカ・カリブ諸国の対人口医師数比率と病床数比率　1982-92年／72
　図Ⅱ-2　必要な医師数と医師供給案　1982-90年／84
　図Ⅱ-3　コスタリカ大学と中米自治大学医学科学位取得者数　1965-94年／86
　図Ⅱ-4　内科外科医師会新規入会者数と専門医課程修了者数の推移　1970-2001年／87
　図Ⅱ-5　保健省-CCSSの保健医療ケアレベルのピラミッド体系　1983年／92

第Ⅲ章

　図Ⅲ-1　公共部門医師の実質基本給料（1985年基準）　1980-2000年／121
　図Ⅲ-2　CCSSの医師との契約時間数　1981-2000年／144
　図Ⅲ-3　CCSS医療施設の時間当たり診察数　1981-2000年／145
　図Ⅲ-4　CCSS疾病母性保険専門別外来診察数の推移　1981-2000年／146
　図Ⅲ-5　CCSS疾病母性保険医療施設の一般医診察所要時間／147

第Ⅳ章

　図Ⅳ-1　CCSS職員数の推移　1982-2000年／158
　図Ⅳ-2　CCSS疾病母性保険の実質収入・支出・収支　1980-2000年／159
　図Ⅳ-3　CCSS疾病母性保険収支の収入と支出との比率　1981-2000年／161
　図Ⅳ-4　CCSS疾病母性保険の給料支出の同保険収入と支出に対する比率　1979-2000年／165
　図Ⅳ-5　疾病母性保険の診察と入院1件当たり実質コスト　1975-95年／167

図Ⅳ-6　機関別保健医療への実質支出　1980-93年／171
第Ⅴ章
図Ⅴ-1　プライマリケアの第1段階／212
図Ⅴ-2　プライマリケアの第2段階／212
図Ⅴ-3　2次・3次医療への予算配分過程／215
図Ⅴ-4　経営契約の評価スケジュール／216
図Ⅴ-5　手術において3カ月を超える待機期間のある診療科／227
図Ⅴ-6　外来診察において3カ月を超える待機期間のある診療科／227
図Ⅴ-7　サン・フアン・デ・ディオス病院組織図　2004年／243

〈付属図表〉

付属表1　保健医療部門を中心とするコスタリカ史／273
付属表2　コスタリカの国家元首／274
付属表3　公衆衛生大臣・保健大臣とCCSS総支配人・総裁／275
付属表4-1　コスタリカ内科外科医師会とその前身会の会長／276
付属表4-2　コスタリカ内科外科医師会とその前身会の会長／277
付属表5　全国医師組合組合長／278
付属表6　コスタリカ総人口，60歳以上人口，65歳以上人口／279
付　属　図　コスタリカ略図／279

あとがき

　本書は、2005年11月に筆者が上智大学から授与された博士（国際関係論）号の学位論文に、必要最小限の手直しを加えた研究書である。
　その特徴は、本文中に記した通り、社会科学の立場からコスタリカの保健医療政策の形成要因を検討するという点にある。対象を途上国の保健医療政策とする社会科学の研究は珍しく、論文審査の際には、その点を「学際」的と前向きに評価していただいた。
　また、ラテンアメリカの政治において労働組合が果たす役割が大きいこと、1980年代以降市場経済思想の影響が大きくなっているというラテンアメリカの研究者の共有する通説の妥当性をコスタリカの保健医療部門について検討したことも、本書の特徴である。これらの通説がコスタリカにもある程度当てはまることを示したつもりである。
　一方、学位授与の審査にあたっては、この論文の学術分野の中での位置づけが問題となった。国際関係論は社会科学系の様々な方法論を援用しており「学際」性をその特徴とすると主張されることがあるが、既存の学問分野での位置づけを重視する意見も強い。本書においてこの問題は十分には解決されていないため、読者からのご批評を待つしかない。
　さらに、審査において、経営契約の評価が流動的という指摘もなされた。この点についても、論文執筆時には断定的な結論を下せる状況になかったというのが筆者の判断であり、本書の読者にもそれを受け入れていただくより他ない。本書中に示された諸問題への解決策の明示を期待した方には、ご期待に十分沿えないことを申し訳なく思う。
　これら不完全な点の存在にもかかわらず筆者が本書の出版を決めた理由は、今後の研究の活性化や波及効果の発生を期待するからである。本書は、コスタリカの保健医療部門改善に必要な情報を含み、同部門のほか、同国の他の公共部門や他国の保健医療部門・公共部門にも応用可能な分析があるため、今後の研究のきっかけになるものと思われる。
　保健医療分野の専門家からは、いくつかの論点について、本書とは異なる見

解の示される可能性がある。しかし，当該分野のかかえる問題のうち同分野の専門家が指摘することの難しい問題を明示したことが本書の意義であり，出版の意義もその点に多くを負うと筆者は考えている。今後，読者からのご意見を賜りたい。

本書が完成するまでに本当に多くの方のお世話になった。まずお名前を挙げねばならないのは，上智大学の学部から大学院にかけて直接ご指導いただいた先生方である。川田侃先生，八代尚宏先生，今井圭子先生の3人には，感謝してもし過ぎるということはありえないほどである。今日，筆者が本書を出版できるのは，何よりも先生方のおかげである。

このような学恩を感じる一方で，この著作の出版に至るまでには，いくつもの偶然的な要素も影響していたと思う。筆者がこの研究書を執筆する意思を持っていたことは事実であるが，筆者を取り巻く環境がその意思を促した面があると感じるからである。ここで，この研究に至る筆者の学問と職場の経歴を振り返らせていただきたい。

コスタリカという日本では知名度の低い小国を扱う本書は，社会科学分野の研究者としては少し変則的な筆者の経歴と，いくつかの偶然の産物と言える。まず，広島県出身の筆者の上智大学外国語学部イスパニア語学科への進学は，発展途上地域ラテンアメリカへの漠然とした興味によった。学部では主にスペイン語を，その後大学院で国際関係論を勉強した。

コスタリカとの出会いは突然だった。1991年末，修士課程の大学院生だった筆者は，外務省が翌年度からの在コスタリカ日本大使館の専門調査員を募集しているという話を耳にし，すぐに応募を決意した。当時，筆者は開発経済論やラテンアメリカ経済等を研究していたが，コスタリカに焦点を合わせてはいなかった。応募の一番の理由は，発展途上国の生活への好奇心だった。幸い採用が決まり，大学院を休学して在外赴任を経験した。

大使館での勤務は，得がたい経験だった。海外生活も外交の現場も興味深かった。仕事の上では，経済調査全般が筆者の担当だったが，大使から社会保障制度についての調査を命じられたことが，今にして思えば，この研究の出発点だった。それは，筆者の記憶では1994年だったから，その後約14年が経ったことになる。

さらに，開発援助にも興味を持った。当時，専門調査員の担当業務の一つに有償資金協力の事務作業があった。大使のお供をして公文書の調印式に立ち会ったり，ODAによる施設の開所や研修の儀式に出席したりしたことが記憶に残っている。仕事と生活の面白さから，当初約束していた任期2年間は，筆者の意思により，3年間に延長された。

帰国して博士課程での研究生活に戻ったが，研究の継続性という意味では困難を感じた。3年間のコスタリカ滞在経験の蓄積を研究に生かそうとしたのだが，それは容易ではなかった。修士課程在学中に読んでいた文献は国際関係論の幅広い分野に及んでいたが，帰国後は主に経済学を勉強することになった。

幸い，この時期，コスタリカの社会保障や福祉に関する原稿依頼に恵まれた。基礎情報収集のための現地調査は，学生の身には大きな負担だったが，この研究に役立った部分もある。原稿依頼がなかったら研究が続いたかどうか，自信がない。これも，本書完成に至るために必要な偶然だったと思う。

調査が進み経済規模に比べ多額の政府保健医療支出，地方や貧困層へのその恩恵がこの国の長所だとわかると，研究意欲が高まった。1990年代の開発の世界で社会部門の研究が活発化していたことも，動機付けになった。また，「人間開発」概念の普及により，コスタリカが好意的に評価される機会が多くなったことからも刺激を受けた。

博士課程の満期退学後，運良く宮城県の石巻専修大学に就職がかなった。現在の職場でもある同大学からの給料と研究費は，旅費を要する研究を続ける上で重要だった。一方，日本で時折参加させていただいた医療関係者の研究会も有益だった。さらに，2003年から04年には，職場の許しを得て，在外研究員として1年間コスタリカで研究することができた。これらは，この著作が形を成す上で不可欠だった。

コスタリカでの在外研究期間に行った医療関係者，行政関係者との面談が，この研究の重要な部分をなしている。本文中のアンケート調査の一部をこの時期に行った。面談での調査が進むにつれ，筆者は，活字化されているのは現実のうちのごく一部にすぎず，面談などの調査がないと実情に接近することは困難，という印象を持った。

研究に協力してくださったコスタリカのすべての保健医療関係者に深い謝意

を表したい。筆者の質問の中には関係者の回答しにくい点が少なくなかったが，ほとんどの場合，率直な意見を聞くことができた。関係者の多くが筆者の指摘した問題の存在を知っていたし，大部分の回答は良心的だった。立場を考慮して氏名を伏せた方の意見は特に貴重だった。

　もっとも，面談や調査と並行したコスタリカでの論文作成は，筆者にとって努力を要する作業だった。在外研究前後は研究期間の授業と通常の授業の二重の負担があり，コスタリカ滞在中に作業の大部分を終えねばならないという事情もあった。帰国前，一時的に体調を崩したが，このような事情による精神的重圧を感じていたためだと思う。大きな病に至らず，研究完成への意思を持ち続けることができたのは幸運だった。

　また，本書は，筆者の家族の力によっても成り立っている。私的だが，ここに謝意を記させていただきたい。広島県に住む父正夫，母育枝は，筆者の研究への道に寛容でいてくれた。同居する義父平塚善司，義母恵美子の支えは重要だった。妻美穂と長女千紘，長男侑右は安らぎを与えてくれた。出版準備中に生まれた次男展也の存在も励みになった。

　さらに，専修大学出版局の高橋泰男氏への謝意を表しておきたい。最終原稿の締め切りは何度も先延ばしになったが，我慢強く待って下さった。また，同出版局の川上文雄氏には校正の段階で助けていただいた。同氏にも御礼申し上げたい。出版にあたり平成19年度石巻専修大学図書刊行助成を受けたため，その関係各位にも謝意を表す。

　他にも御礼を記さねばならない方は多いが，紙幅の都合上，すべての方のお名前を挙げることはできない。お許しいただきたい。今回の出版により，1冊の本が数え切れないほどの人々の力により支えられていることを知ることができた。しかし，当然ながら，不適切な表現や誤りがあればそれらはすべて筆者の責任である。

　日本でのコスタリカ研究はまだ始まったばかりである。本書の出版が同国理解の一助となり研究活性化へのきっかけとなれば，筆者としてはうれしい限りである。

　　　　　　　　　　　　　平成20年冬　宮城県の石巻と女川にて　　丸岡　泰

著者紹介

丸岡　泰（まるおか　やすし）
博士（国際関係論）

1966年　　広島県生まれ
1992-95年　外務省専門調査員（在コスタリカ日本大使館）
1998年　　上智大学大学院外国語学研究科博士後期課程満期退学
2003-04年　コスタリカ・中米アカデミー（Academia de Centroamérica）
　　　　　客員研究員
2005年　　博士学位取得

現在　石巻専修大学経営学部経営学科准教授

〔近著〕
「コスタリカ」萩原康生他編『世界の社会福祉年鑑2007』旬報社，2007年（分担執筆）

コスタリカの保健医療政策形成
―公共部門における人的資源管理の市場主義的改革―

2008年2月29日　第1版第1刷

著　者	丸岡　泰
発行者	原田　敏行
発行所	専修大学出版局
	〒101-0051　東京都千代田区神田神保町3-8-3
	㈱専大センチュリー内
	電話　03-3263-4230㈹
印　刷 製　本	藤原印刷株式会社

Ⓒ Yasushi Maruoka　2008　Printed in Japan
ISBN 987-4-88125-201-7